临床药师查房手册丛书

丛书主编◎胡 松

肾内科临床药师
查房手册

SHEN NEIKE LINCHUANG YAOSHI CHAFANG SHOUCE

主编◎张韶辉 李璐璐

U0335751

长江出版传媒 湖北科学技术出版社

图书在版编目（CIP）数据

肾内科临床药师查房手册 / 张韶辉，李璐璐主编 . —武汉 · 湖北
科学技术出版社，2024.6
（临床药师查房手册丛书 / 胡松主编）
ISBN 978-7-5706-3252-7

Ⅰ．①肾⋯　Ⅱ．①张⋯　②李⋯　Ⅲ．①肾疾病－临床
药学－手册　Ⅳ．① R692.05-62

中国国家版本馆 CIP 数据核字（2024）第 086271 号

责任编辑：张娇燕
责任校对：童桂清　　　　　　　　　　　　　封面设计：喻　杨

出版发行：湖北科学技术出版社
地　　址：武汉市雄楚大街 268 号（湖北出版文化城 B 座 13—14 层）
电　　话：027-87679468　　　　　　　　　邮　编：430070

印　　刷：荆州市翔羚印刷有限公司　　　　　邮　编：434000

700×1000　　　　1/16　　　　　　19.5 印张　　　　360 千字
2024 年 6 月第 1 版　　　　　　　　2024 年 6 月第 1 次印刷
定　价：98.00 元

《肾内科临床药师查房手册》

编 委 会

主　　编　胡　松

执行主编　张韶辉　李璐璐

副 主 编　熊　飞　张燕敏　杨香瑜　胡韬韬

编　　委　汤　艳　陈　妮　王　霞　卢艳凤　胡　娟

　　　　　李娅兰　林利萍　陈伟栋　田洪丹　王欢岚

　　　　　胡炀琳　张　妙　唐静宜　丁艳琼　罗　庆

　　　　　陈　凡　刘杨从　董俊丽　刘金伟

丛 书 序

中国共产党第十九次全国代表大会报告指出,要实施健康中国战略,提供全方位、全周期的健康服务,健全药品供应保障制度。为进一步明确新时期药学服务发展方向,不断满足人民群众的健康需求,国家卫生健康委员会和国家中医药管理局联合印发了《关于加快药学服务高质量发展的意见》(以下简称"《意见》")。《意见》强调了药学服务和药师队伍的重要性,要求各级卫生健康行政部门(含中医药主管部门)和各级各类医疗机构必须高度重视药学服务,适应新形势、新要求,加快药学服务模式转变,加强药师队伍建设,探索构建适应人民群众需求的药学服务体系。《意见》明确提出各医疗机构要深入落实临床药师制,按照规定配备临床药师。临床药师要为门诊和住院患者提供个体化的合理用药指导,逐步实现药学服务全覆盖。针对疑难感染性疾病、恶性肿瘤等复杂疾病,要有临床药师参与药物治疗和会诊,提供多学科诊疗服务。

曾经,医院药师多以药品供应和管理为主业,从业职责和范围局限于窗口发药、药品调剂、药库供应和制剂室。现如今,药师逐渐开始作为临床药物治疗团队中的重要成员,在患者治疗过程中体现出药学服务的价值。临床药师在药学服务模式以"药品保障供应为中心"不断向"以患者为中心"的转变中扮演着重要角色。临床药师的核心任务是直接参与临床药物治疗方案的选择和评估、药物治疗的干预及不良反应监测、为临床医务工作人员和患者提供药学信息服务,以提高临床药物治疗的安全性、有效性和经济性,促进合理用药。作为临床药物治疗团队的一员,通过参与临床药物治疗,与医护人员共同正确选择和使用药物,是临床药师的一项重要任务,也是将医、药紧密结合的有效方式。

尽管临床药学服务及药学监护的概念很早就被引入国内,临床药学在我国也有了长足发展,但仍存在发展不平衡、工作内容流于形式、服务模式不延续等问题,使得临床药师工作未能全面得到临床药物治疗团队和患者的认同。一方面,由于相关法律法规保障的不足,未能明确临床药师在医院内的权利和义务,导致临床药师缺乏明确的临床地位。另一方面,受传统观念的影响,目前仍有不少医疗机构未能充分认识临床药学工作在整体医疗服务工作中的重要地位,未建立完善的临床药学工作制度和相应的奖惩制度,致使药师开展药学服务的积极性和主动性不高,限制了临床药学的健康、快速发展。

有"为"才有"位",除了推动政策立法及服务补偿机制的完善,药师更应该立足于岗位,做好本职工作,建立一套规范化、标准化、全程化的药学服务体系并推广应用,这对于临床药学工作的有效开展、切实发挥药师在提升医疗价值中的作用具有重要意义。本书旨在为专科临床药师及参与临床工作的专职药师提供基于临床实践的借鉴和经验,编写者均为在一线有多年临床和教学实践经验的专科专职临床药师。除了药师参与临床工作需要掌握的基本临床知识及疾病常用治疗药物,本书着重介绍了药师的实践技能及详细流程。每个专科的查房手册至少包含5个重点病种,围绕病种从病史采集、初始治疗方案评估、药学监护、用药指导、出院后随访等5个步骤、20个药师介入关键点等方面详细展开。对临床药师参与临床的工作模式进行了全流程的演示,涵盖了问诊、依从性评价、药物重整、药学查房、药学监护、不良反应监测、个体化用药方案制订、用药教育等所有工作内容。尤其是对于重点的药学监护工作,以监护路径和表单的方式展示,具有实用性、简明性、规范性和专业性,可直接用于开展临床药学实践与教育工作,并为患者建立电子或纸质档案,利于开展用药信息收集、用药问题及原因分类汇总、药物相关信息调查统计、随访追踪等工作。为了便于读者能更好地理解药学监护路径及表单的应用,针对每个重点病种还辅以1个典型病例及2个特殊病例进行演示,提升了临床实践的参考价值。

药师是优质药品的提供者、合理用药的守门人、安全用药的参与者。只有发挥好药师的作用,才可能构建医院、患者、医保的和谐关系。对于药师自身而言,只有在临床药物治疗管理中担负起责任,才能体现药学专业技术服务的价值。医卫体制改革的不断深入会加速药学临床化的发展,医院药学将会逐步标准化、信息化、专业化,希望本书能协助医院构建以患者为中心的药学服务标准,丰富和完善药师服务的内涵,真正实现药师角色价值的回归。

2022 年 1 月

前　　言

　　临床药师是以系统的临床药学专业知识为基础、熟悉药物特点与应用、了解疾病与药物治疗原则、参与药物治疗方案制订与实施的专业技术人员,是医疗团队的重要成员,在促进合理用药方面具有不可替代的作用。建立规范化、标准化、全程化的药学服务体系是临床药师开展工作的必要条件。本书通过介绍肾内科专科临床药师查房工作标准化方案,结合临床案例,为专科临床药师开展工作、拓宽思路、提升药师职业水平提供了参考。

　　本书基于目前肾内科专科临床药师工作实践及需求,共分为八章来讲述相关内容。第一章为药师查房实践技能,系统阐述肾专科药师实践及流程。第二章介绍肾脏系统疾病常用药物。第三至第七章具体介绍了肾内科五种常见疾病(肾病综合征、急性肾损伤、糖尿病肾病、狼疮肾炎、慢性肾脏病),每章均从疾病基础知识、疾病综合治疗、全程化药学监护路径、药学监护实践、常见药物治疗问题及处理、用药指导及健康教育、随访、药师查房日志等方面论述。肾脏病营养支持是防治慢性肾脏病的基础治疗,本书特增加了慢性肾脏病营养支持一章,以期为临床药师开展营养药学实践提供一定参考。在第三至第八章的全程化药学监护路径一节里有统一制式的工作表单,实操性强,可达到药学服务同质化、标准化的要求。书中的药学查房日志及病例分析均来自临床真实案例,既有典型案例,又有伴合并症或并发症的特殊案例。案例充分展现了药师是如何开展全程化药学监护实践,同时突出药师对案例药学监护重点的思考。本书囊括了临床药学服务的全过程,对年轻和工作经验不足的药师开展全程化的药学服务颇有借鉴意义,全程化药学监护既是本书重点论述内容,也是本书的亮点之一。

　　本书主要由活跃于临床一线的肾内科专科临床药师、肠外肠内营养专科临床药师及临床医师共同编写,他们常年参与肾病内科查房、会诊、治疗药物管理、带教学员等工作,有着丰富的临床经验和较高的药学专业水平。本书内容丰富、实用,临床与药学相结合,理论与实践相结合,为肾内科专科临床药师提供相关知识及工作模式参考,同时也可作为基层药师学习应用的案头书。

2024 年 5 月

目　录

第一章　药师查房实践技能

第一节　肾脏的结构和生理功能

一、肾脏的结构

　　肾脏具有多种重要的生理功能,这些复杂的生理功能是在肾脏的组织结构基础上实现的,所以了解肾脏基本结构,有助于我们正确认识肾脏疾病。

　　肾脏属于腹膜外实质性器官,位于腹膜后间隙内脊柱的两侧,左右各一,形似蚕豆。右肾上邻肝脏,略低于左肾,肾脏的位置可随呼吸及体位而轻度改变。肾脏的体积因人而异,一般而言,正常成年男性肾脏的平均体积为11cm×6cm×3cm,左肾略大于右肾,女性肾脏的体积和重量均略小于同龄的男性。肾脏的表面自内向外有三层被膜包绕,分别是纤维膜、肾周脂肪层和肾筋膜。在肾脏的冠状切面上,肾实质分为皮质和髓质两部分。肾皮质位于浅层,占1/3,富有血管,肉眼观察尚可见粉红色的颗粒,即肾小体。肾髓质位于深层,占2/3,主要由肾小管组成。根据肾小管的组成位置,又分为髓质外带和内带。

　　组成肾脏结构和功能的基本单位称为肾单位,包括肾小体和与之相连的肾小管,人类的每个肾脏由约100万(23万～180万)个肾单位组成。肾小体由肾小球和肾小囊组成,通过滤过作用生成原尿。肾小球约占肾皮质体积的9%,占肾重量的5%。肾小球毛细血管由内皮细胞、基底膜和上皮细胞组成,其结构较其他部位的毛细血管更加复杂。

肾小管是细长迂回的上皮性管道,具有重吸收和排泄功能,通常分为3段,即近端小管、细段和远端小管。肾小管占正常肾皮质体积的80%~90%,是肾单位的另一个重要组成部分,与肾小体合成一个密不可分的结构和功能单位,所以肾小球和肾小管是相互影响的。肾小管的上皮细胞有强大的重吸收功能,可重吸收约99%的肾小球滤出的原尿。其中近端小管重吸收大部分肾小球滤过的水和溶质。髓袢细段为连接近端小管直部和远端小管直部的细直管部分,这一段的长度依不同类型的肾单位有明显区别。与近端小管类似,髓袢降支细段细胞膜对水的通透性很高,同时,髓袢降支细段存在大量的 A 型尿素转运子,尿素转运子参与髓质的尿素循环,对尿浓缩功能具有重要作用。远端小管包括直部、致密斑和曲部。连接小管为远端小管曲部和皮质集合管起始段的过渡阶段,由多种细胞组成。连接小管具有明显的分泌 K^+ 的功能,而且对 H^+ 的释放也有重要作用,此外连接小管对 Ca^+ 的重吸收也有重要作用。

二、肾脏的生理功能

(一) 肾小球滤过功能

肾的生理功能主要是排泄代谢产物及调节水、电解质和酸碱平衡,维持机体内环境稳定。肾小球滤液必须经肾小球毛细血管壁滤过。肾小球毛细血管的结构是肾小球滤过得以实现的基础。肾小球毛细血管压力高,约为60mmHg,较其他器官毛细血管压高1倍左右。毛细血管壁由有孔的内皮细胞、肾小球基底膜和足细胞(脏层上皮细胞)构成。足突间裂隙孔被一层裂隙膜封闭,它的功能是作为一种可变更的黏附连接,是一种防止中、大分子量蛋白漏出的重要的分子屏障。足细胞病典型的表现为蛋白尿,可伴或不伴肾病综合征。足突与邻近的足突重叠交叉,当然并非所有肾病范围的蛋白尿都是由足细胞病造成,因为肾小球滤过屏障还包括肾小球内皮细胞和肾小球基底膜。肾小球滤过功能是代谢产物排泄的主要形式。其中含氮类废物如尿素、肌酐等多由肾小球滤过排出,部分有机酸如马尿酸、苯甲酸、各种胺类及尿酸等也有一部分经肾小球滤过排出。

肾小球滤过率(glomerular filtration rate,GFR)主要取决于肾小球内毛细血管和肾小囊中的静水压、胶体渗透压以及滤过膜的面积和毛细血管超滤分数(后两者总称为滤过系数)等因素。

肾血流量和GFR在不同的肾灌注压的情况下保持相对恒定,此即肾血流量和GFR的自身调节功能。这种自身调节有着重要的生理意义,一方面它保证了机体在血流动力学变化时肾小球仍能稳定地滤过,体内代谢废物得以继续排出,另一方面又保证了体液的平衡。

(二)肾小管重吸收和分泌功能

重吸收是人体尿液生成的第2个过程。肾小球每日滤过的原尿可达180L,其中的电解质成分与血浆基本相似。但正常人每日排出的尿量仅1500mL左右,原尿中99%以上的水和很多物质被肾小管重吸收。人体代谢废物由血液运输到肾脏,当血液流经肾小球时,除血细胞和大分子蛋白质等外,血浆的一部分水、无机盐、葡萄糖、维生素和尿素等经由肾小球滤过到肾小囊腔中,形成原尿。原尿流经肾小管时,被进一步吸收,称为重吸收。近端肾小管主要承担滤液的重吸收功能,滤过的葡萄糖、氨基酸100%被重吸收,通过Na^+-K^+ ATP酶,Na^+在近端肾小管中主动重吸收,主要的阴离子碳酸氢根(HCO_3^-)和Cl^-随Na^+一起转运。HCO_3^-重吸收还继发于H^+的分泌。这样90%的HCO_3^-、70%的水和NaCl被重吸收。髓祥薄支在逆流倍增过程中起着重要作用,维持髓质间质的高张及尿液的浓缩和稀释。薄升支对Na^+和Cl^-非常容易透过,但不透过水,小管腔中NaCl浓度降低,即滤过液被稀释,越靠近皮质浅部,其浓度越低。肾小管和集合管重吸收物质具有选择性和有限性两个特点。一般说来,小管液中凡是对机体有用的营养物质如氨基酸、葡萄糖等,大部分可被重吸收,上述特点有利于肾脏排泄代谢废物、维持机体内环境中各种成分的正常浓度。其次肾小管对每一种物质的重吸收都具有一个极限,这个重吸收极限称为该物质的肾阈值。当血浆中某种物质浓度过高,小管液中该物质含量超过该物质的肾阈值时可能出现异常。髓质间质渗透梯度的存在是精氨酸加压素(arginine vasopressin,AVP)起抗利尿作用的条件之一。远端肾小管特别是连接小管是调节尿液最终成分的主要场所。连接小管上有 AVP 的 V_2 受体及加压素调节的水通道水孔蛋白表达。集合管管腔膜在 AVP 作用时通透性明显增高,但 AVP 仅能促使皮质部小管透过水而不透过尿素,这样,尿素得以浓缩;而在髓质部集合管,AVP 兼可使水和尿素通透,在间质高渗透梯度的吸引下,大量水被重吸收,高浓度的尿素则进入间质,而后进入髓袢下降支,再逐段循行至集合管,此即尿素再循环。

(三)肾脏和激素

肾脏不仅是激素作用的靶目标,而且它能合成、调节和分泌激素,影响非肾的功能。这些激素包括化学上不同的种类,例如蛋白质、肽、脂质、核苷和氨基酸衍生的分子。肾脏分泌的激素可分为血管活性肽和非血管活性激素。血管活性物质包括肾素、缓激肽释放酶、激肽系统及前列腺素等。95% 的肾素来自肾小球旁器,后者是合成、贮存、释放肾素的场所。肾素可转化为血管紧张素 I、II、III。90% 激肽释放酶来自近端小管细胞,肾脏中亦存在激肽释放酶,可使激肽失活,因此激肽是一种起局部作用的组织激素。前列腺素(PG)具有很强的扩血管效应,对血压和体液的调节起重要作用,同时可利尿排钠,使动脉压下降。总体而言,血管活性肽作用于肾本身,参与肾的生理功能,主要调节肾的血流动力学和水盐代谢;非血管活性激素包括 1α-羟化酶和红细胞生成素等。90% 的促红细胞生成素由肾脏产生,约 10% 在肝、脾等脏器产生。EPO 是一种糖蛋白,其定向与红系祖细胞的特殊受体结合,加速骨髓幼红细胞成熟、释放,并促使骨髓网织红细胞进入循环,使红细胞生成增加。1,25-二羟基维生素 D_3 的主要生理作用为促进肠道对钙磷的吸收,促进骨中钙磷吸收及骨盐沉积。同时肾脏可灭活胃泌素、胰岛素、甲状旁腺素等。肾功能不全,胃泌素灭活减少,胃泌素升高,可诱发消化性溃疡。

第二节　肾脏系统疾病病史的采集

一、肾脏系统疾病现病史

现病史包括起病情况与患病的时间,主要症状的特点、部位、性质、持续时间和程度,缓解或加剧的因素,病因与诱因,病情的发展与演变,伴随症状,诊治经过和病程中的一般情况。

二、既往史

既往史包括患者既往的健康状况和过去曾经患过的疾病,外伤手术史,预防注射过敏史,特别与目前所患疾病有密切关系的情况。

三、肾脏系统症状和体征

常见的症状和体征有蛋白尿、血尿、水肿。

蛋白尿:尿蛋白定性试验阳性或定量试验超过150mg/24h尿。肾小球毛细血管壁断裂或电荷屏障改变,使大量高、中、低分子量的蛋白漏出,超过肾小管重吸收能力而出现于终尿中。根据病变滤过膜损伤程度及蛋白尿的组分,蛋白尿可分为两种:①选择性蛋白尿以清蛋白为主,并有少量的小分子量蛋白,典型病种是肾病综合征。②非选择性蛋白尿说明肾小球毛细血管壁有严重的损伤断裂,尿中有大、中、小分子量的蛋白质,几乎均是原发性肾小球疾病,也可见于继发性肾小球疾病。非选择性蛋白尿治疗效果常常不十分满意,提示预后不良。血浆中小分子量蛋白质(如血红蛋白、肌红蛋白、免疫球蛋白轻链等)异常增多,经过肾小球滤过,超过肾小管的重吸收能力而出现在尿中。原尿中95%的蛋白主要在近曲小管被重吸收,当肾小管功能受损时,近端肾小管对蛋白质有重吸收障碍而出现蛋白尿。

根据蛋白尿产生的机制,临床分为生理性蛋白尿和病理性蛋白尿。生理性蛋白尿指泌尿系统无器质性病变,尿内暂时出现蛋白质,程度较轻,持续时间短,诱因解除后消失。如机体在发热、剧烈运动、寒冷、交感神经兴奋、精神紧张及血管活性剂等刺激下致血流动力学改变,导致肾小球毛细血管壁通透性增加而出现蛋白尿。病理性蛋白尿指因各种肾脏及肾外疾病所致的蛋白尿,多为持续性蛋白尿。其包括:①肾小球性蛋白尿是最常见的一种蛋白尿。为肾小球滤过膜通透性及电荷屏障受损,血浆蛋白大量滤入原尿,超过肾小管重吸收能力所致。常见于肾小球肾炎、肾病综合征等原发性肾小球损害性疾病;糖尿病、高血压、系统性红斑狼疮、妊娠高血压综合征等继发性肾小球损害性疾病。②肾小管性蛋白尿以小分子蛋白尿为主,为炎症或中毒等因素引起近曲小管对低分子量蛋白质的重吸收减弱所致,常见于肾盂肾炎、间质性肾炎、肾小管性酸中毒、重金属中毒、药物及肾移植术后。③混合性蛋白尿是肾脏病变同时或相继累及肾小球和肾小管时而产生的蛋白尿,如肾小球肾炎或肾盂肾炎后期,以及可同时累及肾小球和肾小管的全身性疾病,如糖尿病、系统性红斑狼疮等。④溢出性蛋白尿是血浆中出现异常增多的低分子量蛋白质,超过肾小管重吸收能力所致。血红蛋白尿、肌红蛋白尿即属此类,见于溶血性贫血和挤压综合征等。另一类较常见的是凝溶蛋白,见于多发性骨髓瘤、浆细胞瘤、轻链病等。⑤组织性蛋白尿为肾小管代谢产生的、组织破坏分解的、炎症或药物刺激泌尿系统分泌的蛋白质进入尿液而形成所致。

血尿:正常尿液中,每高倍镜视野应少于3个红细胞,如果经离心沉淀后的尿液,显微镜下每高倍视野有≥3个红细胞,或非离心尿液超过1个或1h尿红细胞计数超过10万,或12h尿沉渣计数超过50万,称为血尿。多形性红细胞＞80%时,称肾小球源性血尿,常见于急性肾小球肾炎、急进性肾炎、慢性肾炎、紫癜性肾炎、狼疮性肾炎等。多形性红细胞＜50%时,称非肾小球源性血尿,见于肾结石、泌尿系统肿瘤、多囊肾、肾盂肾炎、急性膀胱炎、肾结核等。

水肿:是临床上常见的症状,也是肾脏疾病的常见症状之一。由肾脏疾病引起的水肿称为肾源性水肿。其主要发生机制:肾小球滤过率降低、水钠潴留；全身毛细血管通透性增加，液体进入组织间隙；血浆蛋白水平下降，引起血浆胶体渗透压下降；有效血容量减少，继发性醛固酮增多，加重水钠潴留。临床中要注意鉴别心源性水肿、肝源性水肿、营养不良性水肿和其他原因导致的水肿。

四、治疗用药情况

注意采集信息如患者是否有食物、药物过敏史，尤其对于既往已发生过药物不良反应的患者，尤其要关注发生时间、发生情况和预后转归，并记录。

对本次发病用药进行梳理，并结合患者具体病情予以评估。

第三节 肾脏系统疾病相关检验检查结果

一、肾小球滤过率测定

慢性肾脏病作为一种常见的经济压力和公共卫生事件，已被公认为全球范围内领先的公共卫生问题，且疾病的患病率逐年增高，也正在成为中国面临的一项挑战。因此，如何在慢性肾脏病的临床筛查、诊断和治疗过程中，更好地对肾脏功能做出准确的评估显得尤为重要。肾小球滤过功能是指循环血液经过肾小球毛细血管时，血浆中的水和分子大小不同的溶质，进入肾小囊形成超滤液（原尿）的功能，即肾脏清除代谢产物、毒物和体内过多水分的功能。肾小球滤过功能的评价主要是检测 GFR。GFR 通常被认为是评价肾功能的金标准，GFR 的准确评估对于患者肾功能格外重要。目前临床多使用肌酐、胱抑素 C 等作为 GFR 的标志物来评估肾功能。

二、肾脏影像学检查

为了全面评估肾脏情况,推荐行常规肾脏影像学检查来评估肾脏形态。其中,以肾脏超声作为首选,其简单、无创,可有效评估肾脏大小、排除梗阻、肾盂肾炎、结石等其他临床情况。当患者出现顽固性高血压,要警惕存在肾动脉狭窄,肾动脉狭窄可造成肾血管性高血压和缺血性肾病,超声检查可协助判断。对于已出现肾功能损伤且怀疑肾动脉狭窄的患者应尽可能避免使用造影剂。对于此类患者,推荐选用核磁共振血管成像(MRA)和彩色双功能多普勒超声来评估肾动脉狭窄情况。

第四节　肾病专科药师实践及流程

一、查房流程及要点

目前,临床药师参与查房分为参与医疗团队查房和药学查房。

(一)查房目的

医疗团队查房,通过对患者的问诊查体及病情分析,可以更深入地了解患者病情。在此过程中,药师可以发挥自身专业特长,与医师共同讨论,参与患者药物治疗方案的制订和优化。药学查房是指以临床药师为主体,在病区内对患者进行以合理用药为目的的查房过程,主要观察患者用药后的疗效和不良反应,同时对患者进行用药教育。

(二)查房推荐流程

(1)病史预习。查房前进行病史预习,详细了解患者的基本情况:性别、年龄、体重、既往病史、主诉、现病史、个人史、药物过敏史、药物不良反应史、家族史等。

(2)跟随医生查房。跟随医生查房,针对不合理问题提出用药建议。

（3）回复医护患的提问。查询资料，回复医生、护士或患者提出的问题。

（4）对患者进行用药教育、药学监护。对重点监护患者实行药学监护，包括疗效、相互作用、不良反应、用药依从性等，并对重点患者进行用药教育。

（5）书写查房记录、药历。查房期间书写查房记录，对重点患者书写药历。

（6）整理并汇总。整理并汇总查房相关的查房记录、药历、用药教育，并存档。

（7）查阅记录。药学部主任查阅专科临床药师所汇总的各种记录。

（三）查房注意事项

（1）保护患者隐私。药师在查房过程中，尽量与患者或其家属单独沟通交流，保护患者隐私。

（2）积极与临床沟通。查房与药学监护过程中，临床药师需要积极与医护人员沟通，确保医护药团队整体治疗目的的一致性和统一性。对医师治疗方案存在疑问时，临床药师应首先与医师进行沟通，且避免在患者床旁出现与医师治疗目的有冲突的方案建议，避免引发矛盾。

二、会诊流程及要点

临床药师作为治疗团队中的一员，应积极参加会诊，对患者用药方案提出建议，确保患者治疗效果。

（一）会诊目的

医学治疗中，临床药师应担当起药物治疗的专家责任，参与会诊可以对现有的治疗方案进行衡量和评价，为临床提供合理的用药建议。

（二）会诊推荐流程

（1）临床科室发出会诊申请。临床为解决药物相关的各种疑难问题，发出申请，邀请药学人员参加医疗活动。

（2）药师了解会诊内容，判断专业相关。临床药师在接受会诊申请时，应初步了解会诊需求,从会诊专业需求性质出发,结合药师不同的专业特点,安排药师参加会诊。

(3)单纯药品供应。临床治疗过程中,需要使用但我院没有或缺货的药品,指派药库药师参加会诊,并根据临床需要,临时购买或建议可替代药品。

(4)临床用药相关问题会诊。指派临床药师参加会诊,原则上应指派副高职称以上的临床药师参加会诊。也可根据会诊要求的不同,结合临床药师的不同专业特点,指派中级职称以上临床药师参加会诊。

(5)获取信息(电子病历、联系方式)等。临床药师会诊前应查看电子病历或联系方式与医师沟通,全面了解患者的病情变化、用药情况、临床指标、会诊目的等,必要时可通过检索文献资料、临床药师组内交流等方式为制订会诊意见提供技术支持。

(6)病区了解患者病情及检验指标。临床药师参加会诊期间,应仔细听取临床医护人员介绍病情和疑难情况,必要或条件允许时应查看患者或对患者及家属进行问诊,并进一步了解各项检验指标。

(7)提出会诊意见及依据。在明确领会临床需求的基础上,客观全面地提出会诊意见;防止因未全面考察综合情况或对问题理解欠缺而对临床产生误导。会诊结束后,及时填写临床药师会诊记录表,如实记录会诊所提出的意见。

(8)会诊结束后追踪随访。无论会诊意见是否最终被临床医师采纳,临床药师都应继续对会诊患者的诊疗过程进行追踪随访,并在临床药师会诊记录表中记录随访内容。如在后续追踪中发现会诊意见需要修改,应及时与相关医师联系讨论,避免造成不良后果。

(9)临床药学室内交流学习并归档。在临床药师工作例会上进行交流,并由临床药学室组长归档保存。

(三)会诊注意事项

(1)充分准备。药师参与会诊前,应通过信息系统明确患者目前治疗情况、治疗难点、治疗矛盾、会诊目的,并结合循证证据和患者个体情况进行分析,为药学会诊做好充分准备。

(2)及时追踪。会诊的患者多合并并发症或病情危重,药师在完成会诊后需要及时对该患者的诊疗过程进行追踪,如果发现患者病情变化需要及时修订会诊意见,及时与医师沟通,并形成文书性资料以备案。

三、药学问诊流程及要点

药学问诊是临床药师的基本技能,临床药师在积极参与临床治疗过程中,药学问诊必不可少。一方面可以帮助临床药师更多地收集患者治疗问题,另一方面可以指导患者正确用药。结合不同患者,药学问诊内容有些许差别,为了避免药学问诊无章可循、随意性高、重点不突出,或者逻辑混乱、药学信息搜集不完全等问题,同时保障药学问诊的顺利进行,推荐对药学问诊制订相关流程,并按照标准操作流程进行问诊。

(一)药学问诊目的

临床药师的主要职责是参与查房、会诊和设计个体化给药方案等,这也要求临床药师应积极参与药物治疗,配合医师制订合理的给药方案,临床药师与患者的沟通也是必备技能。系统、完善的药学问诊,可以帮助药师更快、更全面地了解患者的病史、既往病史、既往用药史、药物不良反应和药物过敏史等内容。同时,临床药师也可通过药学问诊了解患者对疾病的认知程度、药物依从性情况,帮助临床药师全面、合理地分析患者用药方案,通过建立起患者和临床药师之间的交流平台,有利于后续药学监护的执行。

(二)药学问诊推荐流程

虽然国内尚无统一的具有药学特色的药学问诊操作流程,但国内临床药师经过临床实践与探索,逐步探讨出与医生问诊模式相结合的药学问诊模式。下述流程可供参考,药师可结合下述流程和本院特点、患者个体特点进行调整和修订。

(1)明确自我介绍,介绍临床药师的工作,取得患者信任。如果是查房已接触过的患者,建议以询问"患者主诉症状是否缓解"为开头。

如:**您好,您这两天感觉好点了吗?……我是临床药师**,您可以叫我*药师。我和**医生是一个治疗团队的,主要是监护您用药的疗效和安全性,下面将用5~10min时间了解一下您目前用药的情况,帮助您整理一下药物,您看可以吗?

(2)现病史梳理。注意使用开放式提问,详细询问患者的症状、有没有经过治疗、治疗后有没有好转,提问完毕对患者描述的情况进行总结。如:我们需要详细了解您这次入院的情况,有几个问题问一下您。您这次一开始主要是怎么不舒服来住院的?持续多久了?……自己在家用了什么药物吗?有没有缓解?……那我帮您整理一下,您是因为……来了医院是吗?要注意,多数肾病患者多服用糖皮质激素或免疫抑制剂,药师需仔细评估既往上述药物服用情况、减量情况、旧病复发情况。

(3)询问患者既往疾病史和用药史。请患者拿出自己正在服用的药物,让患者陈述用法、用量,评估患者对疾病及药物的了解程度,评估患者用药依从性。并找出错误用药和重复用药,配合相关医生重整患者用药。

(4)询问患者药物过敏史和吸烟、饮酒史。详细询问患者药物过敏时表现出的具体症状,以评估用药安全性,给出恰当建议。

(5)简单介绍本次入院治疗方案。如:您本次住院医生给予了您哪几方面的治疗?包括**。以提高患者治疗依从性。

(6)给予生活方式宣教,如:您目前还是存在严重水肿情况,所以建议您适当限制饮水,每日同等衣物、同一时间称体重并记录等。

(7)结束问诊。如:谢谢您的配合,现在我对您的病情有了全面了解,我会持续关注您的病情变化及药物治疗。您如果有用药方面的疑问随时来医生办公室找我。

(三)药学问诊注意事项

(1)沟通技巧。临床药师在问诊过程中要注意沟通技巧,使用通俗易懂的语言,确保患者能够准确理解。

(2)主动性。临床药师药学问诊过程中要把握主动性,及时获取准确信息,防止问诊进程被患者带偏。

(3)依从性建议。药学问诊过程中注意关注患者用药问题,尤其慢性肾脏病患者多合并多种并发症,用药种类多,临床药师要对重点患者进行药物重整,帮助患者规范服药方法和时间,并提出有助于患者改善用药依从性的建议。

四、用药教育流程及要点

患者用药教育是指临床药师直接与患者或其家属交流,解答患者用药疑问,并对患者用药方案进行梳理,协助患者知晓相关疾病知识和用药知识,规范患者用药方案,提高患者用药依从性。

(一)用药教育的目的

通过用药教育,一方面可以提高患者的依从性,增加患者治疗信心,提高患者疗效;另一方面提高患者对疾病、药物的认识,帮助患者正确、安全地使用药物,最大限度地降低药物不良反应的发生率。

(二)用药教育准备及流程

(1)明确用药教育对象及预达成的目标。用药教育对象可来自患者、患者家属、护士等。临床药师在临床查房或者门诊咨询时,接受来自患者、患者家属或者护士提出的药学问题,关注患者的用药错误、用药偏差、对药物的误解及用药依从性的问题。对问题进行分类,明确用药教育的目标是什么,通过药师的用药教育,达到增加用药依从性、纠正用药错误、改进患者对药物的认知等目的。

(2)提前查阅,准备资料及必要的工具。用药教育前需要提前查阅专业文献、资料,特殊剂型药物需要准备模具,比如吸入剂、气雾剂、胰岛素笔等。尤其当患者用药较复杂、合并用药众多、存在潜在用药相互作用时,药师在前期药学问诊过程中应全面了解患者所用药物及用药习惯、饮食习惯。药师提前整理好患者服药单,注明药物服用时间、可能毒副反应,注明药物与药物、药物与食物的相互作用,注明服药后的复查时间及需要监测的检验指标,注明短期缓解药物和长期控制药物的区分等。

(3)进行患者教育。药师先自我介绍,介绍来意,态度亲切,语言通俗易懂,进行患者用药教育,并交付患者服药单。对于患者及家属现场的提问,已知问题可直接回答,对不能立即回答的非紧急的问题在次日查房时回答,对于即将出院患者可留下患者联系方式,在查阅资料后用电话或短信的方式回答,对口头不易表达清楚的问题或需要整理较多内容的问题,形成书面文件交给医师、护士或患者,并适当解释。

(4)完善用药教育单并存档。按要求完整填写临床药师用药教育记录,对于未当面解答的用药问题,及时查阅资料后予以答复。

(三)用药教育注意事项

(1)专业性。临床药师在用药教育过程中需要向患者提供药物使用的基本知识,这要求临床药师对这部分药物有专业的了解,药物的临床效果、不良反应、服药方法、相互作用、储藏保管方法等都需要掌握,帮助患者规范化服药。

(2)特殊人群。对于老年、儿童、肝肾功能不全的患者等,药物的服用剂量或方案可能与药品说明书有一定差异,要求药师在用药教育过程中进行梳理,结合患者个体情况,制订个体化的用药方案,并确保患者理解并执行。

五、专科医嘱审核流程及要点

(一)专科医嘱审核的目的

为了保证临床合理用药,保障患者用药安全,专科医嘱审核应是药师参与临床工作的基本技能,医嘱审核是药学人员运用专业知识与实践技能,根据相关法律法规、规章制度与技术规范等,对专科医生开具的医嘱,并进行合法性、规范性和适应性审核。

(二)专科医嘱审核的准备及流程

(1)抽查病例。从病例系统中进行医嘱点评病例抽样,按照点评要求或专项点评项目进行病例抽样。

(2)采集患者信息。浏览病例信息,采集患者基本信息、医嘱、检验及检查报告。

(3)医嘱审核。分析医嘱是否合理,否则分析医嘱用药是否有适应证、药物遴选是否适宜、用法用量是否适宜、疗程是否适宜、合并用药是否适宜等，是则需要反馈。

（4）确定问题。确定不合理医嘱的具体问题，如无适应证用药、给药方法不当、剂量不当、遴选不适宜、重复用药等。

（5）是否需要循证。确定问题是否需要提供循证建议，是则查找文献提供循证建议，否则直接形成反馈材料。

（6）查找文献。针对所提出的问题查找循证文献，收集文献，阅读并进行分析评价，筛选有价值的文献。

（7）形成医嘱审核反馈材料。对找出的问题提出建议，并形成书面反馈材料，用相关文献结合病例提出合理的建议，并形成书面材料。

（8）临床反馈。用已形成的书面材料向医师反馈，根据临床反馈信息明确是否需要进一步查阅及分析评价文献，并优化循证建议。

第二章　肾脏系统疾病常用药物概述

第一节　肾脏病的药物动力学特点

一、肾功能评估

随着我国乃至全球范围内的慢性肾脏病的患病率逐年增高,肾脏功能的准确评估成了热门话题。GFR 或肌酐清除率(creatinine clearance, CCR)的测定是当下全球公认的评估肾脏功能最精确的办法。近年来,针对不同人群应采取何种特异性和准确性均较强的评估公式,一直未有定论。尤其肿瘤患者、老年患者、糖尿病患者、心衰患者等特殊人群需要更为精确的评估公式,同时精确的评估公式对患者的指导治疗也都有着极大的帮助。

（一）GFR 的测量方式

包括两种方式,即通过外源示踪剂的清除率测量和通过内源性物质测量。

通过外源示踪剂的清除率测量中,外源示踪剂主要包括菊粉、放射性标记物、碘造影剂等。菊粉是一种大分子的多糖,不与血浆蛋白结合,能自由从肾小球滤过,不经肾小管分泌或重吸收,且不被肾脏代谢,但其测定方法较为复杂,且耗时长、成本高,因此,全球很少有中心进行肾脏菊粉清除。放射性标记物也能测量GFR,这些相对较小的分子很少与血浆蛋白结合,很大程度不被肾小管分泌或重吸收,但有着放射性产品固有的限制。如:受孕时的禁忌证、放射性产品的管理等。此外,碘造影剂的测试也必须由训练有素的专业人员进行,要求重复和定时的血液样本和严格的采样条件,同时还需要良好的医疗环境,主要是由于该测试有不耐受标记物的使用风险,碘海醇的分布速度很慢,为了获得良好的测量精度,耗时较久,以上在当前实践中都不太容易实现。

内源性物质测量中肌酐是使用最广泛的,可用来计算清除率以估算GFR。但单纯利用血清肌酐测量,测量结果容易受到性别、年龄、膳食等因素的影响,因此不推荐单独利用血清肌酐来评估肾功能。目前已开发了许多以血清肌酐为主的评估公式来评估GFR。此外,胱抑素C的血药浓度与肌肉的质量和肾小管分泌物无关,因而在没有可靠的参考方法时,可成为肌酐的替代,用于评估肾功能和GFR。

（二）GFR评估公式及其特点

1. Cockcroft-Gault(CG)公式

1976年,Cockcroft和Gault博士等提出Cockcroft-Gault公式。内生肌酐清除率（mL/min）＝（140－年龄）×体质量÷血肌酐（mg/dL）÷72（×0.85,女性）,以24h肌酐清除率为参考标准,得出最经典的GFR评估公式,但研究对象的年龄、性别、体质量等具有局限性。有学者收集数据,并在不同评估公式间比较,认为CG公式能更好地预测心脏手术的生存率。实际上,用血肌酐评估肌酐清除率具有相对局限性,内生肌酐的产生与肌肉含量成直接相关性。在肌肉损伤、脂肪过多、严重腹水的情况下,实际的肌酐生成量低于理想体质量下状态,利用血肌酐估算肌酐清除率易造成高估肾功能,这也提示了该公式存在着明显的不足。有学者研究了连续抗凝治疗房颤的患者,结果表明,在体重不足和老年患者中,与非CG公式相比,CG公式低估了肾功能。综上所述,可知,虽然CG公式存在着局限性,但在预测心脏手术生存率和评估抗凝剂治疗患者的肾功能方面仍然具有优势。因而关于CG公式,还有很大的研究空间。

2.肾脏病饮食调整研究（modification of diet in renal disease,MDRD)公式

美国肾脏疾病膳食改良工作组得出简化MDRD公式：GFR[mL/(min·1.73m²)]＝175×血肌酐－1.154×年龄－0.203(×0.742,女性)(其中血肌酐单位为mg/dL,年龄单位为岁)。1999年美国MDRD研究组发现黑人血肌酐(SCr)明显高于白人,且男性明显高于女性,表明年龄、性别、种族为GFR独立影响变量,进而研究者们从MDRD研究数据中开发出一个方程,来改善对GFR的预测,即MDRD公式。为提高准确性和精确性,研究员们又用同位素稀释质谱法对上述患者的血肌酐水平进行重新测量,应用于重新表达的MDRD公式。尽管MDRD使用较早,但其仍具有其他公式不可替代的优点。2000年该工作组将原始公式简化,省略了BUN和Alb的影响,对公式重新校正后得到MDRD简化公式。2006年我国eGFR课题协作组研究利用碱性苦味酸法测定Scr,仿照MDRD公式开发过程,通过逐步多元线性回归统计得出两个C-MDRD改良公式。有学者研究显示,MDRD公式不仅可以减少重复的实验室检查,还可节省患者和公共部门的成本。

3.CKD-EPI公式

既往研究表明,MDRD简化公式在GFR 1~2期时,结果精确度较低,容易低估肾功能。鉴于此,2009年美国慢性肾脏病流行病学合作组研究得到了CKD-EPI公式：GFR[mL/(min·1.73m²)]＝141×min(血肌酐/k,1)a×max(血肌酐/k,1)－1.209×0.993年龄(×1.018,女性)(女性k为0.7,α为－0.329;男性k为0.9,α为－0.411;血肌酐单位mg/dL;年龄单位岁),公式将血肌酐、年龄、性别、种族作为计算变量进行估算,该公式是根据26项研究,以8254例患者为开发组,3896例患者为验证组得出的,并证实该公式的优点在于采用CKD-EPI公式测得的患者GFR的偏差明显低于MDRD公式,有效提高了CKD 3期的诊断准确性,且降低了女性和黑人的阳性诊断率。后来,随着不断研究,CKD-EPI公式又被具体细分为式以胱抑素C、肌酐、胱抑素C和肌酐等主要参数。在3种CKD-EPI公式对比验证中发现,联合公式相比两个单独公式计算偏差无明显差异,但精确性和诊断准确性更高,并有效降低了因单独计算公式诊断所致的假阳率。有学者通过数据分析发现,在大部分慢性肾脏病阶段中,CKD-EPI和肌酐、胱抑素C公式之间的

相关性更好且相互一致。总之,CKD-EPI 公式不仅诊断效率高,且评估更全面。此外以肌酐和胱抑素 C 为主要参数时,评估结果的精度更高,性能更好。

4. Schwartz公式

该公式是 1976 年针对儿童进行研究的。Schwartz 公式:测得内生肌酐清除率＝身高(cm)÷血肌酐(μmol/L)×K值。研究过程中发现儿童生长过程中血肌酐和 GFR 之间有复杂关系,这提醒研究人员通过将血肌酐与身体大小或年龄的某些参数联系起来,由此开发出估算 GFR 的经验公式,用于评估儿童 GFR。该公式的优势在于可以快速确定 GFR 和避免收集尿液,该公式的不足在于部分术后的患儿可能存在小儿患者有 GFR 估计偏差的问题。也有学者提出使用胱抑素 C 替代肌酐能更好地估计该人群肾脏功能。总体而言,该公式简单且能快速评估 GFR,目前仍然是儿童中较为常用的公式,但在针对不同患儿人群时,系数 K 值需要进一步研究探讨。

二、肾功能损害对药物动力学的影响

肾脏是药物代谢的重要器官,大多数药物以原型或其代谢产物形式完全或部分随尿液经肾脏排泄。当肾功能不全时,药物及其代谢产物的药理效应强度和持续时间将随之改变,即对药物的药代动力学和药效动力学产生影响。因此,肾功能不全时重视临床用药的调整,最大限度地保证治疗效果和减少不良反应对药物治疗肾功能不全患者具有重要意义。

药物吸收:生物利用度是反映所给药物进入患者体循环的百分数。肾功能损害时许多因素可导致药物吸收减少、生物利用度降低。主要影响因素有胃肠道功能紊乱促使药物在胃肠道内的停留时间缩短;服用磷结合剂和腹膜透析患者合并腹膜炎使肠蠕动减弱,造成胃排空延缓;胃内尿素酶分解尿素产生氨使胃内 pH 值升高,引起弱酸类药物吸收减少;肝脏降低了对某些药物的摄取率使其首过效应改变,如普萘洛尔在尿毒症时首过效应显著降低,血药浓度明显增高。

药物分布:药物的血浆蛋白结合率改变、体液容积改变、酸碱平衡紊乱和尿毒症毒素蓄积等是影响药物体内分布容积的重要因素。慢性肾功能不全使许多药物的血浆蛋白结合率产生变化。通常酸性药物与血浆蛋白的结合率降低,而某些碱性药物的蛋白结合率提高。蛋白结合率下降主要与尿毒症患者低蛋白血症、白蛋白组成和结构发生异常等因素相关,药物代谢产物蓄积,降低药物与蛋白结合的亲和力也有关。总之,肾功能不全时药物血浆蛋白结合率的下降使具有活性的游离型药物浓度增高,影响了游离型药物和药物总量在血浆中的比值,因而较低的总血药浓度即可达到一定的治疗效果。

药物代谢:除外 GFR 下降引起药物及其代谢产物排泄减少导致蓄积外,尿毒症毒素以及继发的各种内环境紊乱也可干扰肝脏代谢酶功能,这些因素均会导致慢性肾功能不全患者出现药物毒性反应。肾脏是仅次于肝脏的药物代谢重要场所,肾小管上皮细胞中含有细胞色素 P450、葡萄糖醛酸转移酶和硫酸转移酶等酶类,药物代谢酶类的异常变化可使药物的分解代谢表现为氧化速率加快。而还原、水解过程减慢,乙酰化过程正常或降低,使得各种药物的代谢过程、转化速率和途径都可受到不同程度的影响。因此,临床上应根据肾功能不全时的药物代谢特点,进行相应的药物剂量和使用方法的调整。

药物排泄:肾功能不全时药物的肾脏排泄速度减慢或清除量降低,主要经肾脏排泄的药物及其活性代谢产物易在体内蓄积,使药物的血浆半衰期延长,导致药物的毒副作用发生率明显提高。此时,药物的肾脏清除主要取决于肾脏损害状态下的肾小球滤过功能和肾小管转运功能。肾功能不全时药物经肾小球滤过的量减少主要是大量肾单位毁损、肾小球滤过率降低的直接结果。药物经肾小球滤过的量与药物的血浆浓度、药物和血浆蛋白的结合程度以及肾小球滤过率有关。肾功能不全时肾小管正常的药物转运和有机酸分泌,因此内源性有机酸竞争性地抑制酸性药物排泌而受到影响,通过肾小管有机酸途径分泌的酸性药物如青霉素类、头孢菌素类等药物由于排泄减少引起血药浓度升高。

第二节 糖皮质激素

一、概述

糖皮质激素属于类固醇类甾体激素,由3个六元环与1个五元环组成。生理剂量糖皮质激素在体内作用广泛,不仅为糖、蛋白质、脂肪代谢的调控所必需,且具有调节钾、钠和水代谢的作用,对维持机体内外环境平衡起重要作用。应激状态时,糖皮质激素大量分泌,使机体能适应内外环境变化产生的强烈刺激。药理剂量糖皮质激素主要有抗炎、免疫抑制、抗毒和抗休克等药理作用,其临床应用非常广泛,临床上常用的全身用糖皮质激素包括内源性的可的松和氢化可的松,以及外源性的泼尼松、泼尼松龙、甲泼尼龙、倍他米松和地塞米松。糖皮质激素若使用不当或长期大剂量使用可导致多种不良反应和并发症,临床上患者使用激素时,临床药师需对其加强药学监护。

二、作用机制

糖皮质激素脂溶性大,易透过细胞膜进入细胞,与胞质受体结合,形成复合物,再控制基因转录。每个细胞有3000～10000个受体,不同组织中受体数目各异,与类固醇结合后,受体激活,发生变构,暴露出一个DNA-结合域。类固醇受体复合物形成二聚体后进入胞核,结合到类固醇反应元件上,产生阻遏或诱导基因转录的作用。目前认为糖皮质激素抑制免疫的机制:①诱导淋巴细胞DNA降解,这种由甾体激素诱导的核DNA降解现象只发生于淋巴组织中,并具有糖皮质激素特异性。②影响淋巴细胞的物质代谢,减少葡萄糖、氨基酸以及核苷的跨膜转化过程,抑制淋巴细胞中DNA、RNA和蛋白质的生物合成,减少淋巴细胞中RNA聚合酶的活性和ATP的

— 21 —

生成量。③诱导淋巴细胞凋亡,体内和体外实验均出现胸腺细胞皱缩、膜起泡、染体凝缩及核碎裂,形成凋亡小体,受影响的主要是 CD4/CD8 双阳性的未成熟淋巴细胞。此外,还能诱导 B 淋巴细胞凋亡。④抑制核转录因子 NF-κB 活性,NF-κB 是一种重要的转录调节因子,它在胞质内与 NF-κB 抑制蛋白 IκB 结合呈非活性状态,一旦被刺激剂激活,便与 IκB 解离转入核内与特异的启动子结合,从而调控基因的表达。NF-κB 过度激活可导致炎性细胞因子的生成,这与移植物排斥反应、炎症等疾病发病有关。糖皮质激素一方面通过其受体直接与 elA(NF-κB 异源二聚体的 p65 亚基)相互作用,抑制 NF-κB 与 DNA 结合,阻断其调控作用;另一方面是增加 NF-κB 抑制蛋白 IκBα 基因的转录,抑制 NF-κB 活性,从而发挥免疫抑制作用。

糖皮质激素对代谢的影响主要体现在糖代谢、蛋白代谢、脂肪代谢、水和电解质代谢等四个方面。其机制为促进糖原异生和减少机体组织对葡萄糖的利用;加速胸腺肌肉、肌肉、骨等组织蛋白质分解代谢,增高尿中氮的排泄量,造成负氮平衡,大剂量的糖皮质激素还能抑制蛋白质的合成;短期对脂肪代谢无明显影响,大剂量、长期使用会促进皮下脂肪分解,还会使脂肪重新分布,形成向心性肥胖;具有较弱的盐皮质激素的作用,能潴钠排钾,有利尿作用,长期使用可造成骨质脱钙。糖皮质激素具有强大的抗炎作用,能够抑制多种原因造成的炎症反应,在炎症早期能增高血管的紧张性,减轻充血,降低毛细血管的通透性,从而减轻渗出和水肿,同时能够抑制白细胞浸润及吞噬反应,减少各种炎症因子的释放,因此能够改善红肿热痛的症状。在炎症后期,糖皮质通过抑制毛细血管和成纤维细胞的增生,抑制胶原蛋白、糖胺聚糖的合成及肉芽组织增生,防止粘连及瘢痕形成,减轻后遗症。糖皮质激素抗炎作用的主要机制是基因效应(也称因组效应)。糖皮质激素是一种脂溶性小分子化合物,易通过细胞膜和细胞质内皮质激素受体结合,防止 GRα 对 DNA 产生作用,影响基因转录和蛋白质翻译,从而发挥抗炎的作用,具体表现为抑制蛋白和某些靶酶、影响细胞因子及黏附因子、对炎症细胞的影响和非基因组效应。糖皮质激素被认为能够减少过敏介质的产生,抑制过敏反应产生,从而减轻过敏现象,发挥抗过敏作用。大剂量激素抗休克的主要机制:抑制炎症因子能够促进微循环血流动力学恢复正常、稳定溶酶体膜,减少心肌反应,抑制因子形成,扩张血管,兴奋心脏,加强心脏收缩力,提高机体对细菌内毒素的耐受力,从而发挥抗休克作用。

三、不良反应

长期应用可引起一系列不良反应,其严重程度与用药剂量及用药时间成正比。不良反应主要有医源性库欣综合征,如向心性肥胖、满月脸、皮肤紫纹瘀斑、类固醇性糖尿病或已有糖尿病加重、骨质疏松、自发性骨折甚或骨坏死、女性多毛或月经紊乱或闭经不孕、男性阳痿、出血倾向等;诱发或加重细菌、病毒和真菌等各种感染;诱发或加剧胃、十二指肠溃疡,甚至造成消化道大出血或穿孔;高血压、充血性心力衰竭和动脉粥样硬化、血栓形成;高脂血症,尤其是高甘油三酯血症;肌无力、肌肉萎缩、伤口愈合迟缓;激素性青光眼、激素性白内障;精神症状如焦虑、兴奋、欣快或抑郁、失眠、性格改变,严重时可诱发精神失常、癫痫发作。

四、注意事项

(1)尽量避免使用糖皮质激素的情况。如对糖皮质激素类药物过敏;严重精神病史;癫痫;活动性消化性溃疡;新近胃肠吻合术后;骨折;创伤修复期;单纯疱疹性角、结膜炎及溃疡性角膜炎、角膜溃疡;严重高血压;严重糖尿病;未能控制的感染;活动性肺结核;较严重的骨质疏松;妊娠初期及产褥期;寻常型银屑病。但是,若有必须用糖皮质激素类药物才能控制疾病、挽救患者生命时,如果合并上述情况,可在积极治疗原发疾病、严密监测上述病情变化的同时,慎重使用糖皮质激素类药物。

(2)慎重使用糖皮质激素的情况。如库欣综合征、动脉粥样硬化、肠道疾病或慢性营养不良的患者及近期术后的患者慎用;急性心力衰竭、糖尿病、有精神病倾向、青光眼、高脂蛋白血症、高血压、重症肌无力、严重骨质疏松、消化性溃疡病;妊娠及哺乳期妇女;感染性疾患必须与有效的抗生素合用;病毒性感染患者;儿童。

(3)其他。如防止交叉过敏;使用糖皮质激素时尽量低钠高钾高蛋白饮食;补充钙和维生素 D;加服预防消化性溃疡及出血等不良反应的药物;如有感染应同时应用抗生素以防感染扩散及加重;注意根据不同糖皮质激素的药代动力学特性和疾病具体情况合理选择糖皮质激素的品种和剂型;应注意糖皮质激素和其他药物之间的相互作用。

五、糖皮质激素在肾脏病中的应用

（一）肾病综合征

（1）微小病变肾病。儿童患者,推荐泼尼松口服 60mg/(m²·d),不超过 80mg/d,4～6 周后约 90％ 的患者尿蛋白转阴,改为隔日泼尼松 40mg/m²,标准疗程是 8 周,但停药后易复发。为减少复发率,可在隔日疗法 4 周后,每月减少总剂量的 25％,总疗程持续 6 个月以上。第一次复发者,可仍单用足量糖皮质激素;频繁复发者,糖皮质激素加用免疫抑制剂。成人患者,糖皮质激素疗效较儿童略差,常需要更长时间治疗。起始剂量以泼尼松 1mg·/(m²·d),最大剂量不超过 80mg/d。约 60％ 患者于足量糖皮质激素治疗 8 周获得缓解,尚有 15％～20％ 患者于治疗后 12～16 周获得缓解。完全缓解 2 周后开始减量,每 2 周减去原剂量的 5％～10％,并以每日或隔日 5～10mg 维持较长时间后再停药。根据病情选择疗程,一般总疗程不短于 4～6 个月。对于复发者,建议足量糖皮质激素加用免疫抑制剂治疗。

（2）局灶节段性肾小球硬化。糖皮质激素治疗方案可参照微小病变肾病,但维持治疗时间酌情延长。单纯糖皮质激素治疗效果常有限,且起效较慢,部分和完全缓解率仅 15％～40％,成人中位完全缓解时间为 3～4 个月,故建议把足量糖皮质激素［1mg/(kg·d)或 60mg/d］持续使用 3～4 个月作为一线治疗方案,超过 6 个月无效者则有糖皮质激素抵抗。应密切监测副反应,并给予相应的预防措施。对于糖皮质激素依赖或反复复发的患者,加用免疫抑制剂治疗。

（3）膜性肾病。一般主张严重肾病综合征或肾功能减退时使用糖皮质激素联合细胞毒性药物或免疫抑制剂。糖皮质激素剂量为泼尼松 0.5～1mg(kg·d),如治疗获得完全或部分缓解,则糖皮质激素酌情减量并维持,总疗程至少 6～12 个月。

（4）膜增生性肾小球肾炎。也称为系膜毛细血管性肾小球肾炎，目前无统一治疗方案，且糖皮质激素和免疫抑制剂的疗效也不稳定。但糖皮质激素治疗对改善以内皮下免疫复合物沉积为特征的Ⅰ型膜增生性肾小球肾炎患者的肾功能有效，尤其对儿童有效。

（二）系膜增生性肾小球肾炎

（1）IgA肾病。应根据肾脏病理和临床情况选择适当的治疗方法，强调糖皮质激素联合其他药物的综合治疗。尿蛋白定量小于1g/24h者，尚无足够证据表明糖皮质激素治疗有效；尿蛋白定量介于1.0～3.5g/24h者，可以糖皮质激素治疗或联合免疫抑制剂，如泼尼松0.5～1.0 mg/（kg·d），6～8周后逐渐减量至每日或隔日5～10mg时维持，总疗程6个月或更长时间；尿蛋白定量大于3.5g/24h但病理表现轻微者，治疗同微小病变肾病；病理呈局灶节段性硬化改变者，治疗同局灶节段性肾小球硬化，但肾小球硬化比例高及间质重度纤维化，一般不主张糖皮质激素治疗，以避免不必要的副反应。临床表现为急进性肾炎，肾脏病理提示为IgA肾病－细胞性新月体肾炎类型的，甲泼尼龙0.5～1g/d冲击3d，根据病情可重复1～2个疗程，之后泼尼松0.6～1mg/kg口服治疗，疗程6个月或以上。若病理显示以纤维性新月体为主，则不主张强有力的糖皮质激素治疗。若表现为细胞纤维性新月体，则根据具体临床表现和病理严重程度来决定。临床表现为单纯性镜下血尿，不主张用糖皮质激素治疗；但若病理显示有较明显的细胞增生性改变或纤维素样坏死，则可予中等剂量糖皮质激素短期治疗。肾功能明显减退，病理表现为重度慢性硬化性病变，不建议糖皮质激素治疗。

（2）非IgA系膜增生性肾小球肾炎。根据临床表现和病理改变进行治疗（同IgA肾病），并在随访中根据治疗效果调整方案。

（三）新月体肾炎

新月体肾炎是肾炎中最严重的类型。以细胞性新月体肾炎为主者，给予足量糖皮质激素，同时合用免疫抑制剂。诱导期给予甲泼尼龙冲击500～800mg/d，连续应用3～5d，继以泼尼松1mg/（kg·d）治疗，联合静脉或口服环磷酰胺，4～8周逐渐减量；一般于6个月后进入维持期，减量至每日或隔日泼尼松5~15mg维持,免疫抑制剂可采用口服硫唑嘌呤或吗替麦考酚酯,疗程根据临床表现和病理轻重决定。重症者可给予甲泼尼龙冲击500mg/d,连续应用3~5d。

（四）狼疮性肾炎

（1）Ⅰ型、Ⅱ型。尿液检查正常或改变极轻微者,不需针对狼疮性肾炎给予特殊治疗。明显蛋白尿者,可考虑中等剂量糖皮质激素治疗;若有肾外症状可据其严重程度决定糖皮质激素应用剂量及是否需联合应用其他免疫抑制剂。

（2）Ⅲ型。根据病情糖皮质激素联合免疫抑制剂,分为诱导治疗和维持治疗。前者主要处理狼疮活动引起的严重情况,应用较大剂量的糖皮质激素和免疫抑制剂;后者为一种长期治疗,主要是维持缓解、预防复发、保护肾功能。Ⅲ型可给予泼尼松1mg/（kg·d）口服,共4~8周。如反应良好,可于6个月内缓慢减量至每日或隔日泼尼松5~10mg维持。如对糖皮质激素抵抗可加用免疫抑制剂。重度Ⅲ型治疗同Ⅳ型。

（3）Ⅳ型。可给予泼尼松1mg/（kg·d）,需联合使用免疫抑制剂。有以下情况者适合甲泼尼龙静脉冲击治疗:临床表现为快速进展性肾炎综合征;肾活检示肾小球有大量细胞浸润及免疫复合物沉积,伴细胞性新月体、襻坏死。具体用法为甲泼尼龙0.5~1.0g/d静脉滴注,连续3天为一疗程,必要时重复。冲击治疗后予泼尼松0.5~1.0 mg/（kg·d）,4~8周后逐渐减量至每日或隔日泼尼松5~10mg维持。

（4）Ⅴ型。单纯Ⅴ型给予泼尼松1mg·/（kg·d）,缓慢减量至每日或隔日泼尼松5~10mg。疗效不佳时应加用免疫抑制剂。此型一般不主张大剂量甲泼尼龙冲击治疗。Ⅲ＋Ⅴ型和Ⅳ＋Ⅴ型,按照Ⅲ型和Ⅳ型治疗。

（5）Ⅵ型。即肾小球硬化型,般不使用糖皮质激素治疗。如有狼疮性肾炎以外的系统性红斑狼疮活动可用小剂量糖皮质激素维持或联用免疫抑制剂。

（五）间质性肾炎

包括特发性间质性肾炎、干燥综合征及药物等所致间质性肾炎。

（1）特发性急性间质性肾炎。可给予泼尼松 1mg/（kg·d），2～4 周病情好转后逐渐减量和维持治疗，根据病情决定维持治疗时间。如单纯糖皮质激素治疗反应不佳，可考虑联合免疫抑制剂治疗。

（2）药物所致急性间质性肾炎。首先应停用可疑药物，对于出现明显肾功能损伤者，伴肾间质明显炎症细胞浸润时，可用泼尼松 0.5～1.0mg/（kg·d）治疗，2～4 周病情好转后逐渐减量，一般总疗程 1～2 个月。明显肾衰竭时可考虑糖皮质激素冲击治疗。若单纯糖皮质激素治疗反应不佳，可考虑联合免疫抑制剂治疗。

（3）慢性间质性肾炎。根据不同病因、病情给予相应治疗，少数情况如干燥综合征、结节病、药物所致者，可考虑糖皮质激素治疗。

第三节　免疫抑制剂

一、概述

免疫抑制剂是对机体的免疫反应具有抑制作用的药物，能抑制与免疫反应有关细胞（T 细胞和 B 细胞等巨噬细胞）的增殖和功能，能降低抗体免疫反应。免疫抑制剂主要用于器官移植抗排斥反应和自身免疫病如类风湿性关节炎、红斑狼疮、肾小球肾炎等。免疫抑制剂的使用使移植患者的预后得以大幅改善，也为很多自身免疫性疾病的治疗提供了新思路、新武器，但免疫抑制剂的不良反应也极大限制了该类药物在临床中的广泛使用，使用中要尤其明确指征、权衡利弊，并对可能出现的不良反应加强监测。

二、环磷酰胺

环磷酰胺（cyclophosphamide，CTX）是一种烷化剂，又名环磷氮芥，1958 年首次人工合成,作为一种细胞毒性药物,CTX被广泛应用于肿瘤化疗。因其具有较强的免疫抑制作用,环磷酰胺开始逐步用于治疗自身免疫性疾病,如系统性红斑狼疮、系统性血管炎、类风湿性关节炎、干燥综合征、皮肌炎等,其价格低廉,疗效确切,迅速成了自身免疫性疾病较为常用的免疫抑制剂,尤其是对于系统性红斑狼疮的治疗,细胞毒性药物的使用使患者的5年存活率有了大幅度的提高。CTX在受到人们重视的同时,其不良反应也逐步被认识,尤其部分患者不能耐受其不良反应,特别是处于生育期的患者,这也限制了该药在临床的使用。

（一）作用机制

环磷酰胺属于烷化剂,其本身无细胞毒作用,必须经过肝细胞微粒体酶系统中的细胞色素P450氧化形成4-羟基环磷酰胺,开环后变成活性很强的磷酰胺氮芥,才具有细胞毒作用。环磷酰胺在肝脏经酶转化为4-羟基环磷酰胺,经过两条途径继续代谢:一则4-羟基环磷酰胺开环成醛环磷酰胺,又分解成磷酰胺氮芥和丙烯醛;二则在酶催化下分别生成无毒的4-酮基环磷酰胺及羧基磷酰胺和4-烷基硫代环磷酰胺。CTX为细胞周期非特异性细胞毒药物,但对G2期作用更强,主要通过与DNA交联,可破坏DNA的复制和转录,少数与RNA交联,最终导致细胞死亡或细胞功能改变。其具体发挥免疫抑制作用的机制:使T及B淋巴细胞绝对数目减少;抑制淋巴细胞对特异性抗原刺激后的母细胞转化;选择性抑制B淋巴细胞功能,减少某些B淋巴细胞自发产生免疫球蛋白和抑制受到有丝分裂原刺激的B细胞产生免疫球蛋白,从而降低免疫球蛋白水平。

（二）药代动力学特点

环磷酰胺既可以静脉,也可以口服应用,吸收口服后,环磷酰胺在1h达到峰值浓度。口服和静脉内给药后药物曲线比例下的面积为0.87~0.96。约20%的环磷酰胺与蛋白质结合,没有剂量依赖性变化。一些代谢产物与蛋白质的结合程度大于60%。分布容积近似于体内总水量。肝脏是环磷酰胺活化的主要部位。肝微粒体细胞色素P450包括CYP2A6、2B6、3A4、3A5、2C9、2C18和2C19激活约75%的环磷酰胺剂量,其中2B6表现出最高的 4-羟化酶活性。环磷酰胺被活化形成 4-羟基环磷酰胺,与其开环互变异构体醛磷酰胺处于平衡状态。4-羟基环磷酰胺和醛基磷酸酰胺可通过醛脱氢酶进行氧化,分别形成非活性代谢产物 4-酮环磷酰胺和羧基磷酰胺。环磷酰胺可以经过 β-消除反应,形成活性代谢产物磷酰胺芥末和丙烯醛。这种自发转化可以被白蛋白催化和其他蛋白质。不到 5% 的环磷酰胺可通过侧链氧化直接解毒,导致形成非活性代谢物 2-脱氯乙基环磷酰胺。在高剂量下,通过 4-羟基化清除的母体化合物的比例降低,导致患者中环磷酰胺的非线性消除。环磷酰胺似乎可以诱导其自身的新陈代谢。自动诱导导致总清除率增加,4-羟基代谢物形成增加以及以 12~24h 间隔重复给药后 $T_{1/2}$ 值缩短。环磷酰胺主要作为代谢产物排泄。静脉注射后,尿液中 10%~20% 不变排泄,4% 胆汁排泄。

（三）不良反应及防治

环磷酰胺免疫功能的抑制程度取决于治疗剂量及持续时间。烷化剂具有细胞毒性。在给予烷化剂后,患者经常发生淋巴细胞绝对数量减少,伴 B 细胞及 CD4＋和 CD8＋T 细胞数量减少。循环中 T 细胞和 B 细胞之比也可能受影响。同时 CTX 对增生代谢较快的组织影响更大,易出现皮肤、消化道及血液系统等不良反应。总体而言,CTX 治疗自身免疫性疾病的不良反应包括肝损害、消化道症状、骨髓抑制、脱发、生殖毒性、免疫抑制及继发恶性肿瘤等。且该药导致的不良反应通常具有剂量和时间依赖性,使用剂量越大,时间越长,不良反应出现得越早,程度越重。

1. 消化系统症状

CTX 导致食欲缺乏、恶心、呕吐等症状十分常见,主要是该药损伤消化道黏膜尤其是回肠黏膜,使肠上皮嗜铬细胞释放 5-羟色胺,作用于迷走神经的 5-羟色胺 3 受体,也可抑制消化道黏膜上皮细胞的生长,或通过兴奋化学感受器传递递质再作用于中枢引起呕吐。静注或口服均可发生,大剂量静注后 3~4h 即可出现,通常不严重,往往不会影响患者继续治疗。胃肠道反应一般持续 3d 左右可恢复,严重者可持续 5d。高选择性 5-羟色胺 3 受体拮抗剂,例如阿扎司琼、托烷司琼、格雷司琼及恩丹西酮等,有助于缓解

CTX 导致的呕吐症状。

2. 肝损害

CTX 导致肝损害可能是由于其主要代谢产物丙烯醛的肝脏毒性所致，引起肝细胞坏死，肝小叶中心充血。该药导致的肝损伤发生率高，其在肝脏线粒体中代谢，发生率为 15%～30%，食欲缺乏、乏力、腹胀、疲倦、恶心、呕吐、黄疸是其常见反应，检验检查主要表现为肝酶异常和（或）胆红素升高。

3. 血液系统毒性

是 CTX 最严重的副作用之一，多表现为白细胞减少，尤其是中性粒细胞减少是最为常见的，淋巴细胞也可以明显减少，而血红蛋白及血小板减少相对少见。随着 CTX 使用剂量的增加和使用时间的延长，血液系统毒性的发生率也逐步增加，且粒细胞最可能首先受影响，之后是血小板计数和红细胞比容。骨髓抑制发生的时间与程度与 CTX 使用剂量有关，1g 静脉冲击治疗后 2～3d 白细胞开始下降，7～10d 降至最低，一般 2 周左右恢复正常。在 1 项对 96 例系统性红斑狼疮患者的研究中发现，1 例发生了与 CTX 相关的严重骨髓抑制，但是没有出现临床感染的征象。静脉使用和口服 CTX 均有可能发生血液系统毒性，一项回顾性研究纳入了 212 例接受了 CTX 治疗的 SLE 患者，结果发现，在口服 CYC 与静脉内给予 CYC 的患者中，严重白细胞减少事件数量的差异无统计学意义。CYCLOPS 研究对口服 CYC 与静脉内给予 CYC 治疗 ANCA 相关性血管炎进行了比较，结果发现，在静脉内给予 CYC 组中，中性粒细胞减少的发作更少。因此在使用 CTX 的过程中需要密切监测血白细胞数量的变化。如白细胞数 $<3.0\times10^9/L$ 建议停药。一般停药后患者白细胞可恢复至正常水平，如严重骨髓抑制或白细胞 $<2\times10^9/L$ 可予以对症治疗。

4. 感染

作为免疫抑制剂，CTX 在抑制异常免疫反应的同时，也可能损坏患者的固有免疫屏障，抑制机体正常的细胞及体液免疫反应，因此可能增加细菌感染、机会性感染和病毒感染的风险。CYC 可增加感染的风险，其机制如下：诱导骨髓抑制，导致中性粒细胞减少或淋巴细胞减少；即使在中性粒细胞和淋巴细胞计数未减少的情况下，也可干扰这些细胞的正常功能。感染的病原体：①细菌。②真菌。③病毒,常见的有水痘、带状疱疹及麻疹等感染,CTX可大幅度增加带状疱疹感染的风险,在有关血管炎和狼疮的不同试验中,带状疱疹感染的发生率为8%～33%。④结核。⑤耶氏肺孢子菌,是一种已知的CTX治疗的并发症,尤其是当联合使用CTX与糖皮质激素时。因此,需要注意接受CTX治疗的患者是否需要预防用药。

5. 生殖毒性

生殖毒性是CTX的常见毒副作用,对卵巢和睾丸均有毒性。性腺功能障碍的发生率取决于年龄、性别和CTX的累积剂量。性腺抑制在女性呈现为卵巢功能早衰,可导致不孕和过早绝经。与30岁之后接受治疗的女性相比,25岁之前接受CTX治疗的女性发生不孕的风险较低,但仍需要更多文献以明确。无论以何种方式给药,CYC的总累积剂量均是卵巢毒性的独立危险因素。卵巢功能早衰表现为月经紊乱,甚至闭经；文献报道系统性红斑狼疮患者卵巢功能早衰的总体发生率为15.5%～37.3%。与年龄亦相关,在狼疮患者中月经异常的患者比率高达38%,在20岁以下患者中,发生率为13%,20～30岁发生率则达50%。与CTX相关的闭经常见。除导致月经紊乱、影响生育外,卵巢功能早衰使得患者动脉粥样硬化提早出现,这也成为患者死亡的主要原因之一。男性性腺毒性以少精或无精症为主,精子浓度<2000万/mL可诊断为少精症,CTX可导致精子计数减少,剂量较高和治疗持续时间较长可导致不可逆性无精子症。国外文献数据表明静脉应用CTX累积>7.5g/m²更易发生无精症。可予性激素测定,尤其尿促卵泡激素(FSH)的升高提示睾丸功能的损伤。

6. 膀胱毒性

出血性膀胱炎和膀胱癌均与CTX治疗有关,这是因为膀胱暴露于CTX的有毒代谢产物丙烯醛。CTX的代谢产物丙烯醛排出时刺激膀胱,引起膀胱黏膜的充血、溃疡及糜烂。另有研究表明,一氧化氮也可能是一项重要的介导因素,多数发生在服药后未大量饮水的患者中。口服CTX治疗使患者发生膀胱癌的风险增加(可能呈剂量依赖性),在停止治疗后,该风险可能持续多年。一项回顾性研究纳入145例至少接受1年CTX口服治疗的肉芽肿性多血管炎患者,发现在中位随访8.5年和15年后,膀胱癌的发病率分别为4.8%和16%。所有发生膀胱癌的患者均有1次或多次镜下或肉眼非肾小球性血尿,所有患者均已接受了至少2.7年的治疗。CTX诱发的膀胱肿瘤在生物学上特别具有侵袭性。为了避免CTX导致的膀胱毒性,临床使用该药时会给予一定的预防措施,如在心功能允许的情况下,可给予患者补液治疗以充分水化。也有文献提示可碱化尿液,因丙烯醛在酸性环境中易结晶沉积在肾脏及膀胱,应使尿pH值维持在7~8,必要时可予以碳酸氢钠输注。美司钠可与丙烯醛结合形成无毒化合物,有文献研究表明患者口服或静脉使用美司钠(400mg/d)之后出血性膀胱炎的发生率可以减少,甚至预防,但目前尚无证据证明美司钠可减少膀胱癌的发病率。

7. 恶性肿瘤

目前认为CTX致恶性肿瘤的发病率多为0.1%~1.0%,血液系统恶性疾病如骨髓增生异常综合征的发生率为2%~8%,但是肿瘤的发病也不排除与自身免疫性疾病,尤其是系统性红斑狼疮相关。国内外文献提示,既往暴露于CTX的患者发生血液系统恶性肿瘤的风险增加。在接受CTX后,高达8%的GPA患者可能发生骨髓增生异常综合征;当累积剂量大于100g时,13%的肉芽肿性多血管炎患者可发生骨髓增生异常综合征。在119例接受CTX治疗的患者中,5例患者在治疗后10年内发生了骨髓增殖性疾病,包括急性白血病、非霍奇金淋巴瘤和多发性骨髓瘤;相比之下,在119例无CTX治疗史的类风湿性关节炎患者中,仅1例患者发生了慢性淋巴细胞白血病。使用CTX继发恶性肿瘤的概率与CTX使用的累积剂量相关,CTX累积剂量达30g以上可增加发生肿瘤的机会,在累积剂量达105g时风险更高。在长期口服CTX患者中,膀胱癌累积危险率可达10.7%,多在用药7~14年发生。定期的复查有助于减少肿瘤的发生,血液系统肿瘤方面,如有血常规变化及淋巴结肿大可行骨穿、骨髓及淋巴结活检协助诊断,以期及早发现,并予以相应治疗。

8. 其他

其他不良反应还有脱发,在治疗的前6个月中尤为常见,但停药后可再生新发;亦有急性过敏、中枢神经系统毒性、多形红斑药疹、皮肤和指甲颜色变黑、急性多脏器功能衰竭、低钠血症(CTX静脉内冲击给药可诱发低钠血症,这是由抗利尿激素分泌失调综合征引起的)、肺纤维化(CTX的一个罕见并发症,但较为严重)等案例报道。CTX在自身免疫病治疗中起重要作用,但是不良反应仍需要给予重视。CTX应用时间越长、剂量越大,病情越易得到控制,缓解时间越长,但毒副作用亦越明显。由于CTX疗效尚可,价格便宜,在我国应用目前还较广泛,但是应当密切监测可能发生的不良反应,予以相应的预防措施。

(四)应用原则

环磷酰胺在自身免疫性疾病中用药广泛,使用前需要对患者给予充分的评估,评估是否有如下相对或绝对禁忌证。①妊娠,环磷酰胺具有致畸性,通常禁用于妊娠女性。对于具有生育能力的女性,需要进行高效避孕和适当进行妊娠试验检查。在危及生命的情况下,尤其是中期妊娠和晚期妊娠,当没有其他更安全的有效选择时,可使用环磷酰胺治疗重度疾病。妊娠后期使用环磷酰胺可能不会增加不良反应的风险。②活动性感染,环磷酰胺可能导致中性粒细胞减少,因此存在活动性全身性感染或可能危及生命的感染时,应避免使用该药。③哺乳,女性在接受环磷酰胺治疗后不宜哺乳,但尚不确定具体持续时间等。治疗前需要完善相关实验室检查,如全血细胞计数、肝功能检查、肾功能检查、尿液分析、针对乙型肝炎和丙型肝炎病毒感染的血清学试验、结核菌素皮肤试验或γ-干扰素释放试验筛查潜伏性结核等。使用中结合不同原发病,环磷酰胺可选用间歇性环磷酰胺治疗(冲击治疗)或每日口服环磷酰胺的方案,前者多为每2~4周静脉给药1次。采用间歇性环磷酰胺治疗的主要原因之一是每日口服治疗可能出现长期并发症。后者也是临床常用的治疗方案,多见于病情稳定的患者门诊使用。

使用环磷酰胺过程需要充分水化,并做好相关监测,疗效方面可结合原发疾病情况予以评估,如狼疮性肾炎可改善肾功能、尿常规、尿蛋白等情况,同时患者的基础疾病或使用的其他药物可能对肾功能产生不良影响。肾功能减退时可能需要调整环磷酰胺的剂量。环磷酰胺使用安全性方面尤其要关注血常规情况,建议前期每2周复查,后期稳定可逐步延长至每月复查,对于白细胞总数<3500/mm³或ANC<1500/mm³时应减少剂量。肝功能方面注意关注血清转氨酶的水平。膀胱毒性方面尤其关注患者是否存在血尿等不适,如若出现肉眼血尿或非肾小球源性血尿时应及时行膀胱镜检查。

三、环孢素A和他克莫司

环孢素A(Cyclosporin A,CsA)和他克莫司(tacrolimus,FK506)是选择性抑制钙调磷酸酶(calcineurin inhibitors,CNI),从而降低T淋巴细胞中IL-2和其他一些细胞因子的转录。30多年来,钙调磷酸酶抑制剂都是实体器官移植受者的主流免疫抑制疗法。除了移植领域,二者也逐步应用于治疗各种免疫介导性疾病,取得较好的疗效。

(一)作用机制

1.环孢素A

环孢素A为11个氨基酸组成的环形多肽,是从土壤霉菌中分离出来的一种强效、选择性的免疫抑制剂。与其他免疫抑制剂相比,CsA的特点是选择性地作用于T淋巴细胞,对骨髓中的各系细胞无影响。对部分传统免疫抑制治疗抵抗、依赖,甚至无效的肾病综合征患者,CsA仍可能有效。在肾脏病领域,CsA发挥作用基于两方面的机制,包括免疫介导和非免疫介导两方面。免疫介导方面,CsA通过与T淋巴细胞膜上的高亲和力受体蛋白结合,并被动弥散通过细胞膜,在分子水平上干扰转录因子与IL-2助催化剂的结合,抑制IL-2 mRNA的转录,进而抑制IL-2的生成及其受体的表达,使细胞毒T细胞的聚集作用减弱,从而减少其他细胞因子的产生与聚集,使炎症反应减轻或消失。非免疫介导方面,环孢素A可以减少肾血流量,降低肾小球滤过压。环孢素A还可以提高转化生长因子-β的表达水平,这可能是其导致肾纤维化的重要机制。

2.他克莫司

他克莫司是一种从链霉菌发酵物中提取的大环内酯类抗生素。作为一种新型的免疫抑制剂,主要通过抑制白介素-2的释放,全面抑制T淋巴细胞的作用,抑制钙调神经磷酸酶的活性,干扰 T 细胞的激活和细胞因子转录。对早期 T 淋巴细胞激活有抑制作用,进而通过抑制细胞免疫和体液免疫双重机制发挥强大的免疫抑制作用,其免疫抑制作用比环孢霉素 A 强 100 倍。20 世纪 80 年代他克莫司主要用于肝移植、肾移植排斥反应等的治疗。近年来,基于其强大的免疫抑制作用,他克莫司已作为肝、肾移植的一线用药,并逐步拓展到治疗各类慢性肾小球疾病。

(二)药代动力学特点

1. 环孢素 A

环孢素有口服、静脉用和眼用剂型。口服环孢素仅部分吸收,且有显著的个体间和个体内差异。环孢素在小肠吸收,血药浓度在 1~8h 达峰。不易吸收、部分被肠道黏膜中的酶代谢,以及肝脏首过代谢都限制了其口服生物利用度。环孢素的吸收依赖于胆盐。因此,胆汁分流或胆汁淤积的患者可能更适合环孢素改良型或他克莫司。伴随脂肪餐摄入时,环孢素改良制剂的吸收轻度减少。环孢素为亲脂性药物,在人体内分布广泛。吸收入血液的药物大部分都被红细胞摄取。在血浆中,环孢素主要与脂蛋白结合。环孢素浓度最高的组织包括胸腺、脾、淋巴结、骨髓、肝脏、胰腺、肾脏、肾上腺、肺和皮肤。环孢素能充分渗透进入滑液,但不能穿过血-脑屏障。血液中的 CsA 33%~47% 分布于血浆,4%~9% 分布在淋巴细胞,5%~12% 在粒细胞,41%~58% 在红细胞中。血浆中 CsA 几乎全部与蛋白结合,与血浆蛋白的结合率约 90%,主要与脂蛋白结合。口服后达峰时间约为 3.5h,全血的浓度可为血浆的 2~9 倍,成人的血浆 $T_{1/2}$ 为 19(10~27)h,而儿童仅为 7(7~19)h。CsA 的分布呈多室模型,并易分布至细胞内。几乎全部经肝脏代谢,有 10 余种代谢产物,再经肾或胆道排泄。消除半衰期随疾病状态而有所改变,肝功能正常者约 4h 左右。环孢素主要由肝脏中细胞色素 P450 酶系的 CYP3A 酶代谢。肠道黏膜内也有少量代谢。环孢素活性最强的代谢产物仅有母体药物 10%~20% 的免疫抑制活性。环孢素通过胆汁排泄。不同患者的消除半衰期显著不同。

2.他克莫司

报道他克莫司口服给药后吸收不稳定。口服生物利用度差异显著，15%～20%较为常见。局部使用他克莫司后，系统暴露量很少或几乎没有。静脉给药后广泛分布于组织中，血液中约80%与红细胞结合，红细胞结合不同可解释大部分药动学差异；血浆中约99%结合于血浆蛋白。他克莫司在肝脏中广泛代谢，主要为转氨酶CYP同工酶CYP3A4代谢，从胆汁中排泄，几乎全部为代谢物。部分药物代谢亦可发生在胃肠道。据报道，血浆半衰期在健康人群中平均为43h，在移植患者中为12～16h。食物种类和进餐时间可影响他克莫司的生物利用度。与禁食状态相比，食物尤其高脂食物可使其生物利用度明显降低。进餐1.5h后服用他克莫司亦可使其吸收明显降低，故推荐服用他克莫司应参照进餐规律。现认为他克莫司在胃肠道代谢广泛，可明显影响其生物利用度，其代谢不同可解释生物利用度明显的种族差异。

他克莫司血药浓度在个体间差异大主要与肝酶CYP超家族中CYP3A代谢酶和药物转运体P-糖蛋白（P-gp）相关。CYP3A4（肝、小肠、结肠和胰腺）与CYP3A5（小肠和胃）参与他克莫司代谢，P-gp主要参与他克莫司的生物跨膜转运。CYP3A4基因多态性中研究最多的是CYP3A4*1B（392A＞G），可能会影响代谢酶的活性，但对血药浓度的影响，研究结果并不一致。此突变在中国人中的发生频率极低（＜2%），但发现其突变性携带者对其进行用药指导仍具有价值。此外CYP3A4*18B（20070T＞C）突变可能会提高酶活性，使其代谢底物他克莫司清除率升高，血药浓度降低。CYP3A5基因多态性是临床中发现他克莫司的给药剂量与CYP3A5的多态性密切相关。有几种单核苷酸多态性导致CYP3A5酶的缺失或低水平表达，最常见的突变是第3内含子6986A＞G，突变纯合子的患者不表达此代谢酶，在中国肾移植患者中的突变频率高达75.4%。多药耐药基因（MDR1）药物转运体P-gp是MDR1编码的产物，是一种膜蛋白，属于ATP结合家族，主要作用是能量依赖性地将作用底物由细胞膜内转运至细胞膜外，即跨膜渗透泵的作用。MDR1基因多态性影响P-gp的活性和功能，其中数个突变对他克莫司的效应有一定影响，但研究结果不一致。

（三）不良反应及防治

1. 环孢素 A

肾脏不良反应：CsA 治疗中最重要的问题是肾毒性。CsA 可引起肾小管间质及肾血管的结构和功能改变，导致肾间质纤维化、血管钙化、肾小球硬化等，即使 CsA 血清浓度正常也可发生上述改变。CsA 急性肾毒性与肾血流量的下降有关，这种功能性的肾毒性通常不会引起永久性的肾损害。急性 CsA 肾毒性多呈剂量依赖性，CsA 减量或停用后可以恢复。慢性 CsA 肾毒性是 CsA 治疗的主要不良反应，主要表现为肾内小血管硬化和条索状的间质纤维化。

使用 CsA 过程中 10% 左右患者可发生高血压。原无高血压者用药后血压升高超出正常范围；或是用 CsA 前，原降压药可控制的血压，使用 CsA 后变为不可控制。一般加用降压药或调整降压药剂量后，CsA 导致的高血压可控制。

除此之外，环孢素的不良反应包括胃肠道不适及腹泻、高尿酸血症及痛风、血糖升高、多毛、齿龈增生、震颤、感染等，长期使用可能引起肿瘤。

综上所述，对肾功能不全、严重高血压或有明显肾间质小管损伤者，应用 CsA 治疗要慎重。有尚未控制的感染或恶性肿瘤的患者不宜使用 CsA。使用过程中应注意监测肝肾功能和血药浓度。

2. 他克莫司

他克莫司全身用药可产生肾毒性、神经毒性，最常见不良反应包括震颤、感觉异常、胃肠道反应等。在肾毒性方面，他克莫司可能导致急性肾损伤，也会导致慢性肾毒性。他克莫司肾毒性主要表现在血肌酐明显升高、肾小管的损伤、肾小球系膜的增生和肾小球系膜基质的增加等，严重影响患者的生活质量和生存率。据报道，慢性排斥反应的发生率在是否发生过他克莫司肾毒性的患者中有明显的差异，并且认为在造成移植物慢性排斥反应的众多危险因素中，肾毒性仅次于急性排斥反应，成为重要的非免疫性危险因素。目前尽管人们对他克莫司的免疫抑制机制已有了较深刻的认识，但是对其肾毒性发病机制还知之甚少。在临床上不易与一些其他原因所致的肾功能不全相鉴别,有时给诊断带来一定的困难。他克莫司的神经毒性属于严重的不良反应,到目前为止他克莫司神经毒性的机制还不清楚。脏器移植后神经系统并发症的发生率为8%～47%,脏器移植后3个月以内神经系统并发症最为常见,其中肝移植70%发生在术后2周左右。在肾脏移植和心脏移植术后的神经系统症状主要表现为震颤、头痛、失眠、感觉异常等。神经毒性一旦发生,对患者的生存质量和预后会产生很严重的影响。大部分患者在减药、停药或改为环孢菌素后神经症状都能缓解,但仍然有一部分患者在停药后不能阻止神经系统症状的进一步发展,这部分患者预后较差。因神经毒性临床表现多变,且不具有特异性,用他克莫司时患者一旦出现精神-神经方面的异常,应考虑到中毒的可能性,进行血药浓度的检测。其他他克莫司导致的不良反应还包括高血压、白细胞计数增多、贫血、情绪改变、睡眠障碍、意识错乱、耳鸣、视觉障碍及惊厥、糖代谢紊乱或直接引发糖尿病、心电图变化及心动过速,以及肥厚型心肌病、便秘、脱发、多毛、皮疹及瘙痒、关节痛或肌痛、四肢浮肿、肝功能异常以及凝血功能异常等。

综上所述,他克莫司不良反应广泛,尤其要关注肾功能下降、血糖升高、血钾升高、感染机会增加、神经毒性、头痛、胃部不适、腹泻等,因此用药前需要评估患者的一般情况,是否有高血压、糖尿病及糖尿病家族史,是否存在感染,是否存在胃肠道疾病等。用药期间注意监测血压、血糖、肾功能、电解质,注意观察询问患者有无不适感。此外,规范地监测他克莫司血药浓度也非常有必要。

(四)应用原则

1. 环孢素A

(1)使用指征。除了移植领域,环孢素A已广泛应用于治疗多种肾小球疾病和自身免疫性疾病,并取得了良好的疗效。

原发性肾病综合征方面,CsA是治疗肾病综合征的二线药物,主要用于难治性肾病综合征或对肾上腺皮质激素有效但不能耐受者。CsA治疗原发性肾病综合征有一定疗效,有效率与病理类型有关。对激素依赖者疗效比对激素抵抗者更好。减、停药过快较易复发,CsA复发病例再用CsA治疗仍然有效。对于治疗前已有血肌酐(SCr)升高者(>200μmol/L)和(或)肾活检有明显肾间质小管病变者应慎用。微小病变性肾病方面,对于难治性微小病变性肾病,应用CsA常有效,副作用较少。肾上腺皮质激素依赖者使用CsA后大部分病例可取得完全或部分缓解。而肾上腺皮质激素抵抗者也有部分取得部分或完全缓解。局灶节段性肾小球硬化方面,CsA可用于治疗FSGS导致的难治性肾病综合征。对肾上腺皮质激素依赖者,使用CsA疗效较好,对肾上腺皮质激素抵抗者单用CsA则疗效较差;若与泼尼松合用,则可提高疗效。

(2)血药浓度监测。CsA治疗肾病综合征或狼疮性肾炎时,成人起始剂量一般为4~5mg/(kg·d)。儿童起始剂量为150mg/(m²·d),最大剂量不超过200mg/(m²·d)。治疗前SCr已不正常者,若认为需要使用时,起始治疗剂量应为2.5mg/(kg·d)或以下。使用CsA时若Scr较基础值升高30%,则应考虑减量,每次下调0.5~1.0mg/(kg·d)。

因环孢素A发挥疗效与毒性反应之间范围较小,临床使用过程中建议对其进行血药浓度监测。但要注意,即使血药浓度低,增加CsA剂量也会增加毒性。CsA血药浓度在正常治疗范围内并不能排除发生肾毒性的可能性。

(3)药物相互作用。环孢素治疗监测复杂,发挥免疫抑制效果的水平和产生毒性的水平差距很小,因此在临床使用中尤其要注意药物相互作用的影响。CsA与肝酶诱导剂如利福平、苯妥英、苯巴比妥等合用,由于会诱导肝微粒体酶而增快其代谢,降低其免疫抑制作用,故调节CsA剂量,推荐进行血药浓度监测。CsA与雌激素、雄激素、西咪替丁、红霉素、酮康唑等合用,其血浆浓度及肝、肾毒性均增加,故与上述药物合用必须慎重,应密切监测患者的CsA血药浓度及肝、肾功能,及时调整剂量。氨基糖苷类抗生素、两性霉素和非甾体抗炎药等药物,虽然它们不改变CsA的代谢和血浓度,但由于它们均具有肾毒性,故与CsA同时使用有诱发急性肾衰竭的危险,联合使用CsA时也要密切关注肾功能情况。使用CsA时,如输注贮存超过10d的库存血,或与保钾利尿剂、血管紧张素转换酶抑制剂、含钾药物合用时,有发生高钾血症的危险。CsA 与大剂量洛伐他汀合用,有可能增加横纹肌溶解和急性肾衰竭的危险。

2.他克莫司

(1)使用指征。改善全球肾脏病预后(Kidney Disease:Improving Global Outcomes,KDIGO)指南推荐他克莫司用于 MCD 初始治疗,对于使用糖皮质激素有相对禁忌证或不能耐受大剂量糖皮质激素的患者(如伴有血糖未控制的糖尿病、精神疾病、严重的骨质疏松等),建议口服 CTX 或 CNI,与频繁复发 MCD 的治疗方案相同。对于频繁复发或激素依赖型的成人 MCD 患者,如使用 CTX 后复发或希望保留生育能力,建议使用 CNI 1~2 年[他克莫司 0.05~0.10mg/(kg·d),分 2 次口服]。原发性膜性肾病(idiopathic membranous nephropathy,IMN)是肾病综合征的常见病理类型,其最佳治疗方案仍有争议,单独糖皮质激素一般无效,合用环磷酰胺、环孢素、苯丁酸氮芥等免疫抑制剂不良反应较大,临床疗效不一,目前已有诸多证据证实了他克莫司在膜性肾病中的治疗效果。近 20 年局灶性节段性肾小球硬化(focal segmental glomerulosclerosis,FSGS)的发病率呈上升趋势,研究认为延长糖皮质激素使用时间,可有效提高 FSGS 的缓解率,但多数 FSGS 患者对糖皮质激素抵抗,且糖皮质激素的使用可引起多种不良反应。因此,探索快速有效缓解蛋白尿的免疫治疗方案具有重要临床治疗价值。已有研究表明他克莫司单药或联合治疗成人 FSGS 可显著降低蛋白尿。2012 年 KDIGO 指南推荐他克莫司可以用于 FSGS 初始治疗,对于使用糖皮质激素有相对禁忌证或不能耐受大剂量糖皮质激素的患者(如未控制的糖尿病、精神疾病、严重的骨质疏松),建议首选 CNI。他克莫司还可用于 FSGS 患者的复发治疗,包括成人频繁复发或激素依赖型患者,FSGS 肾病综合征复发的治疗同成人 MCD 复发的治疗建议。对于狼疮性肾炎,他克莫司适用于 Ⅲ、Ⅳ、Ⅴ 及混合型 LN 的诱导缓解及维持治疗;以蛋白尿为突出表现的难治性 LN。难治性 LN 是指糖皮质激素联合环磷酰胺冲击或霉酚酸酯诱导治疗后仍反应不佳或无效的 LN。他克莫司治疗 LN 的研究主要来自中国和日本,研究表明,他克莫司联合激素诱导治疗 Ⅲ、Ⅳ、Ⅴ 及混合型 LN 的疗效显著,缓解率与环磷酰胺、吗替麦考酚酯一致或优于环磷酰胺,降尿蛋白效果尤佳。起始剂量为2~3mg/d(体质量≥60kg,3mg/d;体质量<60kg,2mg/d或每日0.05mg/kg),2个月后临床症状无好转,可逐渐增加剂量至每日0.1mg/kg,维持药物谷浓度为6~10ng/mL,一般3个月即可出现缓解。若持续6~9个月仍未缓解,则考虑治疗无效。总之,目前国内外临床研究均表明,他克莫司无论在治疗原发性肾小球疾病,诸如MCD、FSGS和MN等,还是在治疗弥漫性增生型LN方面,其短期疗效均是肯定的,同时还具有明显减少糖皮质激素用量的作用,甚至可单独用于临床治疗。

(2)血药浓度监测。微粒子酶免疫测定法(MEIA)和酶联免疫吸附测定法(ELISA)均可用于他克莫司全血浓度测定。一项肝移植受者研究发现,他克莫司谷浓度ELISA法测定值升高,与急性排斥反应发病风险降低而肾毒性发生风险升高具有相关性。为降低肾毒性,建议他克莫司血药谷浓度应低于15ng/mL。在肾病综合征中,也有文献推荐他克莫司谷浓度维持在5~10ng/mL。LN患者中,诱导缓解期,推荐起始剂量为2~3mg/d[体质量≥60kg,3mg/d;体质量<60kg,2mg/d或0.05mg/(kg·d)],可逐渐增大剂量至0.1mg/(kg·d),建议维持药物谷浓度为6~10ng/mL。维持治疗期:维持剂量为2~3mg/d,药物谷浓度为3~6ng/mL。因他克莫司血药浓度范围窄,使用中注意肝酶异常患者需要降低他克莫司用量,避免血药浓度过高;血肌酐超过正常值20%或GFR估计值(eGFR)<40mL/(min·1.73m²)患者应慎用,如果必须使用,需要控制药物谷浓度≤4ng/mL,严密监测肾功能;应注意药物相互作用,凡是影响P450-3A酶系统的药物均可影响他克莫司药物谷浓度。

(3)药物相互作用。他克莫司主要代谢酶为P450-3A4,凡是影响肝脏P450-3A酶系统的药物均可能影响他克莫司的药物浓度,已知他克莫司可与150多种药物发生相互作用。抑制P450-3A酶而升高他克莫司血药浓度的药物有红霉素、阿奇霉素、咪唑类抗真菌药、伊曲康唑、甲硝唑和钙离子拮抗剂等,与这些药物合用时应适当减少他克莫司用量并监测血药浓度,警惕他克莫司的肾毒性;诱导P450-3A酶系而降低他克莫司血药浓度的药物有利福平和卡巴芬净等,使用这些药物时应适当增加他克莫司的用量并监测血药浓度,以防血药浓度太低而影响疗效。

四、霉酚酸酯

霉酚酸酯（mycophenolate mofetil，MMF），又名吗替麦考酚酯，被美国食品药品监督管理局批准应用于肾脏和心脏移植，并取得了良好的效果。MMF 是霉酚酸（mycopHenolic acid，MPA）的酯类前体药物，经水解后产生活性物质代谢产物 MPA，显著增加 MPA 在体内的生物利用度。MMF 具有多种药理活性，用于肾脏、肝脏、心脏和肺的移植，还可以治疗自身免疫性疾病、眼科疾病、肿瘤等，在临床上发挥了巨大的作用。

（一）作用机制

MMF 口服后迅速水解为具有药物活性成分（MPA）和非药物活性成分羟乙基吗啉，后者可迅速代谢，然后随尿液排出。MPA 能可逆地抑制鸟嘌呤核苷三磷酸腺苷从头合成途径的限速酶——次黄嘌呤核苷酸脱氢酶，从而减少细胞内的鸟嘌呤核苷酸，抑制 T 淋巴细胞和 B 淋巴细胞的增殖。次黄嘌呤单核苷酸脱氢酶是嘌呤合成中的重要限速酶，可分为 I 型和 II 型两种亚型，MPA 主要通过抑制 IMPDH-II 型以减少嘌呤的合成，选择性抑制 T 和 B 细胞增殖。通过降低糖蛋白和黏附分子的表达，减少单核细胞和淋巴细胞向炎症部位和移植排斥反应部位聚集。此外，还可通过诱导凋亡信号来清除活化的淋巴细胞。

（二）药代动力学特点

MMF 口服后 1~2h 达到血药浓度峰值，口服生物利用度 80%~90%，药物主要分布在血浆中，在血浆酯酶的作用下水解为活性代谢产物 MPA。MPA 的生物利用度为 94%，给药后约 2h 达到最大血药浓度，由于存在肝肠循环，6~12h 血药浓度会出现第 2 个峰。MPA 主要在肝脏和肾脏中代谢为无活性的葡萄糖醛酸化物（myco phenolic acid glucuronide，MPAG）和有药理活性的酰基化葡萄糖醛酸化物（AcMPAG）。而无活性的 MPAG 可被分泌到胆汁中并进入小肠，在肠道经微生物的作用再次分解为 MPA。MPA 和 MPAG 血浆蛋白的结合率分别为 97% 和 82%。只有游离的 MPA 才能抑制 IMPDH 的合成。MPA 平均消除半衰期为 15.8h，最后 90% 的 MMF 在肾脏中转化为葡萄糖苷代谢物并排出体外。MPA 可显示非线性药物动力学特征且变化复杂,可能与年龄、人血清白蛋白水平、肾功能、遗传学以及药物-药物相互作用等因素有关。近年来,性别差异对免疫抑制剂代谢的影响越来越受到关注,给予相同剂量 MMF,与男性相比,女性 MPA 血药浓度谷值高于男性,且不良反应更严重,尤其是腹泻。在药物—药物相互作用的研究中,关注最多的是免疫抑制剂之间及其与质子泵抑制剂的相互影响。质子泵抑制剂因具有抑制胃酸分泌、提高胃液 pH 值以及减少 MMF 水解脱脂化的作用,可降低 MPA 暴露。

（三）不良反应及防治

相比于其他免疫抑制剂,MMF 的不良反应相对较少,其最常见的不良反应为胃肠道症状和骨髓抑制,多与用药剂量密切相关。胃肠道反应中,持续性腹泻是 MMF 最常见的不良反应,剂量低至 125mg/d 也可能引起不能耐受的症状。对于某些患者,将药物分成多次给药可减少腹泻的发生情况。除了胃肠道反应,使用 MMF 期间要注意骨髓抑制的风险,多表现为血细胞减少;推荐使用该药期间进行定期监测,治疗 1～2 周后复测血常规,如果未发现血细胞减少,随后每 6～8 周复查 1 次。另还需要关注该药使用期间发生感染的风险,尤其是病毒感染,如带状疱疹、巨细胞病毒感染。有学者通过一项临床试验纳入了免疫抑制治疗方案包括 MMF 的肾同种异体移植受者,发现组织侵袭性巨细胞病毒感染的发生率较高。另有关于该药使用中导致进行性多灶性白质脑病的报道,接受 MMF 治疗的患者出现了进行性多灶性白质脑病。相关文献提示,回顾性队列研究纳入了美国 32000 多例肾移植受者,进行性多灶性白质脑病的发病率在 MMF 使用者中为 14.4 例/（100000 人·年）,而在非 MMF 使用者中为 0 例。MMF 单药治疗可能导致淋巴组织肿瘤的风险增加。MMF 的药品说明书特别警告其免疫抑制作用可能导致淋巴瘤和其他新生物。对于有淋巴瘤既往史的患者,如果有其他治疗方案可供选择,应避免使用 MMF。对于有实体恶性肿瘤病史的患者,同等作用的免疫抑制方案的具体风险尚不清楚。

（四）应用原则

有证据显示，MMF 对肾病 FSGS、MCD 有一定疗效，尤其是对频繁复发或者激素耐药型患者，MMF 治疗后蛋白尿显著减少。在系统性红斑狼疮、狼疮性肾炎中，MMF 也逐渐显示出了较好的治疗效果。2012 年，改善全球肾脏病预后组织（KDIGO）、美国风湿病学会（ACR）、欧洲抗风湿病联盟/欧洲肾脏协会-欧洲透析和移植协会（EULAR/ERA-EDTA）三大组织各自发布了狼疮肾炎治疗指南。三大指南均推荐吗替麦考酚酯等免疫抑制剂联合皮质类固醇用于Ⅲ-Ⅴ型狼疮性肾炎的诱导治疗。EULAR/ERA-EDTA指出，在诱导缓解治疗中吗替麦考酚酯有效的情况下，应优选霉酚酸酯进行维持治疗。此外，2012 年 ACR 狼疮性肾炎诊疗指南中着重提出，对渴望保留生育能力的患者优先使用霉酚酸酯，因为高剂量环磷酰胺对男性和女性均可导致永久不育。2019 年 6 月，EULAR 更新 SLE 管理推荐，针对肾脏累及的患者，推荐使用吗替麦考酚酯或静脉应用低剂量环磷酰胺（CTX）进行诱导治疗，使用吗替麦考酚酯或硫唑嘌呤（AZA）进行维持治疗。而对于严重的肾病综合征或疗效不佳的患者，若不合并未能控制的高血压、肾活检高慢性指数和（或）GFR 降低的情况，推荐霉酚酸酯联合低剂量钙调神经磷酸酶抑制剂（CNI）进行治疗。2019 年《中华医学杂志》发布的中国狼疮肾炎诊断和治疗指南中提出，在治疗Ⅲ型和Ⅳ型系统性红斑狼疮，尤其伴有新月体或有生育需求的系统性红斑狼疮时，首选霉酚酸酯作为初始诱导治疗的免疫抑制剂。在霉酚酸酯和 CTX 诱导缓解后优先选择吗替麦考酚酯进行维持治疗。多靶点方案可作为Ⅲ型和Ⅳ型、Ⅲ/Ⅳ＋Ⅴ型（尤其表现为肾病综合征）狼疮性肾炎的首选诱导方案。

第四节 降压药物

一、概述

  肾脏疾病的发病率与死亡率日益增长,管理好高血压患者是遏制我国肾脏疾病流行的核心策略之一。肾脏是调节血压的重要器官,肾脏实质性病变和肾动脉病变会引起血压升高,而血压升高会加剧肾脏病变,从而引起肾功能减退,形成恶性循环,最终导致肾脏病患者的高致残率和死亡率。肾脏病患者高血压的病理生理机制、临床表现和治疗与普通高血压人群有所差异,需要特别关注和专门研究。目前临床上常用的降压药物主要有利尿剂、中枢性降压药、钙通道阻滞剂、α-受体阻滞剂、血管紧张素转化酶抑制剂、β-受体阻滞剂、血管紧张素受体阻断剂等,慢性肾脏病患者降压药物使用的基本原则为标准剂量起始、根据血压分级和心血管风险分层决定单药或联合药物起始、优先选择长效制剂和个体化制订治疗方案。慢性肾脏病患者的降压目标为无白蛋白尿者<140/90mmHg,有白蛋白尿者<130/80mmHg,建议18~60岁的慢性肾脏病合并高血压患者在血压≥140/90mmHg时启动药物降压治疗。肾脏病患者高血压,尤其是肾性高血压,联合使用降血压药物较为普遍;不同时期的肾功能不全患者,选择降血压药物时不仅要考虑疗效,还应高度关注安全性。

二、常用的降压药物

(一)利尿剂

1.作用机制

肾小管是利尿剂作用的重要部位,主要通过肾小管利钠排尿、降低容量负荷而发挥降压作用。

2.分类

(1)碳酸酐酶抑制剂。通过抑制碳酸酐酶,减少近曲小管上皮细胞内 H^+ 的生成,抑制 H^+-Na^+ 交换,促进 Na^+ 排出而产生利尿作用,如乙酰唑胺。

(2)噻嗪类利尿剂。抑制远曲小管的 Na^+-Cl^- 共同转运载体,影响尿液的稀释过程,产生中等强度的利尿作用。如噻嗪类利尿剂(如吲达帕胺、氯噻酮)和噻嗪样利尿剂(如氢氯噻嗪和苄氟噻嗪)。

(3)髓袢类利尿剂。选择性地阻断髓袢升支粗段的 Na^+-K^+-$2Cl^-$ 共同转运载体,抑制肾对尿液的浓缩过程,产生强大的利尿作用,如呋塞米和托拉塞米。

(4)保钾利尿剂。螺内酯通过拮抗醛固酮,间接抑制远曲小管远端和集合管段的钠通道的 K^+-Na^+ 交换,排钠保钾而产生低效利尿作用;氨苯蝶啶直接抑制钠通道而利尿;阿米洛利抑制 H^+-Na^+ 交换而排 Na^+ 利尿。

3.适应证

(1)肾性高血压。特别适用于容量负荷过重的CKD患者,与ACEI或ARB联用可以降低高钾血症的风险,因此利尿剂常作为联合降压治疗药物。噻嗪类利尿剂可用于轻度肾功能不全者,GFR<30mL/(min·1.73m^2),推荐应用袢利尿剂。保钾利尿剂可应用于CKD 1~3 期,GFR<30mL/(min·1.73m^2)时慎用,且常与噻嗪类利尿剂及利尿剂合用。碳酸酐酶抑制剂利尿作用弱,现已很少作为利尿剂使用。

(2)老年高血压。研究表明老年人接受氯噻酮治疗和吲达帕胺缓释片,必要时加用培哚普利的降压方案显著降低了全因死亡率和致死性卒中、心力衰竭的发生率;由于老年高血压患者对盐更敏感,且常表现为低肾素活性,因此利尿剂更适合老年人。

(3)难治性高血压。未应用利尿剂或利尿剂剂量不足是难治性高血压的病因之一,增加利尿剂剂量是控制难治性高血压的主要手段。难治性高血压患者液体容量负荷重,利尿剂尤其是长效利尿剂对血压控制至关重要。

(4)心力衰竭合并高血压。心力衰竭常伴有水钠潴留,心力衰竭是利尿剂的强适应证。各国指南均推荐噻嗪类利尿剂作为治疗首选。如单独使用噻嗪类利尿剂不能控制液体潴留,则改用或加用袢利尿剂。噻嗪类利尿剂和袢利尿剂作用部位不同,合用可以增加利尿效果。

(5)高盐摄入人群的高血压。盐敏感性高血压是高血压的一种特殊类型,属于难治性高血压。对于此类患者,利尿剂和CCB可作为首选药物,盐摄入>12g/d的高血压人群可以考虑优先使用低至中剂量的噻嗪类利尿剂。

(6)其他适用人群。低肾素型高血压、黑人高血压、肥胖人群的高血压患者应用利尿剂也具有良好的降压效果。

4.禁忌证

痛风患者禁用噻嗪类利尿剂,高血钾与肾衰竭患者禁用醛固酮受体拮抗剂。长期大剂量应用利尿剂还需要注意其可导致电解质紊乱、糖代谢异常、高尿酸血症、直立性低血压等不良反应。

5.注意事项

利尿剂较少单独使用,常作为联合用药的基本药物使用,联合应用小剂量利尿剂与其他降压药物较足量单药治疗降压效果更明显,且不良反应少,临床获益多。利尿剂减少体液容量以及预防其他降压药物液体潴留作用。利尿剂与β-受体阻滞剂联合应用可能会增加糖尿病风险,因此应尽量避免两种药物联合使用。如两种药物联用时血压仍不达标,则需要换用另外两种药物或联用三种药物,此时推荐选用有效剂量的ACEI或ARB、CCB与利尿剂联用。严重肾功能不全特别是终末期肾病患者,应用噻嗪类利尿剂治疗时降压效果差,此时可选用呋塞米等袢利尿剂。利尿剂单药大剂量长期应用时不良反应的发生率较高,故不推荐大剂量长期应用。单药治疗推荐使用中小剂量。小剂量利尿剂与其他降压药物联用可提高降压效果,并降低不良反应。

(二)钙通道阻滞剂

1.作用机制

钙通道是细胞膜对Ca^{2+}具有高度选择性通透能力的亲水性孔道。Ca^{2+}通过钙通道进入细胞,参与细胞跨膜信号转导,介导兴奋-收缩耦联和兴奋-分泌耦联,维持细胞正常形态和功能完整性,调节血管平滑肌的舒缩活动,从而发挥调节血压的作用。

2. 分类

(1)根据与血管及心脏的亲和力,分为二氢吡啶类与非二氢吡啶类。其中二氢吡啶类CCB主要作用于动脉,而非二氢吡啶类CCB苯烷胺类(维拉帕米)和苄噻嗪类(如地尔硫)的血管选择性差,对心脏具有包括负性变时、负性传导和负性变力作用。

(2)根据与钙通道亚型的亲和力,分为L型、L/N型或L/T型(双通道)及L/N/T型(三通道)。

(3)根据体内的药代动力学和药效动力学特点,将每一亚型的药物分为第一、二、三代。第一代CCB生物利用度低,血药浓度波动大、半衰期短、清除率高、作用持续时间短,易引起反射性心动过速、心悸和头痛。第二代CCB为缓释或控释剂型,药代动力学特性有了明显改善,也有部分具有新的化学结构。第三代为长效制剂或"膜控",起效缓慢,作用平稳,持续时间久,抗高血压的谷峰比值高,血压波动小,如氨氯地平和拉西地平等。

3. 适应证

(1)肾性高血压。CCB降压疗效强,主要由肝脏排泄,不为血液透析所清除,治疗肾性高血压没有绝对禁忌证,尤其适用有明显肾功能异常患者。

(2)容量性高血压。老年高血压、单纯收缩期高血压及低肾素活性或低交感活性的高血压患者,CCB降压作用不受高盐饮食影响,尤其适用于生活中习惯高盐摄入及盐敏感型高血压患者。

(3)合并动脉粥样硬化的高血压。CCB通过影响Ca^{2+}生理活动而影响动脉粥样硬化的多个环节,在临床抗高血压的同时能够延缓动脉血管壁上的动脉粥样硬化病变进展。国内外多部高血压指南均指出CCB为合并动脉粥样硬化的高血压患者为首选降压药物。

(4)高血压合并心绞痛、合并室上性心动过速及合并颈动脉粥样硬化的患者。非二氢吡啶类CCB具有松弛血管平滑肌、扩张血管作用及负性肌力、负性变时作用。

4. 禁忌证

二氢吡啶类CCB可作为一线降压药物用于各年龄段、各种类型的高血压患者,疗效的个体差异较小,只有相对禁忌证,没有绝对禁忌证。二氢吡啶类CCB相对禁用于高血压合并快速性心律失常患者,非二氢吡啶类CCB相对禁用于心力衰竭患者。

5.注意事项

应尽量使用长效制剂,其降压平稳持久有效,不良反应少,患者耐受性好,依从性高。短效CCB通过扩张血管降压,会出现反射性交感激活,心率加快,血流动力学波动大,从而呈现抵抗降血压的作用;硝苯地平、维拉帕米与地尔硫均有明显的负性肌力作用,应慎用于左室收缩功能不全、心脏房室传导功能障碍和窦房结综合征的高血压患者;非二氢吡啶类CCB与β受体阻滞剂联用可诱发或加重缓慢性心律失常和心功能不全。

(三)β受体阻滞剂

1.作用机制

通过阻滞心脏β受体,心率降低,心肌收缩力减弱,心排血量减少,心肌耗氧量降低,房室传导时间延长,从而降低血压;对肾素-血管紧张素系统的抑制,使肾素分泌减少,从而发挥降压作用;β受体阻滞剂可以直接作用于中枢神经系统的β受体,使其兴奋神经元活动减弱,减少交感神经冲动的传出,从而起降压作用。

2.分类

(1)根据受体选择性不同分为三类,即非选择性β受体阻滞剂(普萘洛尔)、选择性 β_1 受体阻滞剂(比索洛尔和美托洛尔)、有周围血管舒张功能的β受体阻滞剂(卡维地洛、阿罗洛尔、拉贝洛尔和奈必洛尔)。

(2)根据药代动力学特征分类,分为脂溶性β受体阻滞剂(如美托洛尔)、水溶性β受体阻滞剂(阿替洛尔)、水脂双溶性β受体阻滞剂(比索洛尔)。

3.适应证

β受体阻滞剂一般不用于单药起始治疗肾性高血压。在临床上尤其适用于伴快速性心律失常、冠心病、慢性心力衰竭、主动脉夹层、交感神经活性增高以及高动力状态的高血压患者。

4.禁忌证

不适宜首选β受体阻滞剂的人群包括老年人、肥胖者、糖代谢异常者、卒中、间歇跛行、严重慢性阻塞性肺疾病患者;禁用于合并支气管哮喘、二度及以上房室传导阻滞、严重心动过缓的患者。

5.注意事项

(1)对于伴心力衰竭患者,β受体阻滞剂均应由极小剂量起始,如患者能够耐受,每隔2~4周剂量加倍,直至达到心力衰竭治疗所需的目标剂量或最大耐受剂量。目标剂量的确定一般以心率为准。

(2)不同的β受体阻滞剂对中心动脉压的影响不同,β_1高选择性阻滞剂以及有血管舒张功能的β受体阻滞剂能够降低中心动脉压,不建议老年高血压及卒中患者首选β受体阻滞剂降压。

(3)使用常规剂量β受体阻滞剂血压未达标,而心率仍≥75次/min的单纯高血压患者可加大β受体阻滞剂使用剂量,有利于血压和心率双达标。

(4)对不适宜人群,但临床存在交感激活及心率≥75次/min的高血压患者,需要评估后方可使用β受体阻滞剂,并监测血糖、血脂水平变化。

(5)长期使用β受体阻滞剂者应遵循撤药递减剂量原则,尤其合并冠心病患者突然停药可导致高血压反跳、心律失常、心绞痛加剧,甚至心肌梗死。

(四)ACEI类

1.作用机制

ACE是一种非特异的酶,可使AngⅠ转换为强效缩血管物质AngⅡ,并催化缓激肽等肽类扩血管物质的降解,导致血压升高、交感活性增高等一系列病理过程。ACEI是通过竞争性地抑制ACE而发挥降压作用的一类药物。

2.分类

(1)根据与ACE分子表面锌原子相结合的活性基团分类分为巯基类(如卡托普利等)、羧基(如依那普利等)以及膦酸基类(如福辛普利)。

(2)根据ACEI代谢途径的不同分为经肝与肾双途径排泄(如福辛普利、群多普利拉、佐芬普利、螺普利)及主要经肾途径排泄(其余ACEI)。

（3）根据药物的活性分为前体药物（如福辛普利等）及非前体药物（如卡托普利等），各种 ACEI 制剂的作用机制相同，故在总体上可能具有类效应。但各种制剂与组织中 ACE 结合的亲和力不同，药代动力学特性也有差别，可能导致药物组织浓度的明显差异和不同的临床效果。

3. 适应证

（1）肾性高血性。CKD 患者无论是否合并糖尿病，推荐 ACEI 作为优选降压药物，尤其出现蛋白尿后更加推荐。CKD 3~4 期患者可以谨慎使用 ACEI，建议初始剂量减半，严密监测血钾、血肌酐及 GFR 的变化，及时调整药物剂量和类型。单侧肾动脉狭窄可使用 ACEI 治疗；双侧肾动脉狭窄禁用 ACEI 类药物。

（2）合并左室肥厚及既往心肌梗死。ACEI 通过降低心室前、后负荷，抑制 Ang Ⅱ 的增生作用和交感神经活性等途径逆转心肌梗死后患者的心室重构，并可轻度逆转心肌肥厚程度及改善舒张功能。

（3）合并左室功能不全。ACEI 可减轻心脏后负荷，抑制 RAAS 激活。ACEI 能够改善左室功能异常，并降低慢性心力衰竭患者的病死率和复发性心肌梗死的风险。

（4）合并代谢综合征、糖尿病肾病、CKD、蛋白尿或微量白蛋白尿。ACEI 能够降低肾血管阻力，增加肾脏血流。对于糖尿病患者，ACEI 能够预防微量白蛋白尿进展为蛋白尿，可有效减少尿白蛋白排泄量，延缓肾脏病变的发展。

（5）合并无症状性动脉粥样硬化或周围动脉疾病或高危冠心病。ACEI 能够延缓动脉粥样硬化的进展，阻止血管平滑肌细胞的迁移与增生，减少炎性细胞的激活与积聚，并增加一氧化氮和前列环素的生成，拮抗 Ang Ⅱ 诱导的血小板凝集。

4. 禁忌证

（1）绝对禁忌证。ACEI 可影响胚胎发育，育龄女性使用 ACEI 时应采取避孕措施，计划妊娠的女性应避免使用 ACEI；ACEI 可引起喉头水肿，呼吸骤停等严重不良反应，临床一旦怀疑血管神经性水肿，患者应终身避免使用 ACEI；双侧肾动脉狭窄患者可因急性肾缺血、肾小球灌注压不足而引起急性肾损伤;ACEI能够抑制醛固酮的分泌而导致血钾浓度升高。

(2)相对禁忌证。血肌酐水平显著升高(>265μmol/L);高钾血症(>5.5mmol/L);有症状的低血压(<90mmHg);血容量不足等RAAS激活的患者;有妊娠可能的女性;左室流出道梗阻的患者。

5.注意事项

(1)尽量选择长效制剂以平稳降压,同时避免使用影响降压效果的药物。

(2)应用ACEI治疗前应检测血钾、血肌酐以及估算GFR。给药由小剂量开始,在患者可耐受的前提下,逐渐上调至标准剂量。治疗2~4周后应评价疗效并复查血钾、血肌酐与eGFR。若发现血钾升高(>5.5mmol/L)、eGFR降低>30%或血肌酐增高>30%以上,应减小药物剂量并继续监测,必要时停药。

(3)出现干咳、低血压等不良反应时应积极处理,避免引起患者治疗依从性下降。

(4)若单药治疗对血压控制不佳,则应考虑加量或采用联合治疗方案,禁止ACEI与ARB联合使用。

(五)ARB

1.作用机制

ARB是继ACEI后,对高血压及心血管疾病等具有良好影响的作用于RAAS的一类降压药物。ARB与ACEI相比,虽然降压和心血管保护作用有许多相似,但其作用于AngⅡ受体水平,更充分、更直接阻断RAAS,避免了"AngⅡ逃逸现象",具有较好的降压效果,无ACEI的干咳、血管紧张性水肿等不良反应,患者治疗依从性更高。ARB已成为一线降压药物,在临床应用广泛。

2.分类

(1)二苯四咪唑类。如氯沙坦、厄贝沙坦、替米沙坦、坎地沙坦、阿利沙坦等。

(2)非二苯四咪唑类如伊贝沙坦等。

（3）非杂环类如缬沙坦等。

3. 适应证

ARB除降压外,还具有心血管、肾脏保护及改善糖代谢的作用,优先选用的人群包括高血压合并左室肥厚、心功能不全、心房颤动（房颤）、冠心病、糖尿病肾病、微量白蛋白尿或蛋白尿、代谢综合征及不能耐受ACEI患者。CKD患者无论是否合并糖尿病,推荐ARB作为优选降压药物,尤其出现蛋白尿后更加推荐。

4. 禁忌证

（1）ARB可致畸,禁止用于妊娠高血压患者。

（2）ARB扩张肾小球出球小动脉,导致GFR下降,CKD 3～4期患者应谨慎使用ARB,建议初始剂量减半,严密监测血钾、血肌酐及GFR的变化,及时调整药物剂量和类型;单侧肾动脉狭窄可使用ARB治疗;双侧肾动脉狭窄禁用ARB类药物。

5. 注意事项

（1）因ARB扩张肾小球出球小动脉大于扩张肾小球入球小动脉,肾小球滤过压下降,肾功能减退,GFR下降,血肌酐和血钾水平升高。因此,对慢性肾脏病4期或5期患者,ARB初始剂量减半,并严密监测血钾、血肌酐水平及GFR的变化。血肌酐水平≥3mg/dL者,慎用ARB。

（2）单侧肾动脉狭窄患者使用ARB应注意患侧及健侧肾功能变化。

（3）急性冠状动脉综合征或心力衰竭患者,先从小剂量ARB起始（约常规剂量的1/2）,避免首剂过低的血压反应,逐渐增加剂量至患者能够耐受的靶剂量。

（4）对有高钾血症和肾损伤的患者,避免使用ARB＋ACEI,尤其是ARB＋ACEI＋盐皮质激素受体拮抗剂。

（5）ARB致咳嗽的发生率远低于ACEI,仍有极少数患者出现咳嗽。

（六）α受体阻滞剂

1. 作用机制

α受体为传出神经系统受体,α受体阻滞剂可以选择性地与α受体结合,并不激发或减弱激动肾上腺素受体,能阻滞相应的神经递质及药物与α受体结合,产生抗肾上腺素作用。

2.分类

(1)根据作用特性与分布分为α₁和α₂两个亚型。非选择性α受体阻滞剂有酚苄明、酚妥拉明、妥拉唑林和吲哚拉明等;选择性α₁受体阻滞剂有哌唑嗪、特拉唑嗪、多沙唑嗪、布那唑嗪、曲马唑嗪及乌拉地尔等;选择性α₂受体阻滞剂有育亨宾等。

(2)根据药物作用持续时间分类,可将α受体阻滞剂分为两类。一类为短效α受体阻滞剂(竞争性α受体阻滞剂),能够与儿茶酚胺互相竞争受体而发挥α受体阻滞作用,常用药物包括酚妥拉明和妥拉唑啉;另一类为长效类α受体阻滞剂(非竞争型α受体阻滞剂),与α受体以共价键结合,结合牢固,具有受体阻断作用强、作用时间长等特点,如酚苄明和哌唑嗪等。

3.适应证

一般不作为治疗高血压的一线药物,临床上特别适用于夜间服用α受体阻滞剂控制清晨高血压、老年男性高血压伴前列腺肥大患者。本药没有明显的代谢不良反应,可用于糖尿病、周围血管病、哮喘及高脂血症的高血压患者。对于利尿剂、β受体阻滞剂、CCB、ACEI、ARB等足量或联合应用后,仍不能满意控制血压的患者,可考虑联合应用选择性α₁受体阻滞剂。

4.禁忌证

(1)α受体阻滞剂静脉注射过快可引起心动过速、心律失常,诱发或加剧心绞痛,所以冠心病患者慎用。

(2)应用α受体阻滞剂后常见直立性低血压、心悸、鼻塞等症状,也可有恶心、呕吐症状,少数患者出现嗜睡、乏力等中枢抑制症状,故直立性低血压患者禁用,胃炎、溃疡病、肾功能不全及心力衰竭患者慎用。

5.注意事项

(1)α受体阻滞剂一般不作为高血压的一线降压药物,对于利尿剂、CCB、ACEI、ARB等足量应用后,仍不能满意控制血压的患者,可考虑联合应用α受体阻滞剂。

(2)由于α受体阻滞剂常见恶心、呕吐、腹痛等胃肠道症状,所以高血压合并胃炎、溃疡病患者慎用。

（3）α受体阻滞剂在应用过程中可能出现直立性低血压，患者初始用药时最好于睡前服用。服药过程中需要监测立位血压，预防直立性低血压。

（七）中枢性降压药

1.作用机制

交感神经系统在高血压发病中具有重要作用。在高血压中枢调节过程中，压力感受器发放的冲动投射至延髓腹外侧核、孤束核，通过调节交感神经传出冲动而调节血压。中枢性降压药一方面通过刺激α_2受体导致交感神经传出活动下降而发挥降血压作用，另一方面通过作用于Ⅱ-咪唑啉受体，刺激此受体不仅能够引起交感神经传出活动下降，也有排水排钠利尿作用，并协同降压。通常将作用于这两类受体的中枢交感神经系统降压药物称为中枢性降压药。

2.分类

（1）根据作用中枢不同受体分类。将中枢性降压药分为α_2肾上腺素能受体激动剂（可乐定、甲基多巴，其他包括胍法辛、胍那苄）和咪唑啉Ⅱ受体激动剂（美尼定、莫索尼定）。

（2）根据药代动力学和药效动力学分类。第一代中枢性降压药（非选择性）作用于α肾上腺素能受体（可乐定、甲基多巴），第二代中枢性降压药（选择性）作用于Ⅱ-咪唑啉受体（雷美尼定、莫索尼定）。

3.适应证

（1）第一代中枢性降压药。主要用于中、重度高血压，伴青光眼的高血压患者，通常很少作为一线用药，与其他降压药物联用；也用于偏头痛、严重痛经、绝经后高血压和青光眼患者，亦可用于高血压急症以及阿片瘾的快速戒除。

（2）第二代中枢性降压药。与其他药物联用作为一线降压药物，也可用于顽固性高血压的治疗。本药对心脏血流动力学的影响较小，可用于治疗吗啡成瘾后的戒断症状。

（3）甲基多巴推荐为妊娠高血压的首选降压药物。

4.中枢性降压药的不良反应

(1)第一代中枢性降压药常见不良反应。①水钠潴留所致的下肢水肿、乏力、口干、头痛,以初始或增量时明显,临床相对多见。②药物热、嗜酸性粒细胞增多、肝功能异常,可能属免疫性或过敏性;精神改变如抑郁、焦虑、梦呓、失眠等,性功能减低、腹泻、乳房增大、恶心、呕吐、晕倒等。③肝损伤、溶血性贫血、白细胞或血小板减少、帕金森病样等。

(2)第二代中枢性降压药不良反应少而轻微,偶有口干、乏力、胃痛、心悸、头晕、失眠等。极少产生胃肠道不适,个别患者出现皮肤过敏反应。

5.注意事项

(1)第一代中枢性降压药在以下患者中慎用:脑血管病患者;冠状动脉供血不足患者;近期心肌梗死患者;窦房结或房室结功能低下患者;雷诺病患者;血栓闭塞性脉管炎患者;有精神抑郁史者;慢性肾功能障碍者。

(2)第二代中枢性降压药降压效果与剂量成正相关。用药后极少出现直立性低血压,头晕、恶心的症状也较少见。研究表明服用莫索尼定6个月,左心室肥大逆转率为75%左右。

(八)固定复方制剂

1.作用机制

传统固定复方制剂是以血管扩张剂和噻嗪类利尿剂等为主要组成成分的固定复方制剂。新型固定复方制剂是主要以抑制RAAS的药物与噻嗪类利尿剂和(或)二氢吡啶类组成的两种或三种药物的单片固定复方制剂。两者均采用不同机制的降压药物联合,具有协同降压和减少不良反应作用,而固定剂量、固定配伍的单片复方降压药物还能提高患者对治疗的依从性,减少治疗费用。

2.分类

(1)传统固定复方制剂的主要成分为氢氯噻嗪(噻嗪类利尿药)、利血平(交感神经阻滞剂)和双肼屈嗪(单纯血管扩张剂),其次为可乐定(中枢性降压药),其他成分包括镇静、中药、钙镁钾制剂及维生素等辅药成分。

(2)新型固定复方制剂主要分为RAAS抑制剂与噻嗪类利尿剂组成的

固定复方制剂和RAAS抑制剂与二氢吡啶类CCB组成的固定复方制剂。

3.适应证

传统固定复方制剂主要适用于轻、中度高血压患者,尤其是基层、经济欠发达地区的高血压患者。传统固定复方制剂具有明确的降压效果,且价格低廉,亦可用于难治性高血压的三、四线药物治疗。轻度高血压患者可以单药用于初始治疗,也可以与其他新型降压药物合理联合使用,应根据患者的初始血压水平、适应证和患者的耐受程度选择药物。

新型固定复方制剂可用于新诊断的2级以上高血压患者,可在起始治疗时使用单片复方制剂。目前正在接受降压药物治疗但尚未使用单片复方制剂者,可根据患者血压水平换用或加用复方降压药物。血压水平为1级高血压患者可直接换用单片复方制剂;而血压为2级或2级以上高血压患者也可选择在单药治疗的基础上加用合适的复方降压药物。已接受降压治疗的患者,治疗过程中出现过的各种不良反应是选择复方降压药物的重要依据。

4.禁忌证

(1)含有利血平的复方制剂。利血平的主要不良反应为通过促进胃酸分泌,抑制中枢神经及耗竭神经末梢儿茶酚胺而引起的不良反应。所以,患有消化性溃疡、抑郁及长期大剂量使用、有自杀倾向、窦性心动过缓者禁忌;慎与单胺氧化酶抑制剂联用。

(2)含有可乐定的复方制剂。因可乐定属中枢抑制剂,抑郁及有自杀倾向者禁用;

(3)含有双肼屈嗪的复方制剂。除大剂量可能引起狼疮样皮肤改变外,双肼屈嗪为单纯血管扩张剂,可反射性引起心率增快及诱发心绞痛,故不稳定性心绞痛患者应慎用。

5.注意事项

(1)宜小剂量应用,以减少不良反应。小剂量或常规剂量使用,当血压不达标时,不主张增加剂量,因其不良反应相对较多,最好选择联合其他不同机制的降压药物。

(2)要了解复方制剂中的主要成分,以规避其相对或绝对禁忌证;复方制剂中常含1或2种以上的主要成分,在使用前,应了解各成分及其主要的不良反应及禁忌证,避免盲目、不恰当地联用其他降压药物。

(3)传统固定复方制剂间不宜联合,因其主要成分大都相同或相似,联合应用,非但不能增加降压效果,反而使不良反应叠加。

第五节 降尿酸药物

一、概述

尿酸是人体内嘌呤核苷酸的分解代谢产物,嘌呤核苷酸80%由人体细胞代谢产生,20%从食物获得。高尿酸血症是嘌呤代谢紊乱引起的代谢异常综合征,在正常饮食状态下,非同日2次空腹血尿酸水平男性>420pmol/L,女性>360pmol/L,称为高尿酸血症。近70%的尿酸在肾脏中清除,由于部分患者eGFR下降、尿酸清除减少,高尿酸血症可加重肾脏病的进展,是导致CKD和代谢性疾病发生与发展的独立危险因素,所以管理好高尿酸血症是延缓慢性肾脏病进展至肾衰竭期的重要一步。降尿酸治疗分为非药物治疗和药物治疗。非药物治疗包括建立合理的饮食习惯及良好的生活方式,限制酒精、高嘌呤、高果糖饮食的摄入,建议每日500g以上的新鲜蔬菜,鼓励摄入谷类食物,充足饮水每日至少2000mL,控制体重和规律运动,肥胖患者应达到并维持正常体重,避免服用导致尿酸增高的药物等。非药物治疗效果不佳时,需要进行药物治疗。治疗方案需要个体化、长程管理、逐步调整剂量,避免因血尿酸浓度的波动诱发痛风或其他不良并发症。常用的降尿酸药物包括抑制尿酸合成(如别嘌醇和非布司他)和促进尿酸排泄(如苯溴马隆)两大类。降尿酸药物治疗的启动时机:①无痛风患者在非药物治疗3个月后血尿酸≥420μmol/L时。②痛风患者血尿酸≥360μmol/L时。③严重痛风患者血尿酸≥300μmol/L时。血尿酸控制靶目标水平为血尿酸水平<360μmol/L,对于痛风石、慢性关节病等痛风患者,血清尿酸水平应<300μmol/L,长期治疗的过程中,不建议血清尿酸<180μmol/L。治疗的原则是从小剂量开始,逐步增加剂量,直至达到血尿酸浓度的目标水平,长期服药,定期随访。慢性肾功能不全患者,不同时期的肾功能药物治疗的选择与剂量也不同,患者的安全性也是关注的重点。

二、常用的降尿酸药物

(一)促尿酸排泄药

1.作用机制

通过抑制尿酸盐在肾小管的主动重吸收,增加尿酸盐的排泄,从而降低血尿酸的水平。

2.代表药物

苯溴马隆,该药为非选择性抑制尿酸盐阴离子转运体 1(humanurate-aniontransporter,URAT1)和葡萄糖转运蛋白9(glucosetransporter9,GLUT9)活性。主要由细胞色素氧化酶 P4502C9 转化,少量通过细胞色素氧化酶 P4502C19 转化,药物相互作用少。

3.适应证

主要用于高尿酸血症、各种原因引起的痛风以及痛风性关节炎非急性发作期。特别适用于肾尿酸排泄减少的高尿酸血症和痛风患者,对于尿酸合成增多或有肾结石高危风险的患者不推荐使用。

4.特殊人群

肾功能正常者推荐剂量 50~100mg/d,对于 GFR>30mL/min 的肾功能不全患者,推荐成人起始剂量为 25mg qd,最大剂量 75~100mg/d,eGFR<30mL/(min·1.73m²)慎用,eGFR<20mL/(min·1.73m²)和血透患者禁用。泌尿系结石患者,应减量或停用。

5.禁忌证

肾结石和急性尿酸性肾病禁用。

6.药物监控

(1)曾有苯溴马隆对白种人引起爆发性肝坏死的报道,陆续在一些国家被撤市,欧洲指南多作为二线药物推荐,但亚洲罕有报道,可能与亚裔人群 CYP2C9 基因多态性不同有关。我国主要不良反应多为肝损害,建议监测肝功能,在合并慢性肝病患者中,应谨慎使用苯溴马隆。

(2)在开始治疗时有大量尿酸随尿排出,所以起始剂量要小。治疗期间需要大量饮水以增加尿量(治疗初期饮水量 1.5~2L)以免尿中由于尿酸过多导致尿酸结晶。

(3)定期监测晨尿 pH 值,pH 值<6.0 时,建议服用枸橼酸制剂、碳酸氢钠碱化尿液,使晨尿 pH 值维持在 6.2~6.9,以减少尿酸性肾结石的发生风险和利于尿酸性肾结石的溶解。

(二)抑制尿酸生成药

1.作用机制

通过抑制嘌呤分解代谢的关键酶,抑制尿酸合成。根据作用靶点不同,目前临床常用的为黄嘌呤氧化酶抑制剂,可通过抑制黄嘌呤氧化酶,阻断次黄嘌呤、黄嘌呤转化为尿酸,从而降低血尿酸水平。

2.代表药物

(1)别嘌醇,是第一个用于高尿酸血症和痛风患者的黄嘌呤氧化酶抑制剂,别嘌醇及其活性代谢产物羟嘌呤醇分别与次黄嘌呤、黄嘌呤竞争性地与 XO 结合,从而抑制尿酸的生成,但仅对还原型 XO 有效。别嘌醇除参与嘌呤分解代谢的调节外,还可参与嘌呤其他代谢的调节,如通过抑制嘌呤核苷磷酸化酶,抑制鸟嘌呤的形成;通过抑制乳清酸核苷酸脱羧酶,干扰嘧啶代谢。

(2)非布司他为特异性黄嘌呤氧化酶抑制剂,通过与 XO 非竞争性结合,抑制 XO 活性,减少尿酸生成,从而降低血尿酸水平。与别嘌醇比较,非布司他的作用机制有以下特点:对氧化形式和还原形式的 XO 均有抑制作用,抑制尿酸合成的作用比别嘌醇强,对别嘌醇治疗无效的患者仍可有效;与别嘌醇相比,非布司他具有非嘌呤分子结构,是选择性 XO 抑制剂;作用时间较长,适合每日一次用药;不影响嘌呤和嘧啶的正常代谢;欧美指南多推荐非布司他为别嘌醇的替代用药,可在别嘌醇不耐受或疗效不佳时使用。

3. 适应证

（1）别嘌醇适用于尿酸生成过多而引起的高尿酸血症；反复发作或慢性痛风者；尿酸性肾病或尿酸性结石；痛风石。

（2）非布司他适用于痛风患者高尿酸血症的长期治疗，尤其适用于肾功能不全患者，不推荐用于无临床症状的高尿酸血症。

4. 特殊人群

（1）别嘌醇。肾功能正常者推荐剂量300～350mg/d，最大量<600mg/d，对于eGFR为60mL/（min·1.73m²）的肾功能不全患者，推荐成人起始剂量为200mg/d；eGFR<10mL/（min·1.73m²）的肾功能不全患者，推荐成人起始剂量为100mg/3d；间歇性血透患者，别嘌醇起始剂量为隔天用100mg，透析后使用。每日血透患者透析后应追加50%剂量的别嘌醇。部分研究报道了在腹膜透析患者中使用别嘌醇，但目前尚无针对腹膜透析患者使用别嘌醇的疗效、用法用量和不良反应的数据。所有类型的肾脏替代治疗在别嘌醇加量期间，均应每2～5周增加50mg，同时监测透析前血清尿酸浓度。

（2）非布司他。肾功能正常者推荐起始剂量20～40mg/d，最大剂量为80mg/d，对于eGFR>30mL/（min·1.73m²）的肾功能不全患者，非布司他降尿酸作用优于别嘌醇，无须调整剂量。CKD 4～5期降尿酸药物优先考虑非布司他，最大剂量40mg/d。血透患者初始剂量5～10mg/d，2周后复查血尿酸水平以后决定是否需要调整剂量，一般最大剂量40mg/d。

5. 禁忌证

（1）别嘌醇。对过敏、严重肝肾功能不全、明显血细胞低下患者禁用。

（2）非布司他。接受硫唑嘌呤和巯基嘌呤治疗的患者禁用。

6. 注意事项

（1）别嘌醇。①在中国人群中使用应特别关注别嘌醇超敏反应，一旦发生超敏，致死率高达30%，别嘌醇超敏反应的发生与HLA-B*5801存在明显相关性且汉族人群携带该基因型的概率为10%～20%，服用别嘌醇前建议检测别嘌醇HLA-B*5801基因，阳性者慎用。②别嘌醇可降低巯嘌呤和硫唑嘌呤代谢，显著增加潜在致命的骨髓毒性和血液病风险，包括白细胞减少、血小板减少和全血细胞减少。应避免别嘌醇和巯嘌呤或硫唑嘌呤合用；必须合用时，应将巯嘌呤或硫唑嘌呤剂量降至正常剂量的1/4，并根据说明书密切监测患者全血细胞计数。③用药前与用药期间要定期检查血尿酸及24h尿酸水平，以此作为调整药物的依据。服药期间应多饮水，并使尿液呈中性或碱性以利于尿酸排泄。

（2）非布司他。①非布司他有潜在的心血管风险，在合并心脑血管疾病的老年人中应谨慎使用并密切关注心血管事件，用药时注意监测心肌梗死和脑卒中的症状和体征。②服用非布司他初期，经常痛风发作频率增加，因为血尿酸浓度降低，引发组织中沉积的尿酸盐动员。如果治疗期间痛风发作，无须中止治疗，应根据患者具体情况，对痛风进行相应治疗。③已有服用非布司他后出现致死性和非致死性肝衰竭的报告，治疗过程中出现肝功能异常（ALT超过参考范围上限的3倍以上），应中止服药，建议服用前监测肝功能。

第六节　抗肾性贫血治疗药物

一、概述

肾性贫血是指各种肾脏疾病导致红细胞生成素（EPO）绝对或相对生成不足，以及尿毒症毒素影响红细胞生成及其寿命而发生的贫血。贫血的诊断标准：世界卫生组织推荐，居住于海平面水平地区的成年男性血红蛋白<130g/L，非妊娠女性血红蛋白<120g/L，妊娠女性<110g/L，即可诊断为贫血。中国CKD患病率约占成年人群的10.8%，其中50%以上患者合并贫血。大多数患者对贫血的知晓率及重视程度较低，只有少数人进行了治疗。肾脏疾病导致贫血的病因与发病机制：红细胞生成减少，EPO生成不足、EPO活性降低、铁缺乏及代谢障碍、营养不良、甲状旁腺功能亢进、炎症状态、尿毒症毒素等；红细胞破坏增加，尿毒症毒素、甲状腺功能亢进、红细

胞脆性增加等;红细胞丢失增加、透析失血、化验失血等。国内研究发现贫血是CKD患者发生心血管事件的独立危险因素,Hb每增加10g/L,发生心血管事件的相对危险度下降约17%。目前临床上多使用铁剂、EPO、HIF-PHI三类治疗,对于不同时期的CKD患者,药物启用时机不同,药物的选择不同,药物的不良反应也不同,合理使用贫血药可降低患者并发症的发生,延长患者生命周期。

二、常用治疗贫血的药物

(一)铁剂

1.类型与特点

分类:铁剂分为口服铁剂和静脉铁剂两大类。①常用口服铁剂主要为二价铁(亚铁)盐,包括多糖铁复合物胶囊、琥珀酸亚铁、硫酸亚铁、乳酸亚铁、富马酸亚铁等,三价铁盐为磷结合剂枸橼酸。②常用静脉铁剂包括蔗糖铁、右旋糖酐铁和葡萄糖酸铁。

特点:①口服铁剂对机体铁代谢状态的影响更接近于生理状态,治疗安全且便捷,但是口服铁剂纠正贫血速度较慢,适合于肾性贫血程度较轻以及贫血纠正后维持治疗的CKD患者。此外,一些药物和食物可降低铁剂吸收和疗效,如碱性药物、质子泵抑制剂、H_2阻断剂,以及富含鞣酸和钙、磷的食物等。②静脉铁剂可高效地升高Hb并维持达标水平,同时减少EPO剂量和输血需求。此外,静脉铁剂可以避免口服药物铁剂吸收不良的弊端。

2.适应证与治疗时机

适应证:元素铁是骨髓成红细胞向成熟红细胞分化过程中合成Hb的必要原料物质。存在绝对缺铁、不能满足成熟红细胞生成的需求。因此,存在绝对铁缺乏的CKD贫血患者,无论是否接受EPO治疗,均应开始铁剂治疗,以满足红细胞生成的需求,并防止铁缺乏加重。

治疗时机:①对ND-CKD贫血患者,转铁蛋白饱和度(TSAT)≤20%和(或)铁蛋白≤100μg/L时需要补铁。可尝试进行为期1~3个月的口服铁剂治疗,若无效或不耐受可以改用静脉铁剂治疗。②对PD-CKD贫血患者,转铁蛋白饱和度(TSAT)≤20%和(或)铁蛋白≤100μg/L时需要补铁。虽可先口服铁剂,但其疗效不如静脉铁剂治疗。为此,若非保留静脉通路备血液透析用,则推荐直接用静脉铁剂治疗。③对 HD-CKD 贫血患者,转铁蛋白饱和度(TSAT)≤20% 和(或)铁蛋白≤200μg/L 时需要补铁。推荐使用静脉铁剂治疗。④非透析患者的补铁途径取决于铁缺乏或贫血的严重程度、静脉通道的建立、口服补铁的治疗反应、口服铁剂或静脉铁剂的治疗耐受性以及患者依从度等。

3. 治疗靶目标

(1)ND-CKD 和 PD-CKD 患者的目标值范围:20%<TSAT<50%,且 100μg/L<血清铁蛋白<500μg/L。

(2)HD-CKD 患者的目标值范围:20%<TSAT<50%,且 200μg/L<血清铁蛋白<500μg/L。

4. 铁剂治疗方案

口服铁剂治疗:口服铁剂剂量为 150~200mg/d(元素铁),治疗 1~3 个月后再次评价铁状态。如果 SF、TAST 等铁代谢指标以及 Hb 没有达到目标值或口服铁剂不能耐受者,可改用静脉补铁治疗。

静脉铁剂治疗:①初始治疗阶段剂量为每月 800~1000mg,1 次或多次静脉滴注;若 SF<500μg/L 和 TAST<30%,可重复治疗 1 个疗程。②维持治疗阶段为每 1~2 周 100mg,原则上 SF>500μg/L 应暂停治疗。③青壮年血液透析贫血患者可选择铁剂静脉给药每月 400mg,但应避免 SF≥700μg/L 且 TSAT≥40%。④老年血液透析患者采取限制性静脉铁剂治疗。在血液透析结束后给予静脉铁剂 40~50mg/次,兼顾基线 Hb 水平,给药频率为每周 1 次,连续 3 个月;或者连续每次透析 1 次,累计 13 次。

5. 停止铁剂治疗的指征

过度铁剂治疗可引起机体铁代谢正平衡,甚至铁超载。目前不同的指南推荐不一致,在 KDOQI 指南中提出,尚无充分证据确定停止铁剂治疗的 SF 上限水平,建议在权衡铁剂治疗的风险与获益后决定个体化铁剂治疗方案。

6. 不良反应及处理措施

(1)口服铁剂的不良反应主要为不同程度的消化道症状,发生率约为

60%。最常见为便秘及恶心,通常比较轻微,因此铁剂应在饭后服用。

(2)静脉铁剂不良反应及处理措施。①过敏反应,严重过敏反应将危及生命。葡萄糖酸铁、蔗糖铁以及小分子右旋糖酐铁过敏反应发生率分别为0.9/百万、0.6/百万及3.3/百万。预防措施:应在静脉铁剂输注前明确患者是否存在发生过敏反应的危险因素。若患者存在发生过敏反应的高危因素,则充分考虑静脉铁剂治疗潜在的风险,并应在输注时给予密切监测生命体征。发生过敏反应的处置:一旦出现过敏反应,视过敏反应的轻重程度决定处理措施。轻度过敏反应患者,2019年KDIGO肾性贫血指南建议,可停用一段时间后(通常至少15min),在适当监测下尝试给予其他剂型的静脉铁剂治疗。再次给予静脉铁剂治疗时输液速度应减慢,若减慢输注再现过敏症状,必须停止输注并使用糖皮质激素及补液治疗。重度过敏反应患者,必须立即停止输注;使用肾上腺素0.5mg肌内注射或0.1mg静脉注射,同时使用糖皮质激素;如出现气道水肿痉挛引起呼吸困难或哮喘症状,可同时给予雾化吸入β_2受体兴奋剂、补液及面罩吸氧,严重者气管插管。上述处理后仍无好转则需要及时转入重症监护病房。②轻微输液反应,轻微输液反应并不少见,一般表现为皮肤潮红、轻度胸部不适、头晕、恶心、瘙痒等。在暂停输注或减慢输注速度后得到缓解,一般不需要中止治疗。③低血压反应,输注铁剂可出现低血压,可能与输注过快、预防性使用抗组胺药如苯海拉明有关,通常无须特殊处理;如果不恰当地给予升血压药反而会引起血流动力学异常。④静脉铁剂外渗可导致局部皮肤反应,铁剂渗漏至输液处局部组织可引起疼痛、炎症反应、局部褐色变,严重时发生坏死。通常不需要特殊处理,严重时需要外科干预。

7.铁剂治疗注意事项

(1)口服铁剂治疗。①某些抗菌药物和中成药可以与铁剂发生化学反应,形成难以吸收或溶解度降低的复合物而影响口服铁剂的疗效。不宜与铁剂合用的药物包括四环素、氯霉素;含雄黄的中成药如六神丸、清热解毒丸等;含石膏、明矾、滑石的中成药如牛黄上清丸、明目上清丸等。②避免与影响铁剂吸收的食物或饮料同时服用,包括富含鞣酸的茶叶,含钙、磷丰富的食物如牛奶、花生仁等。

（2）静脉铁剂治疗。①由于未与转铁蛋白结合的游离铁可增加铁剂输注不良反应的风险，建议单次透析静脉输注葡萄糖酸铁或蔗糖铁剂量分别不超过125mg或200mg。②多数病原体代谢都需要铁元素。静脉铁剂输注可能使循环游离铁更容易被细菌和其他微生物利用，促进细菌生长。过量铁元素还可以抑制中性粒细胞和T淋巴细胞功能，降低机体对病原菌的防御能力。因此，建议在急性感染期间不使用静脉铁剂治疗。③过度静脉铁剂输注，可引起氧化应激损伤和机体铁超载，导致肝脏、心脏、脾脏等重要脏器损害。故在铁剂治疗过程中，应动态监测铁代谢指标，避免过度铁剂治疗。

（二）EPO

1. 类型

（1）分类。目前临床常用的有rHuEPO-α和rHuEPO-β两种类型。

（2）特点。①rHuEPO-α可用于肾功能不全所致贫血、外科围手术期的红细胞动员，治疗非骨髓恶性肿瘤应用化疗引起的贫血，不用于治疗肿瘤患者因其他因素（如铁或叶酸盐缺乏、溶血或胃肠道出血）引起的贫血。②rHuEPO-β可用于慢性肾衰竭所致贫血，用于治疗贫血时，仅在出现贫血症状时方可使用，治疗接受化疗的非髓性恶性肿瘤成人患者的症状性贫血。

2. 适应证与治疗时机

（1）适应证。EPO治疗的目的是补充CKD患者的绝对或相对EPO不足。CKD患者的贫血病因多样，只有排除其他贫血原因后诊断为肾性贫血的CKD患者，才适用EPO治疗。

（2）治疗时机。①ND-CKD患者应在Hb<100g/L时启动EPO治疗。②PD-CKD和HD-CKD患者由于透析，Hb下降速度比非透析患者快，为避免其Hb<90g/L，应在Hb<100g/L启动EPO治疗。

3. 治疗靶目标

（1）Hb治疗目标值为≥115g/L，但不推荐>130g/L。

（2）依据患者年龄、透析方式及透析时间长短、EPO治疗时间长短以及是否并发其他疾病等情况，靶目标值可适当地进行个体化调整（常为110～120g/L）。

4.EPO治疗方案

（1）起始剂量。推荐根据患者的 Hb 水平、体重、临床情况、EPO 类型以及给药途径决定 EPO 初始用药剂量。对于 CKD 透析和非透析患者，重组人红细胞生成素的初始剂量建议为 100～150U/（kg·周），分 2 或 3 次注射，或 10000U 每周 1 次，皮下或静脉给药。（非血液透析患者一般皆用皮下注射）

（2）剂量调整。①建议初始治疗时 Hb 增长速度控制在每月 10～20g/L；若每月 Hb 增长速度＞20g/L，应减少 25％ 的 EPO 剂量。若每月 Hb 增长速度＜10g/L，应每次将 rHuEPO 的剂量增加 20U/kg，每周 3 次，或调整 EPO 剂量为每次 10000U，每 2 周 3 次。②当 Hb 达到 115g/L 时，应将 EPO 剂量减少 25％。③当 Hb 达到目标值时，推荐减少 EPO 剂量而非停用 EPO。④当出现 EPO 不良反应或 EPO 低反应性时，需要重新评估贫血的加重因素，调整 EPO 剂量。

5.停止EPO治疗的指征

当 Hb 升高且＞130g/L 时，可缩短患者生命周期，暂停 EPO 治疗，并监测 Hb 变化。

6.不良反应及处理措施

（1）高血压。20％～30％ 接受 EPO 治疗的 CKD 患者发生高血压或高血压加重，血压升高最早在 EPO 治疗后的 2 周至 4 个月发生，最常见于透析患者。接受初始 EPO 治疗的患者，一旦出现高血压或高血压加重，可给予降压药物治疗，一般不需要停用 EPO 治疗；但发生难治性高血压，需要 EPO 减量或停药。难治性高血压患者血压控制在 160/100mmHg 以下后，可给予推荐范围内最小剂量 EPO 治疗，并控制 Hb 上升速度不超过每两周 10g/L。

（2）血栓形成。EPO 治疗后红细胞生成增多，Hct 增高，血液黏度增加，增加血栓形成风险。但是使用 rHuEPO 的血液透析患者，不论其血管通路是自体内瘘还是人造血管，不需要增加对血管通路的检测，亦不需要增加肝素用量。

（3）癫痫。EPO 治疗早期以维持 Hb 正常水平为目标值时，癫痫发生率为 2％～17％。癫痫病史不是 rHuEPO 治疗禁忌证。当患者伴有不可控制的高血压或体重增加过多时,应防止治疗过程中癫痫发作。

(4)肌痛及输液样反应。通常发生在应用 rHuEPO 1~2h,出现肌痛、骨骼疼痛、低热、出汗等症状,可持续 12h,2 周后自行消失。症状较重者可给予非类固醇类抗炎药治疗。

(5)rHuEPO 抗体介导纯红细胞再生障碍性贫血(PRCA)。PRCA 主要表现为进行性严重贫血(Hb 常以每周 5~10g/L 的速度下降),伴网织红细胞显著减少或缺乏(绝对计数常小于 10000/μL);外周血的血小板和白细胞计数正常;骨髓幼红细胞系列显著减少,甚至完全缺乏,粒细胞和巨核细胞系列增生正常;血清 rHuEPO 抗体检测阳性。疑似或确诊时应停用任何种类的红细胞生成素制剂,可使用免疫抑制剂、雄激素、大剂量静脉丙种球蛋白治疗,必要时输血,最有效的治疗方法是肾移植。

(6)其他。曾有报道 EPO 治疗发生严重的皮肤反应,包括多形性红斑、Stevens-Johnson 综合征、中毒性表皮坏死松解症;可能发生过敏反应,包括过敏症、血管性水肿、支气管痉挛、皮疹以及荨麻疹;含有人血浆衍生物(白蛋白),可能存在传染源的风险,包括病毒感染和克雅氏病的风险。发生上述情况应立即停用 EPO。

7.EPO 治疗注意事项

(1)既往合并脑卒中的患者慎用 EPO,脑卒中病史和 EPO 治疗是新发脑卒中的独立危险因素。

(2)既往存在恶性肿瘤病史或有活动性肿瘤的 CKD 患者,应以最小的 EPO 剂量进行治疗以控制症状,同时 Hb 治疗靶目标不能超过 100g/L。

(3)高剂量 EPO 增加心血管事件和死亡风险。

(4)2017 年美国心脏病学会/美国心脏协会/美国心力衰竭学会(ACC/AHA/HFSA)指南建议,EPO 不适用于合并心力衰竭的贫血患者。

(三)HIF-PHI 治疗

1.类型

(1)种类。目前临床上最常用的 HIF-PHI 类药物是罗沙司他。

(2)特点。HIF-PHI 是肾性贫血治疗领域最新研发的一种小分子口服药物,可促进生理范围内EPO生成,同时下调铁调素水平,增加机体对铁的吸收、转运和利用,减少铁剂用量。另外,罗沙司他间歇性给药方式可以长期维持治疗效果,不会导致治疗敏感性下降。

2.适应证与治疗时机

(1)适应证。罗沙司他有效治疗肾性贫血,包括非透析与透析CKD患者。

(2)治疗时机。目前没有针对HIF-PHI起始治疗时机的研究,参考罗沙司他临床试验及结合EPO治疗时机,建议HIF-PHI类药物治疗时机为Hb<100g/L。

3.治疗靶目标

HIF-PHI类药物是在生理范围内提高EPO水平,不存在大剂量EPO时体内EPO水平过度升高。目前建议HIF-PHI治疗肾性贫血的Hb靶目标参考EPO,维持Hb≥110g/L,但不超过130g/L。

4.罗沙司他治疗方案

(1)起始剂量。基于中国患者的罗沙司他两项Ⅲ期临床研究结果,建议透析患者为每次100mg(<60kg体重)或120mg(≥60kg体重),非透析患者为每次70mg(<60kg体重)或100mg(≥60kg体重),口服给药,每周3次。但需要结合患者体重、既往使用EPO剂量以及基础Hb值、铁代谢以及营养状态等多种因素,个体化并从较小的起始剂量开始使用。

(2)剂量调整。基于中国患者的罗沙司他两项Ⅲ期临床研究结果,建议起始治疗阶段每2周进行1次Hb检测;根据患者当前的Hb水平及过去4周内Hb的变化,每4周进行1次剂量阶梯调整。若患者Hb在2周内增加>20g/L且Hb值>90g/L,则提早降低一个阶梯治疗。剂量阶梯包括20、40、50、70、100、120、150、200mg;建议最大剂量为2.5mg/kg。

(3)停止罗沙司他治疗的指征。当Hb升高且>130g/L时,暂停EPO治疗,并监测Hb变化。

5.不良反应及处理措施

(1)血压异常。在临床试验中观察到高血压不良事件,但这可能受到基础疾病、透析等因素的影响,药物相关性尚不明确,尚不能排除使用罗沙司他治疗贫血期间血压升高的可能。因此在使用罗沙司他治疗前、治疗开始和治疗期间应对血压进行监测。临床试验中排除了高血压控制不佳的患者,故高血压控制不佳的患者应慎用本品。

(2)高钾血症。在中国CKD患者的罗沙司他Ⅲ期临床试验中,罗沙司他治疗期间高钾血症的发生机制尚不明确,但建议HIF-PHI类药物治疗期间定期检测血钾水平。

6.罗沙司他治疗注意事项

(1)严重肝损害的患者。罗沙司他在重度肝功能受损的患者(ChildPughC级)中的有效性和安全性尚未确立。对于重度肝功能受损的患者,治疗需要在仔细评估患者的风险/获益后进行。在剂量调整期间应对患者严密监测。

(2)药物与药物相互作用。与他汀类药物联用时可导致他汀类药物曲线下面积(AUC)和峰浓度(Cmax)增加。建议与罗沙司他合并用药时应考虑减少他汀类药物剂量并监测他汀类药物的不良反应。与碳酸司维拉姆、醋酸钙联用时,使用前后至少间隔1h服用罗沙司他。

(3)孕妇与哺乳期女性禁用罗沙司他。

第七节　CKD-MBD及继发性甲旁亢治疗药物

一、概述

继发性甲状旁腺功能亢进症:指由于CKD导致的甲状旁腺组织继发性增生/腺瘤形成及血清PTH水平升高,钙磷代谢异常、活性维生素D缺乏、甲状旁腺细胞钙敏感受体表达减少及骨对PTH的抵抗等均是其促发因素。

CKD-MBD是指慢性肾脏病-矿物质和骨异常,由于CKD所致的矿物质与骨代谢异常综合征,可出现以下一项或多项临床表现:①钙、磷、甲状旁腺激素(PTH)或维生素D代谢异常。②骨转化、骨矿化、骨量、骨线性生长或骨强度异常。③血管或其他软组织钙化。

CKD-MBD是CKD患者常见的严重并发症之一。CKD-MBD患者除表现为继发性甲状旁腺功能亢进、矿物质和骨代谢异常之外，还会出现心脏瓣膜、血管和软组织等转移性钙化，导致患者全因和心血管死亡率明显增加。因此，应当积极预防和治疗CKD-MBD，主要方法：降低血磷，维持正常血钙；控制继发性甲状旁腺功能亢进；预防和治疗血管钙化。因此治疗药物分为三类：磷结合剂；活性维生素D类似物；拟钙剂。

二、继发性甲旁亢及CKD-MBD常用治疗药物

(一) 磷结合剂

1. 类型

(1) 分类。维持钙、磷代谢平衡的药物主要是磷结合剂。目前所使用的磷结合剂主要包括含钙磷结合剂、非含钙磷结合剂、含铝磷结合剂。

(2) 特点。①含钙磷结合剂，目前最常用的含钙磷结合剂是碳酸钙和醋酸钙。碳酸钙包含40%的Ca^{2+}，醋酸钙包含25%的Ca^{2+}，含1000mg元素钙的碳酸钙可结合食物中磷约110mg，醋酸钙可结合磷约170mg，碳酸钙含钙量高，只溶于酸性环境，但是许多慢性肾衰竭患者往往是胃酸缺乏或长期服用H_2受体拮抗剂，影响其效果。醋酸钙则可溶于酸性和碱性环境，相比于碳酸钙更有增强磷酸盐结合的潜力，减少对钙的吸收。此外，枸橼酸钙、乳酸钙、葡萄糖酸钙、酮酸钙等也有结合磷的作用，但由于疗效不如前两者及有不良反应的出现，限制了其临床应用。②非含钙磷结合剂，目前我国最常用的非含钙磷结合剂主要包括盐酸司维拉姆、碳酸司维拉姆和碳酸镧。在我国所使用的是碳酸司维拉姆，碳酸司维拉姆与盐酸司维拉姆具有同样药效学，由于以碳酸作为缓冲剂，相比盐酸司维拉姆可使其血清碳酸氢根浓度明显升高，避免了盐酸司维拉姆可能引起的代谢性酸中毒。司维拉姆与碳酸镧具有同等的降磷作用，药物相关的不良反应发生率相当，因此在使用非含钙磷结合剂时，如因各种原因不能继续使用某种药物可换用同类型的另一种药物。③含铝磷结合剂，是高效的磷结合剂，含1000mg

元素铝的磷结合剂可结合食物中磷200mg。但已有大量研究证明,长期使用含铝磷结合剂可导致铝在骨骼、神经系统沉积,有潜在的诱发骨病和神经毒性的铝中毒危险。

2. 使用指征

(1)含钙磷结合剂:①CKD 3~5期非透析患者,如果通过限制饮食磷摄入后,血磷水平仍高于目标值,血钙水平在正常范围或降低,建议使用含钙磷结合剂。②CKD 5期患者,如果通过限制饮食中磷的摄入和充分透析,仍不能控制血磷水平,而血钙水平在正常范围或降低,建议使用含钙磷结合剂。③CKD 3~5期患者合并高磷血症,若高钙血症持续存在或反复发生,不推荐使用含钙磷结合剂,若合并动脉钙化和(或)无动力型骨病和(或)血清iPTH水平持续过低,建议限制含钙磷结合剂的使用。

(2)非含钙磷结合剂。①CKD 5期患者伴高磷血症,血清校正钙>2.5mmol/L 时,建议选择非含钙磷结合剂降磷治疗。②CKD 5期患者伴高磷血症,血清校正钙<2.5mmol/L 时,给予足量含钙磷结合剂后(钙元素量1500mg),血磷仍高于目标值,建议根据血钙水平加用或换用非含钙磷结合剂。③CKD 5期患者伴高磷血症,同时伴血管钙化和(或)iPTH持续降低(低于正常上限的两倍)和(或)低转运骨病,建议选择非含钙磷结合剂进行降磷治疗。

(3)含铝磷结合剂。CKD 5期患者,如果患者血磷水平持续>2.26mmol/L,可考虑短期(最多4周)使用含铝磷结合剂,避免铝中毒,禁止反复长期使用含铝磷结合剂。

3. 使用方法与注意事项

(1)含钙磷结合剂。①可从小剂量开始,逐渐加量,元素钙总量一般不超过1500mg/d,分2或3次口服,直到血磷降至目标水平或出现高钙血症,含钙磷结合剂在餐中服用可结合饮食中磷且减少游离钙吸收,因此,在用于降磷治疗时需要在餐中服用。相反,如果两餐之间服用含钙磷结合剂,则只能结合肠道分泌的磷,导致更多钙的吸收,就需要密切监测使用含钙磷结合剂患者的血钙水平。②建议每日元素钙总量不超过2000mg,对于没有接受活性维生素D及其类似物治疗、低钙血症、正在接受拟钙剂治疗的患者,其钙的摄入量可稍高。③对于每日元素,钙摄入量已超过2000mg,血钙超过正常范围的患者,降磷治疗建议联合使用非含钙磷结合剂。④对于透析患者,因其透析液中钙离子浓度是变化的,可能影响含钙磷结合剂的作用,所以在使用含钙磷结合剂的过程中需要密切监测血钙水平,同时监测血磷及iPTH水平,以便调整药物剂量。

(2)非含钙磷结合剂。①建议非含钙磷结合剂使用时随餐服用,可根据每餐饮食摄入含磷食物量的不同,调整每餐药物剂量。②建议非含钙磷结合剂初始使用时应从小剂量开始,起始用量根据血磷水平决定,剂量滴定期应每1~2周监测一次血磷及血钙,直到钙磷水平稳定后,再按常规监测,根据血磷水平调整药物剂量,使血磷维持在目标范围。

4.禁忌证与不良反应

(1)含钙磷结合剂。①碳酸钙禁用于高钙血症、高钙尿症、含钙肾结石或有肾结石病史的患者。有嗳气、便秘、过量长期服用的患者可能发生高钙血症,偶可发生奶-碱综合征等不良反应。②醋酸钙禁用于高钙血症、对钙制剂过敏的患者。偶有恶心、便秘、厌食、呕吐、昏睡等高钙血症等不良反应。

(2)非含钙磷结合剂。①碳酸司维拉姆禁用于对该药过敏、低磷血症、肠梗阻患者。有过敏、瘙痒、胃肠道反应,可能出现低钙血症、肠梗阻等不良反应。②碳酸镧禁用于对该药过敏、低磷血症、肠梗阻、粪便嵌塞的患者。有头痛、过敏性皮肤反应、胃肠道反应、便秘、消化不良、牙损伤等不良反应。

(二)活性维生素D类似物

1.类型

(1)种类。目前治疗CKD患者SHPT常用的活性维生素D及其类似物有骨化三醇[$1,25(OH)_2D_3$]、阿法维生素D[$25(OH)D_3$]、帕立维生素D。

(2)特点。①骨化三醇是维生素D_3的活性形式,能促进骨对钙的重吸收及小肠对Ca^{2+}的吸收,可蓄积于脂肪组织,起效慢,作用时间长,无须肝、肾转化即可起效,因此可用于肝、肾功能不全的患者。②阿法维生素D:服用后在肝脏被迅速转化成1,25-二羟基维生素D_3(骨化三醇),这一转化过程十分迅速,故阿法维生素D的临床效应与1,25-二羟维生素D_3基本一致。由于阿法维生素D无须肾脏1α-羟化酶羟化,可用于肾性骨病;此外,老年患者因维生素肾脏1α-羟化酶活性几乎消失,故阿法维生素D尤其适合老年人补充维生素D_3。③帕立维生素D是一种人工合成的具有生物活性的维生素D类似物。临床前研究及体外试验研究显示,帕立维生素D通过与维生素D受体(VDR)结合,引发维生素D反应通路的选择活化产生生物学作用,起到调节钙和磷酸盐代谢的作用。临床制剂一般是帕立维生素D注射液,经由血液透析通路给药。

2.使用指征

(1)CKD 3~5期非透析患者,如果iPTH水平超过正常上限,建议首先评估是否存在高磷血症、低钙血症和维生素D缺乏。在积极控制可调节因素如高血磷、低血钙和维生素D缺乏的基础上,如果iPTH进行性升高,并持续高于正常值上限,建议使用活性维生素D及其类似物治疗。

(2)CKD 5D期患者,如果iPTH水平升高超过目标值,建议使用活性维生素D及其类似物治疗。如果iPTH在目标范围内快速增加或者降低,应开始或调整活性维生素D治疗,以避免iPTH超出目标范围。

3.使用方法与注意事项

(1)CKD 3~5期非透析患者,建议首次使用活性维生素D及其类似物时从小剂量开始。

(2)CKD 5D期患者,在目标值范围内iPTH有明显上升趋势者,建议开始使用小剂量活性维生素D及其类似物。如果iPTH超过目标值上限,建议可间断使用较大剂量的活性维生素D及其类似物治疗。

(3)建议根据iPTH、血钙、血磷水平对活性维生素D及其类似物进行剂量调整。

(4)建议使用活性维生素D及其类似物治疗前后定期检查患者血钙、血磷水平。

①CKD 3~5期非透析患者,建议开始使用活性素D及其类似物后要监测血钙、血磷。开始使用前3月至少每月监测1次,以后每3个月1次。血iPTH水平监测在开始使用前6月至少每3个月1次,以后每3个月1次。②CKD

5D期初始或大剂量使用活性维生素D及其类似物患者,建议第一月至少每2周监测1次血钙、血磷水平,以后每月1次。血iPTH水平每监测1次至少持续3个月,以后每3个月1次。③如果iPTH水平低于正常上限的2倍,或出现高钙、高磷血症时,建议活性维生素D及其类似物减量或停用。

4. 禁忌证与不良反应

(1)骨化三醇禁用于高钙血症或有维生素D中毒迹象的患者,有高钙血症、烦渴、头痛、腹痛、便秘等不良反应。

(2)阿法维生素D禁用于对维生素D及其类似物或衍生物过敏者,有高钙血症不良反应。

(3)帕立维生素D禁用于高钙血症或有维生素D中毒迹象的患者,有便秘、头痛、关节炎、高血压、消化不良等不良反应。

(三)拟钙剂

1. 类型

(1)种类。目前治疗CKD患者SHPT常用的拟钙剂有西那卡塞。

(2)特点。通过变构激活人体器官组织中的钙敏感受体,从而增加细胞内钙,并能减少PTH释放,可使透析患者的血清PTH、钙和磷水平下降,使增生的甲状旁腺体积缩小,减少患者甲状旁腺切除的需求,抑制血管钙化和减轻钙化防御,最终对钙磷代谢紊乱引起的骨病、心力衰竭、心血管死亡等并发症起到抑制或延缓的作用。

2. 使用指征

(1)在使用传统治疗方法(纠正低血钙控制高血磷、使用活性维生素D及其类似物治疗)后无法将iPTH控制在目标范围时,建议CKD 5D期患者可选择性使用拟钙剂。

(2)当血清iPTH高于目标值,血磷高,经降磷治疗效果欠佳,血钙>2.5mmol/L,建议单用拟钙剂;当血清iPTH高于目标值,血磷正常,血钙>2.5mmol/L,建议单用拟钙剂;当血清iPTH高于目标范围,血磷、血钙正常,建议选择拟钙剂,或者联合活性维生素D及其类似物;单用拟钙剂效果欠佳,且不存在高磷/高钙时,可加用骨化三醇或其类似物,反之,单用活性维生素 D 效果欠佳,在无低钙血症时,可加用拟钙剂。

3.使用方法与注意事项

(1)口服盐酸西那卡塞,初始剂量为成人 25mg(1 片),每日 1 次,随餐服用,或餐后立即服用。药品整片吞服,不建议切分后服用。数据表明胃肠道不良反应的发生率与患者使用拟钙剂的剂量密切相关。为减轻胃肠道反应,推荐患者下午或夜间服药。患者的胃肠道症状一般较短暂,程度轻微至中度。症状明显者建议给予对症处理。

(2)监测及剂量调整:拟钙剂给药初期及剂量调整阶段应密切观察患者的症状,低钙血症是患者需要密切注意的不良反应。发生低钙血症时会导致 QT 间期延长、麻痹、肌肉痉挛、心律不齐、血压下降以及癫痫等临床症状,因此建议在服用拟钙剂的治疗初期阶段及剂量调整阶段,每周测定 1 次血清钙浓度,在维持期至少每 2 周测定 1 次血清钙浓度。iPTH 水平基本稳定后,每月测定 1 次。在充分观察患者 iPTH 及血清钙、血清磷的基础上,可逐渐将剂量由 25mg 递增,增量调整幅度为每次 25mg,增量调整间隔不少于3 周,最大剂量为 100mg。最大剂量使用 2 个月后,iPTH 无下降,考虑拟钙剂治疗无效。

(3)患者有以下情况时慎用拟钙剂:①低钙血症。②有癫痫发作风险或既往有癫痫史。③肝功能异常。④消化道出血或既往有消化道溃疡病史。⑤孕妇及可能受孕的女性。⑥哺乳期女性,若不得已需使用时,应中止哺乳。⑦由于 65 岁以上患者较 65 岁以下患者的不良反应(特别是 QT 间期延长)发生率呈增高的趋势,因此 65 岁以上患者应谨慎使用,发现不良反应时及时减少剂量或停药。

4.禁忌证与不良反应

西那卡塞禁用于对该药及其成分过敏者,有胃肠道反应、低钙血症、上呼吸道感染等不良反应。

第三章　肾病综合征

肾病综合征（nephrotic syndrome，NS）是指大量蛋白尿、低蛋白血症、明显水肿和（或）高脂血症的一组临床表现相似的综合征。该病在儿童中较为常见，是儿科最常见的肾脏疾病之一。国外报道肾病综合征占原发性肾小球疾病的34%～49.5%，国内报道占40%左右。

第一节　疾病基础知识

一、病因及发病机制

肾病综合征根据病因分为原发性和继发性。继发性肾病综合征儿童多见于过敏性紫癜性肾炎、乙型肝炎病毒相关性肾炎等疾病；青少年多见于系统性红斑狼疮肾炎、过敏性紫癜肾炎、乙型肝炎病毒相关性肾炎；中老年患者多见于糖尿病肾病、肾淀粉样变性、骨髓瘤性肾病、淋巴瘤或实体肿瘤性肾病。排除继发性原因后，即为原发性肾病综合征。

原发性肾病综合征其发病机制尚不完全明了，一般认为蛋白尿的产生与肾小球滤过膜分子屏障、电荷屏障受损有关，凡是增加肾小球内压力及导致高灌注、高滤过的因素均可加重尿蛋白的排出。肾病综合征时大量白蛋白从尿中丢失,促进肝脏代偿性合成白蛋白增加,当肝脏白蛋白合成增加不足以丢失和分解时,则出现低白蛋白血症。同时患者因胃肠道黏膜水肿导致食欲减退、蛋白质摄入不足、吸收不良或丢失,也是加重低白蛋白血症的原因。肾病综合征时低白蛋白血症、血浆胶体渗透压下降,使水分从血管腔内进入组织间隙,是造成肾病综合征水肿的基本原因,后由于肾灌注不足,激活肾素-血管紧张素醛固酮系统,促进水钠潴留。肾病综合征时肝脏合成脂蛋白增加和脂蛋白分解减少,都会导致高脂血症的发生。

二、临床表现

(一)蛋白尿

肾病综合征起病可隐匿,也可急性发病。正常情况下,大于70KD的血浆蛋白分子不能通过肾小球滤过膜。肾病综合征时血浆蛋白持续从尿液中丢失,是肾病综合征生理和临床表现的基础。

(二)钠、水潴留与水肿

水肿是肾病综合征最常见的临床表现,当组织间液的水容量增长超过5kg,即可出现明显的可凹性水肿。肾病综合征患者水肿受限在组织疏松的部位,如眼睑、颜面部、足踝部,晨起明显,严重时可涉及下肢甚至全身。

三、实验室相关检查

(一)检查

肾病综合征患者主要的检查内容:大量蛋白尿(尿液24h蛋白定量>3.5g);低白蛋白血症(血浆白蛋白<30g/L);高脂血症。

(二)肾脏B超检查

肾脏B超检查主要可评估肾脏大小、形态和内部结构等。

(三)肾脏ECT检查

该检查可评估ECT检查GFR,以明确肾脏的损伤程度。

（四）肾脏病理

肾病综合征的主要病理类型有微小病变型肾病、局灶节段性肾小球硬化、系膜增生性肾小球肾炎、膜性肾病等类型，可通过肾穿刺予以明确。

四、诊断与鉴别诊断

（一）诊断

NS 诊断标准：尿蛋白≥3.5g；血浆白蛋白<30g/L；水肿；高脂血症。其中前两项为诊断必需条件。

（二）鉴别诊断

1.过敏性紫癜肾炎

好发于青少年，有典型的皮肤紫癜，伴关节痛、腹痛及黑便，多在出皮疹后1~4周出现血尿和（或）蛋白尿。

2.系统性红斑狼疮肾炎

多发于青少年和中年女性，依据多系统受损的临床表现和免疫学检查可检出多种自身抗体，同时系统性红斑狼疮会出现多系统损伤，可明确诊断。

3.乙型肝炎病毒相关性肾炎

多见于儿童及青少年，以蛋白尿或肾病综合征为主要临床表现，常见的病理类型为膜性肾病，其次为系膜毛细血管性肾小球肾炎等。诊断依据：①血清乙型肝炎病毒抗原阳性。②肾小球肾炎临床表现，并且排除其他继发性肾小球肾炎。③肾活检切片中找到乙型肝炎病毒抗原。我国为乙型肝炎高发区，对有乙型肝炎合并蛋白尿或肾病综合征患者应引起警惕。

4.糖尿病肾病

多发于中老年，肾病综合征常见于病程10年以上的糖尿病患者。早期可发现尿微量白蛋白排出增加，以后逐渐发展成大量蛋白尿，甚至肾病综合征。糖尿病病史及特征性眼底改变有助于鉴别诊断，但需要注意因2型糖尿病发病隐匿，部分患者诊断糖尿病肾病时可能病程不足10年。

5.肾淀粉样变性

好发于中老年,肾淀粉样变性是全身多器官受累的一部分。原发性淀粉样变性主要累及心、肾、皮肤和神经、消化道;继发性淀粉样变性常继发于慢性化脓性感染、恶性肿瘤、结核等疾病,主要累及肾脏、肝和脾等器官。肾受累时体积增大,常呈肾病综合征,诊断需要进行肾活检确诊。

6.骨髓瘤性肾病

好发于中老年,男性多见,患者可有多发性骨髓瘤的特征性临床表现,如骨痛、血清单株球蛋白增高、蛋白电泳 M 带及尿本周蛋白阳性,骨髓象显示浆细胞异常增生,并伴有质的改变。多发性骨髓瘤累及肾小球时可出现肾病综合征。

五、主要并发症

(一)感染

肾病综合征患者易发生感染,与患者体液免疫功能低下、常伴有细胞免疫功能和补体系统功能不足、蛋白质营养不良、水肿致局部循环障碍及应用糖皮质激素和免疫抑制剂治疗有关。常见感染部位为呼吸道、泌尿道及皮肤等。很多患者由于应用了糖皮质激素,其感染的临床征象常不明显,甚至加重疾病复发和疗效不佳,应予以高度重视。

(二)高凝状态及血栓栓塞

肾病综合征患者血栓、栓塞并发症发生率升高,其中肾静脉血栓最为常见,发生率10%~50%。可急性发作,也可慢性起病。急性发作患者会出现腰痛、肉眼血尿和肾功能下降,慢性起病患者临床症状多不明显。此外,深静脉血栓、肺血管血栓、栓塞,下肢静脉、下腔静脉、冠状血管血栓等也有可能发生。血栓形成原因主要与血液浓缩(有效血容量减少)及高脂血症造成血液黏稠度增加有关。此外,因某些蛋白质从尿中丢失,肝代偿性合成蛋白增加,引起机体凝血、抗凝和纤溶系统失衡;加之肾病综合征时血小板过度激活、应用利尿剂和糖皮质激素等进一步加重高凝状态。因此,血栓、栓塞并发症是直接影响肾病综合征治疗效果和预后的重要原因。

(三)急性肾损伤

部分肾病综合征患者会发生急性肾损伤,尤其是有严重蛋白尿和低白蛋白血症的患者。目前认为的若干因素包括有效血容量不足导致肾血流量下降,诱发肾前性氮质血症;严重的肾间质水肿导致肾小囊及近曲小管内静水压力增高;双侧肾静脉血栓形成;肾小球严重增生性病变等。尤以微小病变型肾病者居多,表现为少尿甚或无尿,扩容利尿无效,发生常无明显诱因。

(四)蛋白质及脂肪代谢紊乱

有显著蛋白尿的患者常常出现负氮平衡,继发于胃肠道水肿的厌食、呕吐等胃肠道症状可能加重蛋白质摄入不足,金属结合蛋白丢失可使微量元素(铁、铜、锌等)缺乏;内分泌激素结合蛋白不足可诱发内分泌紊乱,药物结合蛋白减少可能影响某些药物的药代动力学,减弱药物疗效。高胆固醇血症主要是由于肝脏合成脂蛋白增加,但是在周围循环中分解减少也起部分作用。高脂血症增加血液黏稠度,促进血栓、栓塞并发症的发生,还将增加心血管系统并发症,并可促进肾小球硬化和肾小管-间质病变的发生,促肾脏病变的慢性进展。

第二节 疾病综合治疗

一、疾病评估

监测患者尿蛋白、尿白蛋白及血浆白蛋白,评估患者尿蛋白控制情况;监测肝功能,评估白蛋白情况。

二、目标管理

在肾病综合征时,根据应用激素后患者蛋白尿量的变化判断治疗反应。

（1）糖皮质激素抵抗型肾病综合征。使用糖皮质激素治疗［泼尼松 1mg/（kg·d），或相应剂量的其他类型的糖皮质激素］8周无效；若病理类型为 FSGS，KDIGO 指南定义为足量激素治疗 16 周。根据我国患者情况，共识建议 FSGS 患者足量激素治疗 12 周无效时定义为激素抵抗。

（2）糖皮质激素依赖型肾病综合征。糖皮质激素治疗取得完全缓解后，于减量或停药后 2 周内复发，连续 2 次以上。

（3）频繁复发型肾病综合征。糖皮质激素治疗取得完全缓解后，6 个月内复发 2 次，12 个月内复发 3 次或以上。

三、治疗策略

（一）一般治疗

1.休息

凡有严重水肿、低蛋白血症者需要卧床休息。水肿消失，一般情况好转后，可起床活动。

2.饮食

肾病综合征患者严重低白蛋白血症时，蛋白的摄入量宜为 0.8～1.0g/（kg·d）的优质蛋白（富含必需氨基酸的动物蛋白）饮食。热量要保证充分，每日每千克体重 126～147kJ/（30～35kcal）。肾病综合征患者尽管丢失大量尿蛋白，但由于高蛋白饮食增加肾小球高滤过，加重蛋白尿并促进肾脏病变进展，目前不再主张高蛋白饮食。

水肿时应低盐（3g/d）<饮食。合并高脂血症的患者需要减少进富含饱和脂肪酸（动物油脂）的饮食，多吃富含多聚不饱和脂肪酸（如植物油、鱼油）及富含可溶性纤维（如燕麦、米糠及豆类）的饮食。

（二）药物治疗：激素和免疫抑制剂

糖皮质激素是肾病综合征主要的治疗药物，通常参照起始足量［泼尼松通常为 1mg/（kg·d）］；缓慢减药（2 周减总量的 10%，剂量减至 20mg/d 时，减量速度宜更慢）；长期维持（根据病理类型不同，可用至 1～2 年，甚至更长）。

根据患者具体情况制订个体化免疫抑制治疗方案。对于糖皮质激素敏感的患者,应力争达到完全缓解;对于糖皮质激素减量过程中复发的患者,排除可能诱因,重新给予一个有效剂量诱导缓解,然后缓慢减量;对于糖皮质激素抵抗、依赖以及频繁复发的患者,则应及时联合免疫抑制剂;对于单用糖皮质激素疗效差的病理类型(如膜性肾病等),应在开始治疗时即联合免疫抑制剂以改善患者远期预后;对于治疗效果不理想的病理类型,或年老体弱的患者,治疗目标应延缓。肾损害进展为主,不宜盲目追求临床缓解,避免过度免疫抑制治疗。

四、研究进展

肾病综合征是临床综合征,其病理表现多样。日本肾脏病学会(JSN)发布了肾病综合征最新临床实践指南,共涉及四部分内容,下文主要介绍JSN推荐的药物治疗部分供参考。其中推荐等级 A 级——强烈推荐,科学基础强;B 级——推荐,有一定的科学基础;C1 级——推荐,科学基础较弱;C2 级——不推荐,科学基础较弱;D 级——不推荐,科学数据表明治疗无效或有害。

成人微小病变型肾病和局灶节段性肾小球硬化如下。

(1)微小病变型肾病综合征是否推荐口服类固醇降低尿蛋白,防止肾功能下降?

初始治疗,推荐口服类固醇降低尿蛋白。(B)

初始治疗,推荐口服类固醇单一用药防止急性肾功能下降。(C1)

若口服类固醇难以吸收,可考虑激素冲击治疗。(无证据)

(2)微小病变型肾病综合征是否推荐环孢霉素降低尿蛋白,防止肾功能下降?

类固醇耐药和复发者推荐环孢霉素联合类固醇降低尿蛋白。(C1)

环孢霉素是否可有效防止肾功能下降尚不明确。(无证据)

(3)局灶节段性肾小球硬化是否推荐类固醇降低尿蛋白,防止肾功能下降?

初始治疗,推荐类固醇降低尿蛋白,防止肾功能下降。(C1)

若口服类固醇难以吸收,可考虑激素冲击治疗。(无证据)

（4）局灶节段性肾小球硬化是否推荐环孢霉素降低尿蛋白，防止肾功能下降？

推荐环孢霉素、类固醇联合用药降低尿蛋白。（C1）

环孢霉素、类固醇联合用药似乎可有效防止肾功能下降。（无证据）

（5）频繁复发性肾病综合征是否推荐添加其他免疫抑制剂联合类固醇降低尿蛋白，防止肾功能下降？

成人频繁复发性肾病综合征，推荐添加环孢霉素或环磷酰胺联合类固醇降低尿蛋白。（C1）

咪唑立宾联合类固醇可降低儿童频繁复发性肾病综合征复发率；是否可降低成人频繁复发性肾病综合征尚不明确。可根据患者情况决定是否添加咪唑立宾。（C1）

添加环孢霉素、环磷酰胺或咪唑立宾联合类固醇是否可抑制肾功能下降尚不明确。（无证据）

（6）类固醇耐药的局灶节段性肾小球硬化是否推荐添加其他免疫抑制剂联合类固醇降低尿蛋白，防止肾功能下降？

类固醇耐药的成人局灶节段性肾小球硬化患者，推荐添加环孢霉素（3.5mg/kg·d）联合小剂量类固醇，降低尿蛋白。（C1）

类固醇耐药的成人局灶节段性肾小球硬化患者，添加其他免疫抑制剂是否可有效降低尿蛋白，防止肾功能下降尚不明确。（无证据）

【药师关注点】

超过一半的微小病变型MCD肾病综合征患者可出现复发，JSN相关指南建议初始治疗采用糖皮质激素单用治疗，频繁复发建议联合使用环孢霉素和环磷酰胺进行协同治疗。需要关注的是，2012年KDIGO指南对于成人微小病变型肾病治疗与上述推荐有一定差异，KDIGO指南建议对于频繁复发的微小病变型患者，建议复发时采用与初发相同的治疗方案，即重新使用大剂量糖皮质激素直至病情缓解，但二者在是否联合免疫抑制剂的时机有一定区别。同时，我国大部分临床在MCD治疗中，对于环孢霉素的使用较少，而更多倾向于环孢素同类药物——他克莫司，JSN相关指南未给出具体建议，但在KDIGO指南中将环孢素和他克莫司作为平行推荐。

第三节　全程化药学监护路径

针对肾病综合征患者特点,制定如下全程化药学监护路径。

表3-1　原发性NS患者入院药学评估表(入院第1—2天)

科别:<u>肾病内科</u>　住院号:_____　患者编号:_____

姓名:_____　性别:□男 □女　年龄:___岁　联系电话:_____

患者情况	职业:_____ 受教育程度:□小学及以下 □初中 □高中/中专 □大专及以上 费用支付:□自费 □医保 □公费 □新农合□其他_____ 合并疾病:_____ 既往史:_____
一般资料	入院日期:___年_月_日 入院诊断1.肾病综合征　　　病理类型:_____ 是否初次诊断为肾病综合征:□是 □否 初次诊断日期:___年__月 身高_____ 体重_____ 小便量_____ 药物过敏史:□无 □有_____
既往ADR史	药品不良反应:□无 □有_____

续表

目前用药依从性评价	您服用的药物有___种？/应该服用___种？ 您是否按照医生嘱托的剂量和时间服药？□是 □否 （记录每种药物的服药时间、频次、剂量等） 糖皮质激素 _____ 细胞毒药物 _____ 利尿剂_____ 抗凝药物_____ 降脂药物_____ 护胃药_____ 补钙药_____ 其他_____ 您会自行调整服药方案吗？□否 □是 □减药___□撤药___□其他_____ 您是否忘记服药？□否 □是_____ 您是否了解下述药物的不良反应？ 糖皮质激素__ □了解 □不了解_____ 细胞毒药物__ □了解 □不了解_____ 利尿剂_____ □了解 □不了解_____ 抗凝药物_____ □了解 □不了解_____ 降脂药物_____ □了解 □不了解_____ 护胃药_____ □了解 □不了解_____ 补钙药_____ □了解 □不了解_____ 其他_____ □了解 □不了解_____ 用药依从性总体评价： 数量依从性* 正确服用的药物数量___种/应服药物总数___种 时间依从性# 服药时间正确的次数___次/应服药总次数___次
	□用法用量正确，依从性好　　□偶尔漏服药，依从性较好 □间断用药，依从性一般　　　□未用药，依从性较差
生活方式	□水肿时低盐 □优质蛋白 □休息 □自己完全不清楚
疾病认知	□知晓，需要长期治疗 □认知度不够

资料来源 □患者　□家属　□其他　　　　　　评估药师签名：　　日期/时间：

注：*，依从药物的数量占用药总数的百分比；#，服药时间正确的次数占全部用药次数的百分比。

表3-2 原发性NS患者在院药学评估表（住院第2天—出院前1天）

科别：<u>肾病内科</u>　床号：_____ 床　住院号：_____　患者编号：_____

姓名：_____　性别：□男 □女　年龄：_____岁　联系电话：_____

监护项目	药学监护内容： □医嘱审核 □疗效评价 □不良反应监测 □药物个体化治疗 □药物依从性评价 □药物相互作用审查 □其他药物治疗相关问题,如_____ □生活方式教育
药物调整	填写方式:D1—D9,甲泼尼龙40mg ivgtt,D10调整为甲泼尼龙40mg qd至出院 □激素 _____ □细胞毒药物 _____ □利尿剂_____ □抗凝药物_____ □降脂药物_____ □护胃药_____ □补钙药_____ □其他_____ 合理□是 □否
疗效评估	D ：小便___mL(使用利尿剂□是 □否);白蛋白___g/L;24h尿蛋白定量____ D ：小便___mL(使用利尿剂□是 □否);白蛋白___g/L;24h尿蛋白定量____ D ：小便___mL(使用利尿剂□是 □否);白蛋白___g/L;24h尿蛋白定量____ D ：小便___mL(使用利尿剂□是 □否);白蛋白___g/L;24h尿蛋白定量____ D ：小便___mL(使用利尿剂□是 □否);白蛋白___g/L;24h尿蛋白定量____
ADR记录	药品不良反应:□无 □有_____
个体化监测	□无 □有_____
用药信息	解答患者问题:□无 □有_____
肾穿刺	□无 □有_____

续表

用药依从性评价	数量依从性*	正确服用的药物数量___种/应服药物总数___种
	时间依从性#	服药时间正确的次数___次/应服药总次数___次
	未规律服药记录:□无 □有_____ 用药依从性总体评价: □用法用量正确,依从性好　　□偶尔漏服药,依从性较好 □间断用药,依从性一般　　□未用药,依从性较差	
生活方式	□水肿时低盐 □优质蛋白 □休息 □自己完全不清楚	

资料来源 □患者 □家属 □其他　　　　　　评估药师签名:　　　　　　日期/时间:

注:*,依从药物的数量占用药总数的百分比;#,服药时间正确的次数占全部用药次数的百分比。

表3-3　原发性NS患者在院药学监护表(住院第2天—出院前1天)

	作用类别	主要治疗药物	重点药学监护内容
用药监护及教育	免疫抑制剂	□糖皮质激素 □环磷酰胺 □他克莫司 □霉酚酸酯 □其他	疗效评估标准: □安全缓解:24h尿蛋白定量<0.3g或uPCR<300mg/g,肾功能正常,人血白蛋白>35g/L,尿蛋白定性阴性; □部分缓解:24h尿蛋白定量>0.3g,但<3.5g,或比基线水平下降50%且肾功能稳定,或uPCR 300~3500mg/g; □未缓解:24h尿蛋白定量>3.5g,且下降幅度小于基线水平50%
			1.糖皮质激素 □记录尿量、体重,每日观察患者水肿是否改善; □监护血压、血糖、血脂、电解质等指标,观察患者是否出现感染症状、消化系统症状、精神和情绪的改变,以及是否有不明原因骨痛等不适; □早晨7—8点顿服。 2.环磷酰胺 □是否有恶心、呕吐等胃部不适; □是否有小便变红等情况,复查尿常规; □监护血常规、肝功能; □用药当天嘱患者多饮水,保持较高的尿量。

续表

作用类别	主要治疗药物	重点药学监护内容
用药监护及教育 免疫抑制剂	□糖皮质激素 □环磷酰胺 □他克莫司 □霉酚酸酯 □其他	3.他克莫司 □空腹使用; □监护血药浓度,达稳态后在给药前半小时抽血,维持全血谷浓度在5~10ng/mL。 □注意与他克莫司存在相互作用的药物(包括但不限于:抑制P450 3A酶而升高他克莫司血药浓度的药物有红霉素、阿奇霉素、咪唑类抗真菌药、伊曲康唑、甲硝唑和钙离子拮抗剂等;诱导P450 3A酶系的药物有利福平和卡巴芬净等)。 4.霉酚酸酯 □空腹使用; □是否有腹泻、恶心、呕吐等不适,避免感染
用药监护及教育 利尿剂	□呋塞米 □托拉塞米 □氢氯噻嗪 □螺内酯	□监测尿量和体重; □螺内酯片宜进食时或餐后服用,以减少胃肠道反应; □监护患者电解质情况,评估肾功能、血糖、血尿酸、酸碱平衡情况
用药监护及教育 抗凝药物	□肝素 □低分子肝素钙 □华法林 □双嘧达莫	□用药前及用药过程中评估患者是否有出血倾向及凝血功能异常,用药期间密切观察有无出血表现,如各种皮肤黏膜出血、关节积血、伤口出血、血尿、黑便等。 □应用华法林的患者应监测凝血功能,建议国际标准化比值(INR)控制在2.0~3.0 □开始使用双嘧达莫时可能会有头晕症状,密切观察皮肤有无出血点,如有症状及时告知医生减少剂量。 备注:_____
用药监护及教育 降脂	□他汀类	□注意他汀类药物与CYP3A4代谢药物的相互作用; □观察患者有无肌痛症状,监护患者肝功能。 备注:_____
用药监护及教育 其他	□ACEI、ARB □质子泵抑制剂 □补钙药物 □其他	□ACEI/ARB易导致急性肾功能下降,应在有效循环血容量纠正后才可以使用ACEI或ARB类药物,监护患者肾功能。 □监护患者血压情况。 □钙剂注意餐后半小时服用,骨化三醇注意睡前服用。 备注:_____
评估药师签名:		日期/时间:

表3-4 原发性NS患者出院用药教育指导单

姓名:	性别:	年龄:		住院病历号:
入院日期: 年 月 日			用药教育日期: 年 月 日	
诊断:肾病综合征				

药品通用名 (商品名)	目的 用药	用法用量	服药时间	备注
甲泼尼龙片	抑制免疫	40mg(10片),口服,1日1次	早8点	①晨起顿服,不可漏服;②注意严重感染(病毒、细菌、真菌和结核)、严重的骨质疏松、严重糖尿病、严重高血压、精神病、青光眼、病毒性肝炎,不适时就诊;③长期服用可能出现体重增加、脸变胖、脸上长痤疮等,停药后可逐渐恢复
双嘧达莫片	改善贫血	75mg(3片),口服,每日3次	早、中、晚服用	若有牙龈出血、黑便等症状要及时就医
碳酸钙D₃片	补钙	每次1片,每日1次	晚餐后服	监测血钙,勿与牛奶或奶制品同服,亦可发生奶—碱综合征

注意事项

◆ 糖皮质激素(您服用的是甲泼尼龙片)不可随意减量、漏服,应遵循"起始量足、减量要慢、维持要长"的原则,在医生的评估下规律减量,最小有效剂量服用1年以上。

◆ 希望您每日监测血压、尿量,每日称量体重并记录,观察双下肢水肿情况。

◆ 生活注意事项:低盐(<3g/d)低脂优质蛋白饮食;水肿严重时卧床休息,水肿消失一般情况好转时,可起床活动。注意休息,防止感染,避免肾损害药物。

● 肾内科门诊复查肝肾功能、电解质、血常规及尿常规。

● 出现不明原因瘀斑、大便带血等出血体征、不明原因骨痛、血压升高、血糖水平恶化、发热感染等不适时及时就医

　　注意:如果您错过用药时间,应在记起时立即补用。但若已接近下一次用药时间,则无须补用,按平常的规律用药。请勿一次使用双倍剂量。

　　临床药师:　　　　　电话:

　　　　　　　　　　　　　　　　　　　　　　年 月 日

表3-5 原发性NS出院患者药学随访问卷调查表

姓名＿＿＿＿ 性别＿＿＿ 年龄＿＿＿ 联系电话＿＿＿＿＿＿ 患者编号＿＿＿ 随访时间＿＿＿＿＿

临床药师认知度:□知道有临床药师 □不知道有临床药师

用药依从性:

您服用的药物有＿种? /应该服用＿种?

您是否按照医生嘱托的剂量和时间服药? □是 □否

(记录每种药物的服药时间、频次、剂量等)

□糖皮质激素＿＿＿＿＿＿＿＿

□细胞毒药物＿＿＿＿＿＿＿＿

□利尿剂＿＿＿＿＿＿＿＿＿

□抗凝药物＿＿＿＿＿＿＿＿

□降脂药物＿＿＿＿＿＿＿＿

□护胃药＿＿＿＿＿＿＿＿＿

□补钙药＿＿＿＿＿＿＿＿＿

□其他＿＿＿＿＿＿＿＿＿

您会自行调整服药方案吗? □否 □是 □减药＿＿□撤药＿＿□其他＿＿＿＿＿

您是否忘记服药? □否 □是＿＿＿＿＿＿

用药依从性总体评价

数量依从性*	正确服用的药物数量＿＿种 / 应服药物总数＿＿种
时间依从性#	服药时间正确的次数＿＿次 / 应服药总次数＿＿次

□用法用量正确,依从性好 □偶尔漏服药,依从性较好

□间断用药,依从性一般 □未用药,依从性较差

疗效评估:

水肿:□改善明显,已无明显水肿 □好转,轻度水肿 □未见明显好转 □加重

您现在病情是否出现了反复□否 □是,怎么处理的:＿＿＿＿

您出院后是否测定过尿蛋白和白蛋白水平?(如测定,记录结果与测定时间)

时间:＿＿ 24h尿蛋白定量:＿＿；血常规白蛋白:＿＿

用药安全性:

您是否了解所有药物的不良反应？□了解 □不了解

□糖皮质激素 ___□了解 □不了解 _____

□细胞毒药物 ___□了解 □不了解 _____

□利尿剂 _____□了解 □不了解 _____

□抗凝药物 ____□了解 □不了解 _____

□降脂药物 ____□了解 □不了解 _____

□护胃药 _____□了解 □不了解 _____

□补钙药 _____□了解 □不了解 _____

□其他 _____□了解 □不了解 _____

您出院用药期间是否发生过不良反应？□否 □是 _____

按医嘱复诊率、指标监测率：_____

您出院以后在门诊复诊了吗？□有:_ 次;_____ □没有

是否监测相应指标？□是 □否

□血常规 □尿常规 □肝功能 □血药浓度 □肾功能 □其他_____

生活方式:□水肿时低盐 □优质蛋白 □休息 □自己完全不清楚

疾病认知:□知晓,需要长期治疗 □认知度不够

满意度:

您对我们医院的服务满意吗？

(□非常满意 □满意 □可以 □不满意 □较差 □非常差)

您对我们临床药师的全程药学监护服务满意吗？

(□非常满意 □满意 □可以 □不满意 □较差 □非常差)

其他用药疑问:

药师签名: 日期:

第四节　药学监护实践

一、问诊及评估

药学问诊如下。

(1)自我介绍,介绍临床药师的工作,取得患者信任。如果是查房已接触过的患者,建议以"询问患者主诉症状是否缓解"为开头。

如:**您好,您这两天感觉好点了吗? ……我是临床药师**,您可以叫我*药师。我和**医生是一个治疗团队的,主要是监护您用药的疗效和安全性,下面将用5~10min了解一下您目前用药的情况,帮助您整理一下药物,您看可以吗?

(2)现病史梳理,注意使用开放式提问,详细询问患者的症状,有没有经过治疗,治疗后有没有好转,提问完毕对患者描述的情况进行总结。如:我们需要详细了解您这次入院的情况,有几个问题问一下您。您这次一开始主要是怎么不舒服来住院的? 持续多久了? ……自己在家用了什么药物? 有没有缓解? ……那我帮您整理一下,您是因为……来了医院,是吗?肾病综合征患者多服用糖皮质激素或免疫抑制剂,药师需要仔细评估既往上述药物服用情况、减量情况、疾病复发情况。

(3)询问患者既往疾病史和用药史。请患者拿出自己正在服用的药物,让患者陈述用法、用量,评估患者对疾病及药物的了解程度,评估患者用药依从性。并找出错误用药和重复用药,配合相关医生重整患者用药。

(4)询问患者药物过敏史和吸烟、饮酒史。详细询问患者药物过敏时表现出的具体症状,以评估用药安全性,给出恰当建议。

(5)简单介绍本次入院治疗方案。如:您本次住院医生给予了您几方面的治疗,包括**? 以此提高患者治疗依从性。

（6）给予生活方式宣教。如：您目前还是存在严重水肿情况，所以建议您适当限制饮水，每日同等衣物、同一时间称体重并记录。

（7）结束问诊。如：谢谢您的配合，现在我对您的病情有了全面了解，我会持续关注您的病情变化及药物治疗。您如果有用药方面的疑问随时可以来医生办公室找我。祝您早日康复。最后整理问诊内容，填写原发性NS患者入院药学评估表。

二、治疗方案评价及干预

（一）标准治疗方案

针对糖皮质激素，需要按照起始足量、缓慢减量、长期维持的治疗原则进行治疗。

口服用药：成人口服剂量一般不超过1mg/kg泼尼松（龙）（最大剂量不超过80mg/d）或甲泼尼龙0.8mg/（kg·d）。建议清晨一次顿服，以最大限度地减少对HPA轴的抑制作用。逐步减量，减量时也可采取隔日清晨顿服方案。

静脉用药：严重水肿时胃肠道水肿影响糖皮质激素吸收，可静脉用药。病情严重时也可应用甲泼尼龙静脉冲击治疗，剂量0.5~1.0g/d×3d，必要时重复1或2个疗程。

根据患者具体情况制订个体化免疫抑制治疗方案。对于糖皮质激素敏感的患者，应力争达到完全缓解；对于糖皮质激素减量过程中复发的患者，需要排除可能诱因，重新给予一个有效剂量诱导缓解，然后缓慢减量；对于糖皮质激素抵抗、依赖以及频繁复发的患者，则应及时联合免疫抑制剂，如烷化剂环磷酰胺，钙调磷酸酶抑制剂他克莫司、环孢素等。

（二）常见用药问题

常见用药问题包括使用糖皮质激素是否预防性给予骨质疏松的治疗、是否存在免疫抑制剂联合用药指征、肾病综合征并发症用药是否合理。

三、药学监护

（一）依从性监护

药物依从性包括药物治疗的开始、执行过程以及停药3个阶段,目前多采用药物依从性问卷评价患者用药行为,常用的有4项Morisky药物依从性量表、8项Morisky药物依从性量表等。

（二）有效性监护

1.水平监测

监测患者尿蛋白、尿白蛋白及血浆白蛋白水平,以评估患者治疗疗效。在肾病综合征时,根据使用了激素后的患者蛋白尿量的变化判断治疗反应。

（1）糖皮质激素抵抗型肾病综合征。使用糖皮质激素治疗[泼尼松1mg/（kg·d）,或相应剂量的其他类型的糖皮质激素]8周无效;病理类型为FSGS,KDIGO指南定义为足量激素治疗16周。根据我国患者情况,共识建议FSGS患者足量激素治疗12周无效时定义为激素抵抗。

（2）糖皮质激素依赖型肾病综合征。糖皮质激素治疗取得完全缓解后,于减量或停药后2周内复发,连续2次以上。

（3）频繁复发型肾病综合征。糖皮质激素治疗取得完全缓解后,6个月内复发2次,12个月内复发3次或以上。

2.水肿

每日监护患者体重、尿量,观察患者水肿情况,记录患者水肿缓解情况。

3.血脂紊乱

高脂血症通常在肾病综合征缓解后自然缓解,但预估肾病综合征难以迅速缓解时,脂代谢紊乱会持续较长时间,降脂治疗就应尽早开始。

（三）安全性监护

包括对因和对症治疗安全性评估。

（四）相互作用监护

评估患者合并用药是否存在不利影响。该患者使用的他克莫司主要经肝脏细胞色素 P4503A 同工酶系统代谢,如与细胞色素 P4503A 抑制药(如伏立康唑、酮康唑、克拉霉素、奈非那韦等)或细胞色素 P4503A 诱导药(如利福平、苯妥英、卡马西平等)合用时,注意监测上述药物全血谷浓度。分析患者住院期间使用药物,是否有明显不良相互影响。

第五节　常见药物治疗问题及处理

一、骨质疏松的预防

因肾病综合征患者激素用药时间长,需要预防 GC 诱导的骨质疏松。中华医学会风湿病学分会中有关糖皮质激素诱导骨质疏松诊治的专家共识提出对于预期使用糖皮质激素超过 3 个月的患者,无论使用量多少,建议同时给予补充钙剂(1200~1500mg)和普通或活性维生素 D(800~1000IU)。2017 年美国风湿病协会中有关糖皮质激素性骨质疏松症预防与治疗指南推荐接受泼尼松≥2.5mg/d 且疗程≥3 个月的成人患者需要优化钙剂(1000~1200mg/d)和维生素 D(600~800IU/d)及生活方式的改变。

二、治疗反应不佳

一方面,肾病综合征药物治疗反应不佳可能与多方面因素有关,例如疾病治疗过程中,如果肾病综合征患者出现严重并发症,也有可能影响药物治疗效果。如感染,本身是肾病综合征患者病情反复和(或)加重的诱因,可能会影响激素和免疫抑制剂的效果。另一方面,肾病综合征患者多合并严重水肿,胃肠道水肿也可能会影响药物的吸收,导致口服药物效果不佳。

三、特殊情况如并发症

肾病综合征患者合并出现肝功能受损时,药师需要注意糖皮质激素的优化选择。糖皮质激素的基本结构是由21个碳原子组成的固醇结构,C_{11}位羟基化(泼尼松龙、甲泼尼龙和氢化可的松等)则为活性形式,无须肝脏转化,肝脏疾病时使用一方面不会增加肝脏负担,另一方面也不会因肝脏转化减少而影响药物的作用;泼尼松龙C_{11}位尚未羟基化,必须通过肝脏转化,在肝功能损害时应避免使用。

第六节　用药指导及健康教育

肾病综合征需要长期治疗,使用过程中,患者的依从性对药物治疗和整体预后非常关键,如果患者在治疗过程中缺少对该疾病及相关药物的了解,或者对需要行血药浓度监测不熟悉,均有可能引起疾病的反复或者出现药物不良影响,因此对患者进行规范的用药指导及健康教育非常重要。

一、用药指导

糖皮质激素和免疫抑制剂为主要的治疗药物,可参考如下对患者给予用药指导。

(1)重要性。糖皮质激素是肾病综合征最为重要的治疗药物,通过抑制免疫发挥疗效,临床使用证据充足、疗效确切,建议患者遵医嘱规范用药。

(2)服用方法。建议患者早上7—8点服用,注意是一次服用完,这样可以取得较好的疗效,并尽可能地减少糖皮质激素带来的不良反应。

(3)自我监护。长期服用大剂量的激素,少数患者可能会出现容易感冒、脸发胖、脸上长痤疮、血糖血压控制不佳、骨质疏松等不适,但发生率比较低。建议患者在生活中加强自我监测,如若出现原因不明的发热、骨痛、大便变黑、眼痛等不适,及时就医。

服用激素过程中规律服用钙剂和维生素D,避免激素导致的骨质疏松,自我监测是否有骨痛等不适,可每6～12个月复查1次骨密度,生活中注意适当日晒,避免跌倒。

不可自行随意停用糖皮质激素或增减糖皮质激素用量,剂量调整应在专科医生指导下进行。

二、健康教育

治疗周期:总体治疗周期是1～2年,提高患者对该疾病的了解,提高其依从性。

饮食教育:有严重水肿及低蛋白血症的患者应以卧床休息为主;肾病综合征严重及低白蛋白血症时,蛋白的摄入量为0.8～1.0g/(kg·d),热量需要126～146kJ/(kg·d),水肿时应低盐饮食(<3g/d)。

三、常见用药问题解答

如疾病的治疗周期中遇到"我需要服用这些药物总体多少时间?",此时告知患者整体肾病综合征的治疗周期至少1～2年,叮嘱患者规范服用药物,尤其是糖皮质激素或免疫抑制剂等对于肾病综合征最为重要的药物。

第七节　随　　访

一、目的和随访

通过随访,一方面了解患者疾病和用药情况,对患者进行病情追踪,也可以了解整体治疗情况,评估药物疗效及是否出现药物相关的不良反应。另一方面,注意患者是否存在潜在的用药问题。

主要内容如下。

疗效评估:如患者是否复查肝肾功能、体重、24h尿蛋白、尿蛋白肌酐比值、尿常规等情况,评估疾病控制情况。

安全性评估:尤其关注患者使用免疫抑制剂是否存在药物相关的不良反应。

依从性评估:包括患者用药数量依从性和时间依从性。

生活方式和疾病知晓情况评估:如患者是否清楚肾病综合征时推荐的生活方式,饮食是否做到了优质蛋白等。

二、常见问题及处理

针对随访遇到的问题,针对性给予患者用药宣教,如患者出现药物相关不良反应,需要关注出现时间、处理方式,并评估与药物的关联性,给予患者相关建议,必要时建议患者通过线上或线下方式再次与临床药师联系,再次予以用药宣教,提高患者整体疾病治疗依从性。

第八节 药师查房日志

一、典型案例一

基本信息:女,59岁,身高160cm,体重55kg。

主诉:因"双下肢水肿伴腰痛1月余,加重1周"入院。

现病史:患者1个多月前无明显诱因出现双下肢水肿,伴腰痛,小便频数增加(具体不详),无伴发热、乏力、胸闷、心悸、咳嗽、恶心、呕吐等症状,未予特殊治疗。后自觉水肿程度加重,休息后无明显缓解。晨起偶有颜面浮肿。就诊日发现双手出现水肿,遂至医院就诊。门诊查尿液分析示隐血3+,蛋白质3+,微白蛋白>0.15g/L,红细胞80个/μL,细菌8个/μL,黏液丝 7 个/μL。门诊以"水肿"收入院。起病以来,患者精神、睡眠欠佳,饮食尚可,大便如常,小便较前频繁,伴泡沫,体力下降,体重增加约 2kg。

体格检查:T 36.5℃,P 69 次/min,R 20 次/min,BP 122/65mmHg。患者神志清楚,精神欠佳,营养中等,表情自如,步态正常,查体合作,双侧瞳孔等大等圆,对光反射灵敏,眼球活动自如,双侧鼻唇沟对称,伸舌居中,颈软,颈静脉无怒张,双肺呼吸音清,未闻及干湿啰音及胸膜摩擦音。HR69 次/min,心律整齐,腹软,无压痛及反跳痛,肝脾肋下未及,双下肢中重度水肿,生理反射存在,病理反射未引出。

辅助检查:2019 年 10 月 21 日尿液分析定量检查(门诊):颜色为黄色,混度为微混,隐血 3+,蛋白质 3+,比重 1.025,微白蛋白>0.15g/L,红细胞 80 个/μL,细菌 8 个/μL,黏液丝 7 个/μL。

既往病史:否认高血压、糖尿病、心脏病等慢性疾病史;否认肝炎、结核等传染病史;否认家族遗传病史;否认外伤史及输血史。

入院诊断:慢性肾炎综合征。

诊疗经过如下。

Day1—5

病情变化:患者神志清楚,精神、睡眠一般,腰痛较前好转,双下肢水肿同前,饮食尚可,睡眠欠佳,大便如常,小便较前频繁,伴泡沫,无其他特殊不适。

辅助检查:全血细胞计数+五分类(白细胞 7.26×10⁹/L,红细胞 4.54×10¹²/L,血红蛋白 136g/L,血小板 340×10⁹/L,中性粒细胞百分比 50.8%)、凝血四项(纤维蛋白原 5.74g/L,活化部分凝血活酶时间 24.6s,凝血酶原时间 10.10s,凝血酶时间 19.80s,国际标准化比值 0.85)、肝功能(ALT 21IU/L,AST 25IU/L,ALP 84IU/L,血清总蛋白 49.1g/L,人血白蛋白 24.4g/L,白/球比值 0.99)、肾功能(尿素氮 3.9mmol/L,肌酐 45μmol/L,尿酸 416μmol/L,总二氧化碳 24.6mmol/L,血清胱抑素 0.74mg/L)、电解质分析(钾 4.2mmol/L,钠 140.7mmol/L,氯 108.2mmol/L,钙 2.08mmol/L,磷 1.28mmol/L,镁 0.85mmol/L)、尿液分析定量检查(隐血 2+,蛋白质 3+,比重 1.011,微白蛋白 0.15g/L,红细胞 18.0 个/μL,白细胞 4 个/μL,透明管型 0 个/μL,非透明管型 0 个/μL,细菌未见,酵母样菌

0个/μL,黏液丝未见)、尿相差(尿蛋白3+,尿比重1.015,尿pH值6.5,尿红细胞1或2个/高倍镜,尿白细胞1或2个/高倍镜,尿红细胞计数$2.0×1000$/mL)、尿全套(尿N-乙酰-β-D-氨基葡萄糖苷酶35.8U/L,尿α_2-巨球蛋白1.2mg/L,尿IgG 61.1mg/L,尿微量白蛋白2250.5mg/L,尿转铁蛋白260.0mg/L,尿α_1-微球蛋白14.8mg/L,尿β_2-微球蛋白0.65mg/L,尿视黄醇结合蛋白55.28mg/L,尿纤维蛋白(原)降解物0.36mg/L,尿肌酐4.46mol/L,尿总蛋白2993.6mg/L,尿总蛋白/尿肌酐5.93g/g,尿白蛋白/尿酐4460.63mg/g,尿κ清链32.1mg/L,尿λ清链52.3mg/L)、C反应蛋白<3.11mg/L、红细胞沉降率测定46mm/H、抗链球菌溶血素O测定(抗链球菌溶血素<49.4KIU/L)、乙肝三系(乙肝表面抗原0,前S1抗原阴性,乙肝大蛋白阴性,乙肝核心抗体IgM 0.19S/CO,乙肝表面抗原0.00IU/mL,乙肝表面抗体0.00Miu/mL,乙肝e抗原0.436 S/CO,乙肝e抗体1.96S/CO,乙肝核心抗体0.09S/CO)、丙型肝炎检查(丙肝抗体0.06S/CO,丙型肝炎抗原测定阴性)、FT3+FT4+TSH(促甲状腺素8.64mIU/L,游离T_3 4.79pmol/L,游离T_4 12.12pmol/L)、血脂分析6项(总胆固醇11.65mmol/L,甘油三酯3.27mmol/L,高密度脂蛋白胆固醇1.84mmol/L,低密度脂蛋白胆固醇8.39mmol/L,载脂蛋白$A_1$1.75g/L,载脂蛋白2.43g/L)、粪便检验(颜色为黄色,隐血OB为阴性);24h尿蛋白定量(尿总蛋白1884mg/L,24h尿总蛋白320 2.7mg/24h,24h尿量1.70L/24h)、免疫固定电泳(未发现异常M带)、空腹葡萄糖测定5.2mmol/L,餐后2h葡萄糖测定6.5mmol/L,抗自身抗体监测(3种)[肾病](抗nRNP/Sm抗体阴性,抗Sm抗体阴性,抗SSA抗体阴性,抗SSB抗体阴性,抗SCL-70抗体阴性,抗JO-1抗体阴性,抗核抗体定性阴性,抗抗ds-DNA定性阴性)、抗中性粒细胞胞质抗体测定(ANCA)(P-ANCA阴性,C-ANCA阴性,髓过氧化物酶0.20,蛋白酶3为0.30)。

十二通道常规心电图检查:窦性心动过缓,ST段改变。

心脏彩超、TDI及左心功能测定:二尖瓣反流(轻度),左室舒张功能减退,EF60%。

彩超常规检查胸腔积液:双侧胸腔未见积液。

彩超常规检查腹部:脂肪肝(轻度),肝囊肿。

双肾、输尿管及肾血管彩超检查:双肾及肾血管声像图未见明显异常。

双下肢动静脉血管彩超检查:双下肢动脉细小斑块形成。

药物治疗方案:阿托伐他汀钙片 20mg ivgtt qd;托拉塞米注射液 2mL iv once;那曲肝素钙注射液 4100iu ih qd。

药学监护:填写表 3-1、表 3-2。患者为老年女性,入院完善相关检查,排除肝源性水肿、内分泌性水肿可能,考虑肾病综合征水肿,入院给予的主要治疗策略包括 3 种。

(1)利尿消肿。水肿是肾病综合征的一个主要临床表现,对于中重度水肿的患者常需要使用利尿剂来减轻或消除水肿。该患者双下肢水肿伴体重增加,具有使用利尿剂的指征。托拉塞米属于祥利尿剂类强效利尿剂,肝肾双通道排泄,80% 经肝排泄,利尿作用强大,具有起效快的特点,此外,该药排钾作用较弱,对镁、钙等电解质及尿酸、葡萄糖及脂类无明显影响,不易引起电解质紊乱。

(2)降脂治疗。肾病综合征时常伴有高脂血症。患者入院完善血脂检查:总胆固醇 11.65mmol/L,甘油三酯 3.27mmol/L,低密度脂蛋白胆固醇 8.39mmol/L,载脂蛋白 2.43g/L,明显高于正常值;完善双下肢动静脉血管彩超检查提示双下肢细小斑块形成。研究显示他汀类能显著降低血清 TC、LDL-C 和 ApoB 水平,也能降低血清 TG 水平和轻度升高 HDL-C 水平。《慢性肾脏病早期筛查、诊断及防治指南(2022 年版)》提出血脂异常是促进 CKD 进展的重要因素,也是介导 CKD 患者心脑血管病变、肾动脉粥样硬化和靶器官损害的主要危险因素。还指出他汀类药物能有效降低 TC 和 LDL-C 水平,并因此减少心血管事件。此外,他汀类药物还有延缓斑块进展、稳定斑块和抗炎等积极作用。该患者阿托伐他汀降低胆固醇遴选适宜,并以中等强度他汀起始,使用合理。

(3)抗凝治疗。肾病综合征患者易发生血栓和栓塞等并发症,通常对于伴发严重低蛋白血症(人血白蛋白<25g/L,尤其是<20g/L 时)和高脂血症的患者,可预防性给予抗凝治疗,该患者无明显抗凝治疗禁忌,予抗凝治疗对患者有益,给予那曲肝素后有相关指征。

Day7

病情变化和辅助检查:腰痛及双下肢水肿较前好转,饮食一般,睡眠一般,二便如常,无其他不适。肝功能 ALT 16IU/L,AST 20IU/L,ALP 90IU/L,血清总蛋白 54.4g/L,人血白蛋白 25.8g/L,白/球比值 0.90;肾功能尿素氮 6.8mmol/L,肌酐 53μmol/L,尿酸 440μmol/L,总二氧化碳 30.4mmol/L,血清胱抑素 0.85mg/L;电解质分析钾 4.2mmol/L,钠 139.6mmol/L,氯 104.3mmol/L,钙 2.12mmol/L,磷 1.08mmol/L,镁 0.88mmol/L;24h 尿蛋白定量尿总蛋白 2572mg/L,24h 尿总蛋白 4114.8mg/24h,24h 尿量 1.60L/24h;抗甲状腺过氧化物酶抗体测定 264.8U/mL;抗甲状腺球蛋白抗体测定 41.9U/mL。浅表器官彩超检查:甲状腺弥漫性病变,请结合临床。

药物治疗方案:加用 0.9%NS 100mL+甲泼尼龙 40mg ivgtt qd;碳酸钙 D_3 片 0.6g po qd。

药学监护:填写表 3-2、表 3-3。

(1)患者双下肢中度水肿,小便有泡沫,尿蛋白 3+,查 24h 尿总蛋白 4114.8mg/24h,查人血白蛋白 25.8g/L;查血脂,总胆固醇 11.65mmol/L,甘油三酯 3.27 mmol/L、高密度脂蛋白胆固 1.84mmol/L,低密度脂蛋白胆固醇 8.39mmol/L,载脂蛋白 B 2.43g/L,肾病综合征诊断明确。自身抗体、NACA、免疫固定电泳、乙肝、丙肝病毒检测均为阴性,既往无糖尿病、乙肝病史,暂排除其他继发因素。肾病综合征病理类型多样,需要通过肾穿刺活检才能进一步明确,并且肾脏表现的严重程度通常与肾活检所见大体相关。但患者及家属不同意肾穿刺,要求暂行经验治疗。免疫抑制治疗是肾病综合征最主要的治疗。根据 2014 年《中国成人肾病综合征免疫抑制剂治疗专家共识》,使用糖皮质激素的基本原则为"足量、缓慢减量、长期维持",建议泼尼松足量为 1mg/(kg·d)顿服,最大剂量为 60mg/d,连用 6~8 周,可根据病理类型延长至 12 周。完善患者相关检查,患者眼压、血糖、胃黏膜、凝血功能无明显异常,也无明显感染、溃疡等激素使用禁忌。结合患者体重 51kg,目前不排除体内水潴留及胃肠道水肿可能,予甲泼尼龙 40mg 静滴诱导缓解,剂量适宜。

(2)糖皮质激素影响钙稳态、抑制骨形成,进而引起骨质疏松。临床试验及流行病学调查显示,无论每日大剂量(泼尼松>7.5mg/d),还是累积大剂量,GCs 均可增加骨折风险。根据 2020 年《中国糖皮质激素性骨质疏松防治专家共识》，建议所有使用激素疗程≥3个月者，每日补钙 1000～2000mg，维生素 D 600～800IU 或活性维生素 D，该患者需长期激素治疗，目前血钙水平处于正常低线，在调整生活方式的同时，予加用碳酸钙 D$_3$ 片每天 2 次，每次 600mg 口服合理，必要时还可加用维生素 D。

Day9—11

病情变化和辅助检查：双下肢水肿减轻，尿量增多，体重减轻，无其他不适，饮食一般，睡眠尚可，大小便同前。抗磷脂酶 A$_2$ 受体（PLA$_2$R）抗体测定 760.4RU/mL；全血细胞计数＋五分类中白细胞 9.97×10^9/L，红细胞 4.86×10^{12}/L，血红蛋白 147g/L，血小板 467×10^9/L，中性粒细胞百分比 45.7%；凝血四项中纤维蛋白原 3.38g/L，活化部分凝血活酶时间 20.3s，凝血酶原时间 9.80s，凝血酶时间 20.70s，国际标准化比值 0.83，凝血酶原活动度 113%；肝功能 ALT 37IU/L，AST 46IU/L，ALP 87IU/L，血清总蛋白 56.6g/L，人血白蛋白 29.8g/L，白/球比值 1.11；肾功能尿素氮 8.3mmol/L，肌酐 59μmol/L，尿酸 464μmol/L，总二氧化碳 30.0mmol/L，血清胱抑素 1.17mg/L；电解质分析钾 4.4mmol/L，钠 140.4mmol/L，氯 102.3mmol/L，钙 2.14mmol/L，磷 0.59mmol/L，镁 1.02mmol/L；尿相差尿蛋白 2＋，尿比重 1.010，尿 pH 值 6.5，尿红细胞 1～2 个/高倍镜，尿红细胞计数 2.0×1000/mL，尿白细胞 3～5 个/高倍镜；蛋白肌酐比值测定（TP/Cr＋Alb/Cr）中尿肌酐 4.03mmol/L，尿总蛋白 1270.4mg/L，尿总蛋白/尿肌酐 2.79g/g，尿微量白蛋白 910.0mg/L，尿白蛋白/尿肌酐 1996.13mg/g。

药物治疗方案：继续目前治疗方案。

药学监护：填写表 3-2、表 3-3。

患者抗磷脂酶 A$_2$ 受体（PLA$_2$R）抗体测定 760.4RU/mL，怀疑膜性肾病。2012 年改善全球肾脏病预后组织（KDIGO）特发性膜性肾病指南提出，膜性肾病患者是否需要使用免疫抑制剂与患者蛋白尿水平、肾功能水平和并发症相关，因此继续监测患者尿量、体重变化、泡沫尿改善情况及尿液分析定量、尿比重、尿蛋白、尿蛋白肌酐比。患者水肿好转，体重减轻，尿量自发性增多，尿蛋白 2＋，尿蛋白肌酐较前下降，人血白蛋白水平较前上升，激素诱导治疗有效。患者用药后耐受良好，未出现发热、骨痛、眼痛、腹痛、黑便、皮下瘀斑、瘀点、血尿等不适,继续加强监测不良反应。

患者尿酸较前进行性升高,再次提醒患者注意低脂、优质、低蛋白饮食,避免摄入高嘌呤食物如动物内脏(具体见表3-6),控制肉类、海鲜和豆类等摄入,避免食用富含果糖的饮料。

表3-6 饮食推荐表

注 意	食 物
应避免(高嘌呤饮食)	• 部分豆类如黄豆、扁豆等 • 动物内脏 • 部分水产类如鱼皮、鱼卵、鱼干、凤尾鱼等海鱼,贝壳类、虾类等 • 各种浓荤汤汁,如火锅汤、肉汤、鸡汤等
应限制(中嘌呤饮食)	• 肉类:家禽家畜类 • 部分水产类如草鱼、鲈鱼等; • 高脂,特别是高胆固醇食物如肥肉、肉皮等
建议鼓励(低嘌呤饮食)	• 低脂肪或全脱脂牛奶制品 • 新鲜蔬菜、水果、菌类等 • 杂粮 • 低蛋白饮食

Day12—13

病情变化和辅助检查:腰痛好转,双下肢水肿减轻,精神、饮食、睡眠、大小便同前,无其他不适。

药物治疗方案:患者病情平稳,症状好转可出院。

药学监护:填写表3-4。

患者激素诱导治疗第6天,小便量自发性增多,体重较前明显减轻,双下肢水肿好转,尿蛋白/肌酐比、尿蛋白较前下降,激素治疗有效,病情平稳,症状好转出院。

出院后1—3个月

药学监护:填写表3-5。

在患者治疗1~3个月后,进行随访,着重评估患者对临床药师认知度、用药依从性、用药疗效、用药安全性、生活方式、疾病认知度和满意度等相关内容,并结合患者具体情况确定后续随访频次和重点。

【案例总结】

该案例主要特点、治疗情况总结、治疗方案总体评价、药学监护重点如下。

患者为老年女性,因"双下肢水肿伴腰痛1月余,加重1周"入院。入院完善相关检查,排除心源性、肝源性及内分泌性水肿可能,多考虑肾性水肿。入院后查24h尿总蛋白4114.8mg/24h;查人血白蛋白25.8g/L;查血脂:总胆固醇11.65mmol/L,甘油三酯3.27mmol/L,高密度脂蛋白胆固醇1.84mmol/L,低密度脂蛋白胆固醇8.39mmol/L。结合患者病史,肾病综合征诊断明确。后完善体液免疫、自身抗体、免疫固定电泳、ANCA、乙肝、丙肝病毒检测,未见明显异常,且患者既往无糖尿病、乙肝病史,排除其他继发因素。但患者暂不考虑行肾穿刺活检,要求经验性治疗,给予激素诱导、利尿消肿、降脂、抗凝等对症处理。后抗磷脂酶A_2受体抗体(PLA$_2$R)检查回报760.4RU/mL,膜性肾病可能较大。患者激素诱导治疗后,病情好转。患者肾病综合征诊断明确,抗磷脂酶A_2受体抗体(PLA$_2$R)检查回报760.4RU/mL,膜性肾病可能较大。糖皮质激素是肾病综合征诱导期最基本的用药。完善相关检查,患者眼压、血糖、胃黏膜、凝血功能无明显异常,也无明显感染、溃疡等激素使用禁忌,予甲泼尼龙40mg静滴诱导缓解,剂量适宜,同时可避免胃肠吸收效果不佳,使用合理。患者激素诱导治疗期间,小便量自发性增多,体重较前明显减轻,双下肢水肿好转,尿蛋白/肌酐比、尿蛋白均较前下降,诱导治疗效果明显,治疗有效,制订免疫方案,予以出院。

【药学监护重点】

临床药师在本次治疗中对患者进行了全程化用药监护。在参与该患者的治疗过程中,认真分析了病历资料,并结合患者特点及治疗原则,进行用药监护及用药教育、饮食教育等,尤其针对患者对激素等免疫抑制剂认知的不足,进行了详细的用药教育,提高了患者的依从性、用药的有效性,避免了潜在的治疗影响因素。

二、特殊案例一:NS联合乙肝

慢性乙型肝炎(乙肝)(HBV)感染为世界性流行,据世界卫生组织报道,全球约20亿人曾感染乙肝,其中2.4亿人为慢性乙肝感染者。我国现有的流行病学调查结果显示,我国目前的慢性乙肝感染者约为9300万人,基数人群大。慢性乙肝感染者本身存在免疫系统与病毒复制的对立,在接受免疫抑制治疗中,有20%～50%的患者可以出现不同程度的乙肝再活动,严重者出现暴发性的肝衰竭,危及生命。预防性抗病毒治疗可以明显减少乙肝再活动,改善患者预后。

现病史:男性,63岁,体重指数26.9kg/m²。患者就诊前5年无明显诱因出现双下肢浮肿,休息可缓解,自诉小便量可。就诊查尿蛋白3+,予以氯沙坦钾片治疗,后未规律复查。就诊前3个月因双下肢水肿查肾功能血肌酐112μmol/L,人血白蛋白22.3g/L,尿蛋白3+,24h尿总蛋白3.687g,肾穿刺活检示膜性肾病,患者拒绝使用糖皮质激素,予以口服雷公藤多苷片2片po tid治疗,后规律门诊复诊。复诊近半月患者再次出现双下肢浮肿合并小便量减少,体重增加约3kg。辅助检查:24h尿蛋白定量8365.6mg;肝功能丙氨酸氨基转移酶31IU/L,天门冬氨酸氨基转移酶37IU/L,血清总蛋白47.0g/L,人血白蛋白21.9g/L,白/球比值1.13;肾功能,尿素氮8.1mmol/L,肌酐97μmol/L,尿酸411μmol/L;乙肝三系中乙肝表面抗原阴性(+),乙肝表面抗体阴性(-),乙肝e抗原阴性(-),乙肝e抗体阴性(+),乙肝核心抗体阳性(+);乙型肝炎DNA定量<5.00×10²拷贝/mL。临床诊断:肾病综合征(膜性肾病型)、慢性乙型肝炎。

用药情况:甲泼尼龙片28mg po qd联合环孢素软胶囊75mg po bid抑制免疫。

药学监护:结合该患者病理类型和本次24h尿蛋白情况,通常单用糖皮质激素效果不佳,需要同时联用免疫抑制剂。该患者选用糖皮质激素联合钙调神经磷酸酶抑制剂CNI的治疗方案符合目前循证医学证据推荐。但患者存在HBsAg阳性、抗-HBc阳性,免疫抑制剂、糖皮质激素的使用可能会导致乙肝病毒复制。2014年《美国胃肠病学会指南:免疫抑制剂治疗过程中 HBV 再激活的预防及治疗》,也明确提出 HBsAg 阳性/抗-HBc 阳性患者使用≥4 周的中等剂量激素(泼尼松 10~20mg/d 或相当剂量激素),或高剂量激素(泼尼松>20mg/d 或相当剂量激素)为乙肝病毒再激活高风险人群,复发率>10%,推荐预防性抗病毒药物预防 HBV 再激活,且抗病毒治疗需要至少维持至结束免疫抑制治疗后 6 个月(对使用 B 淋巴细胞后性抑制剂患者至少为 12 个月)。药物选择方面,《慢性乙型肝炎特殊患者抗病毒治疗专家共识:2015 年更新》建议预防用药应选择抑制 HBV DNA 作用迅速的药物,如恩替卡韦或替诺福韦。结合上述资料,该患者使用甲泼尼龙 28mg po qd 联合环孢素软胶囊 75mg po bid,为乙肝病毒再激活高风险人群,需要及时加用恩替卡韦或替诺福韦预防性抗病毒治疗。

三、特殊案例二:肝功能损害患者糖皮质激素的选择

病史摘要:男,66 岁,身高 174cm,体重 78kg。患者于 2005 年无明显诱因出现双下肢水肿,于外院查尿蛋白 3+,人血白蛋白 23.6g/L,诊断为肾病综合征,口服糖皮质激素治疗,具体方案不详,2 年后撤减至停药。2014 年 3 月患者双下肢再发水肿,尿蛋白 3.1g/24h,给予泼尼松片 12 片口服治疗,后逐步减量至 3 片复发,再次给予泼尼松片 10 片,后逐步减量至 2016 年 7 月停药。2016 年 10 月劳累后再发全身水肿,尿蛋白 6.8g/24h,给予泼尼松片 12 片,门诊规律复查减量。2017 年 1 月尿蛋白转阴后维持泼尼松片治疗,2017 年 7 月 25 日泼尼松片减至 5 片/d,复查尿蛋白 1+,加用雷公藤多苷片 2 片 po tid、阿托伐他汀钙片 20mg po qd。2017 年 12 月 26 日泼尼松片减至 3 片/d,门诊复诊示丙氨酸氨基转移酶 234IU/L 为异常,停用雷公藤及阿托伐他汀钙片,加用多烯磷脂酰胆碱胶囊。2018 年 1 月 2 日再发胸闷、全身水肿伴明显恶心来院就诊,门诊以"肾病综合征"收入肾内科。起病以来,患者精神、食欲欠佳,大便成形,夜尿一次,体力下降,小便正常,近一周体重增加约 2kg。辅助检查:肝功能的丙氨酸氨基转移酶 122IU/L,天门冬氨酸氨基转移酶 42IU/L,血清总蛋白 51.5g/L,人血白蛋白 26.9g/L,白/球比值 1.09,血清球蛋白 24.6g/L,总胆红素 10.5μmol/L,直接胆红素 1.8μmol/L,间接胆红素 8.7μmol/L,总胆汁酸 3.4μmol/L,γ谷氨酰转肽酶 29IU/L,碱性磷

酸酶 58IU/L;肾功能的尿素氮 6.3mmol/L,肌酐 78μmol/L,尿酸 282μmol/L,总二氧化碳 28.0mmol/L,肾小球滤过率 90.84mL/min。尿蛋白肌酐比值测定:尿肌酐 2.19mmol/L,尿总蛋白 1672.0mg/L,尿总蛋白/尿肌酐 6.11g/g,尿微量白蛋白 614.0mg/L,尿白蛋白/尿肌酐 2132.65mg/g。血脂分析:总胆固醇 4.71mmol/L,甘油三酯 2.01mmol/L,高密度脂蛋白胆固醇 0.84mmol/L,低密度脂蛋白胆固醇 3.19mmol/L,载脂蛋白 B 1.24g/L。

用药情况:醋酸泼尼松片 15mg p.o Qd,阿法骨化醇软胶囊 0.25μg p.o Qd,碳酸钙 D_3 片 0.6g p.o Bid,呋塞米针 20mg ivgtt qd。

药学监护:该患者肾病综合征诊断成立,但未行肾穿刺,入院前已行足量糖皮质激素治疗,复发 2 次,本次在减量过程中出现丙氨酸氨基转移酶异常。临床药师在对该患者入院药学评估中要关注肾病综合征患者既往糖皮质激素的使用情况、减量情况、疾病是否改善,是否联合使用免疫抑制剂,是否出现药物相关的不良反应。用药方案中,药师需要关注两点:①结合《糖皮质激素治疗肾脏疾病专家共识》,泼尼松 C_{11} 位尚未羟基化,必须通过肝脏转化,在肝功能损害时应避免使用。肝脏疾病时建议选用泼尼松、甲泼尼龙和氢化可的松等 C_{11} 位羟基化的活性形式,无须肝脏转化。一方面不会增加肝脏负担,另一方面也不会因肝脏转化减少而影响药物的作用。患者入院复查肝功能,提示丙氨酸氨基转移酶 122IU/L,天门冬氨酸氨基转移酶 42IU/L,均异常,此时使用醋酸泼尼松片不合理,建议根据等效剂量将泼尼松片调整为甲泼尼龙片。②根据《2020 年糖皮质激素诱导的骨质疏松诊治的专家共识》,对于预期使用糖皮质激素超 3 个月的患者,无论使用糖皮质激素量的多少,建议开始时同时给予补充钙剂和普通或活性维生素 D,但注意,普通维生素 D 进入体内后经肝、肾两次代谢,才生成有活性的维生素 D。阿法维生素 D 需要经过肝脏再一次活化才能成为活性维生素 D,骨化三醇是不需要转化的活性维生素 D。结合该患者有肝损伤,用药方案中给予阿法维生素 D 不适宜,建议选用骨化三醇。

第四章　急性肾损伤

急性肾损伤(acute kidney injury, AKI),是指由多种病因引起短时间内肾功能快速减退而导致的临床综合征,表现为 GFR 下降,伴有氮质产物如肌酐、尿素氮等潴留,水、电解质和酸碱平衡紊乱,重者出现多系统并发症。

AKI 概念取代了使用多年的急性肾衰竭(acute renal failure, ARF),目前来看,AKI 是 ARF 的全过程,而传统的 ARF 仅指肾功能严重受损的时间段。AKI 诊断标准:肾功能在 48h 内突然减退,血清肌酐绝对值升高≥0.3mg/dl(26.5μmo/L),或 7d 内血清肌酐增至≥1.5 倍基础值,或尿量<0.5mL/(kg•h),持续时间>6h。

3%~10% 住院患者可发生 AKI,在重症监护室(ICU)为 30%~60%,危重 AKI 患者死亡率高达 30%~80%,存活患者约 50% 遗留永久性肾功能减退,部分需要终身透析,是肾脏病中的急危重症。

第一节　疾病基础知识

一、病因及发病机制

急性肾损伤病因多样,根据病因发生的解剖部位可分为肾前性、肾性和肾后性三类。同一种致病因素可引起不同类型的 AKI;肾前性 AKI 如不早期干预,可引起肾小管细胞损伤发展为肾性 AKI。

（一）肾前性AKI

肾前性AKI最常见，约占AKI的55%，为肾脏血流灌注不足所致，常见病因包括：有效血容量不足，包括大量出血、胃肠道液体丢失、肾脏液体丢失、皮肤黏膜体液丢失和向细胞外液转移等；心排血量降低，见于心脏疾病、肺动脉高压、肺栓塞、正压机械通气等；全身血管扩张，多由药物、脓毒血症、肝硬化失代偿期、变态反应等引起；肾动脉收缩常为药物、高钙血症、脓毒血症等所致；肾血流自主调节反应受损，多由血管素转化酶抑制剂、血管紧张素Ⅱ受体阻滞剂、非甾体抗炎药、环孢素和他克莫司等引起。

（二）肾性AKI

肾性AKI是由各种原因引起的肾实质损伤。其中以肾缺血和肾毒性药物或毒素导致的急性肾小管坏死（acute tubular necrosis，ATN）最常见，其他还包括急性间质性肾炎（非甾体抗炎药等药物过敏、感染、系统性疾病等）、肾小球疾病（各种急进性肾小球肾炎、急性感染后性肾小球肾炎）、肾血管性疾病和肾移植排斥反应等几类。

（三）肾后性AKI

双侧尿路梗阻或孤立肾患者单侧尿路出现梗阻时可发生肾后性AKI。包括尿路腔内梗阻（双侧肾结石、肾乳头坏死、血凝块、膀胱癌等引起）、尿路腔外梗阻（腹膜后纤维化、结肠癌、淋巴瘤等引起）、肾小管梗阻（尿酸盐、草酸盐、阿昔洛韦、磺胺类、氨甲蝶呤及骨髓瘤轻链蛋白等形成的结晶引起）。

二、临床表现

典型ATN表现为以下症状和体征。

（一）尿量减少

起病后出现少尿（尿量<400mL/d），甚至无尿（尿量<100mL/d）。突然无尿者应注意排除尿路梗阻的情况。尿中含有蛋白质、红细胞、白细胞和各种管型。

（二）氮质血症

患者伴有高分解状态的AKI，如广泛组织创伤、全身感染综合征等，每日血尿素氮可升高10.1mmol/mL（30mg/mL）或以上，血清肌酐（SCr）每日升高176.8μmol/L（2.0mg/mL）或以上。在多尿期后期及恢复期，当GFR明显增加时，血尿素氮开始逐渐下降。

（三）水、电解质和酸碱平衡紊乱

①代谢性酸中毒主要因为肾排酸能力减低，同时又因合并高分解代谢状态，使酸性产物明显增多；②高钾血症除肾排泄钾减少外，酸中毒组织分解过快也是原因之一，在严重创伤、烧伤等所致横纹肌溶解引起的AKI，每日血钾可上升1.0~2.0mmon/L；③低钠血症主要指水潴留引起的稀释性低钠。此外，还可有低钙、高磷血症，但远不如慢性肾衰竭时明显。

（四）消化系统

食欲减退、恶心、呕吐、腹胀、腹泻等，严重者可发生消化道出血。

（五）呼吸系统

除感染外，主要是因容量负荷过多导致的急性肺水肿，表现为呼吸困难、咳嗽、憋气等症状。

（六）循环系统

多因少尿和未控制饮水，以致体液过多，出现高血压及心力衰竭；毒素蓄积、电解质紊乱、贫血及酸中毒引起各种心律失常及心肌病变。

（七）神经系统

出现意识障碍、躁动、谵妄、抽搐、昏迷等尿毒症脑病症状。

（八）血液系统

可有出血倾向及轻度贫血表现。需要指出的是，感染是AKI常见且严重的并发症。在AKI同时或在疾病发展过程中还可合并多个脏器衰竭，死亡率很高。

三、实验室检查

（一）血液检查

可有轻度贫血、血肌酐和尿素氮进行性升高，血清钾浓度升高，血pH值和碳酸氢根离子浓度降低,血清钠浓度正常或偏低,血钙降低,血磷升高。

(二) 尿液检查

尿蛋白多为±~+,常以小分子蛋白为主。尿沉渣检查可见肾小管上皮细胞、上皮细胞管型和颗粒管型及少许红细胞、白细胞等;尿比重降低且较固定,多在1.015以下,为肾小管重吸收功能损害,尿液不能浓缩所致;尿渗透压低于350mOsm/kg·H_2O,尿与血渗透浓度的比值低于1.1;尿钠含量增高,多在20~60mmol/L,肾衰指数和钠排泄分数常大于1。注意尿液指标检查应在输液、使用利尿药、高渗药物前进行,否则会影响结果。

(三) 影像学检查

尿路超声显像对排除尿路梗阻很有帮助。必要时CT等检查显示是否存在着与压力相关的扩张,如有足够的理由怀疑由梗阻所致,可做逆行性造影。CT、MR或放射性核素检查对发现血管病变有帮助,但要明确诊断仍需要行肾血管造影。

(四) 肾活检

是重要的诊断手段。在排除了肾前性及肾后性原因后,没有明确致病原因(肾缺血或肾毒素)的肾性AKI具有肾活检指征。活检结果可确定包括急性肾小球肾炎、系统性血管炎、急进性肾炎及间质性肾炎等肾脏疾病。此外,原有肾脏疾病出现AKI以及肾功能持续不能恢复等情况,也需要行肾活检以明确诊断。

四、诊断与鉴别诊断

(一) 诊断

根据原发病因,肾功能急性进行性减退,结合相应临床表现和实验室检查,一般不难做出诊断。但既往有关诊断标准并不统一。根据血清肌酐和尿量进一步分期(表4-1)。

表4-1 AKI的分期标准

分期	血清肌酐	尿量
1期	增至基础值1.5~1.9倍	<0.5mL/(kg·h),持续6~12h
	或升高≥0.3mg/dL(26.5μmol/L)	
2期	增至基础值2.0~2.9倍	<0.5mL/(kg·h),持续≥12h
3期	增至基础值3倍	<0.3mL/(kg·h),持续≥24h
	或升高≥4mg/dL(353.6μmo/L)	或无尿≥12h
	或开始肾脏替代治疗	
	或<18岁患者	
	eGFR<35mL/(min·1.73m²)	

由于影响因素多,血肌酐和尿量不够敏感,因此不是AKI最佳诊断标记物。目前一些新型肾小管上皮细胞损伤标记物试用于AKI早期诊断研究较多的包括肾损伤分子-1(KIM-1)、白细胞介素-18(IL-18)及中性粒细胞明胶酶相关脂质运载蛋白(NGAL)等。

(二)鉴别诊断

1.慢性肾脏病

有CKD病史或存在老年高血压、糖尿病等CKD易患因素,双肾体积缩小,显著贫血、肾性骨病和神经病变等提示CKD基础上的AKI。

2.不同病因AKI

鉴别AKI的病因为肾前性、肾性或是肾后性。在确定为肾性AKI后,尚应鉴别是肾小球、肾血管还是肾间质病变引起。AKI病因不同,其治疗方法不同。主要从病史(是否有血容量不足、心功能差、前驱感染、药物、过敏性疾病、结石、肿瘤等)、体格检查(血压高或低、有无脱水表现)、尿液分析(尿蛋白定量、尿渗透压)等多方面鉴别。

五、主要并发症

(一)高钾血症

少尿或无尿的患者易发生,高分解代谢情况也容易出现。主要表现为异常心电图(T波高尖)。可采用输注胰岛素、葡萄糖注射液或碳酸氢钠注射液等对症治疗,严重时应紧急采用透析治疗。

(二)急性左心衰

容量超负荷所致,主要表现为呼吸困难、肺水肿、高血压和全身组织水肿,也是AKI的严重并发症,需要积极利尿排水,必要时血液透析治疗。

(三)代谢性酸中毒

临床上表现为恶心、食欲下降、过度通气,血气检查发现血pH值降低,剩余碱为负值。严重的酸中毒可引发心功能不全、低血压,并增加感染风险。临床上可根据患者的情况给予碳酸氢钠纠正酸中毒,如果同时合并有严重的水潴留,则采用透析治疗来纠正。

(四)尿毒症脑病

主要是尿毒素引起的脑病或精神异常,主要表现为晕眩、意识错乱等,采用透析治疗降低尿素水平可以纠正。

(五)出、凝血障碍

较高的尿素水平可影响血小板的正常功能,尤其是正在服用抗凝、抗栓药物时更容易发生,多表现为消化道黏膜出血或皮下出血。

(六)贫血

肾实质性AKI的贫血发生率更高,临床表现为皮肤苍白、血红蛋白降低。严重贫血时可应用促红细胞生成素,也可以输血治疗。

第二节 疾病综合治疗

一、疾病评估

监测尿量和肾功能,评估治疗方案效果。

二、目标管理

纠正各种危险因素,维持机体的水、电解质和酸碱平衡,保证重要脏器尤其是肾脏的血液灌注,减轻氮质血症,防止并发症,促进肾功能的尽快恢复。

三、治疗策略

(一)尽早纠正可逆病因

AKI治疗首先要纠正可逆的病因。对于各种严重外伤、心力衰竭、急性失血等都应进行相关治疗,包括输血,等渗盐水扩容,处理血容量不足、休克和感染等。停用影响肾灌注或肾毒性的药物。存在尿路梗阻时,应及时采取措施去除梗阻。

(二)维持体液平衡

每日补液量应为显性失液量加上非显性失液量减去内生水量。由于非显性失液量和内生水量的估计常有困难,因此每日大致的进液量可按前一日尿量加500mL计算。发热患者只要体重不增加即可增加进液量。

在容量控制治疗中应用袢利尿剂可增加尿量,从而有助于清除体内过多的液体。当使用后尿量并不增加时,应停止使用以防止不良反应发生。

(三)饮食

补充营养以维持机体的营养状况和正常代谢,有助于损伤细胞的修复和再生,提高存活率。AKI任何阶段总能量摄入为 $20\sim30$ kcal/(kg·d),能量供给包括糖类 $3\sim5$ g(最高 7 g)/(kg·d)。脂肪 $0.8\sim1.0$ g/(kg·d),蛋白质或氨基酸摄入量 $0.8\sim1.0$ g/(kg·d)。危重病患者血糖靶目标应低于 8.3 mmol/L(150 mg/dL)。对于有高分解代谢或营养不良以及接受透析的患者蛋白质摄入量可放宽。尽量减少钠、钾、氯的摄入量。

(四)药物治疗

1.高钾血症

当血钾超过 6 mmol/L或心电图有高钾表现或有神经、肌肉症状时,应予以紧急处理。包括：①钙剂，10％葡萄糖酸钙10～20mL稀释后缓慢静脉注射5min；②11.2％乳酸钠或5％碳酸氢钠100～200mL静滴，以纠正酸中毒并同时促进钾离子向细胞内流动；③50％葡萄糖溶液50～100mL加胰岛素6～12U缓慢静脉注射，可促进糖原合成，使钾离子向细胞内移动；④口服聚磺苯乙烯15～30g，每天3次。以上措施无效，或为高分解代谢型ATN的高钾血症患者，血液透析是最有效的治疗。

2.代谢性酸中毒

应及时治疗，如血清HCO_3^-浓度低于15mmol/L，可选用5％碳酸氢钠100～250mL静滴。对于严重酸中毒患者，应立即予以透析治疗。

3.感染

感染是常见并发症，也是死亡主要原因之一。应尽早使用抗生素，但不提倡预防使用抗生素。

根据细菌培养和药物敏感试验选用对肾脏无毒性或毒性低的药物，并根据GFR调整用药剂量。

（五）肾脏替代疗法

严重高钾血症（＞6.5mmol/L）、代谢性酸中毒（pH值＜7.15）、容量负荷过重对利尿剂治疗无效、心包炎和严重脑病等都符合透析治疗指征。对非高分解型、无少尿患者，可试行内科综合治疗。重症患者倾向于早期进行透析，其目的在于：①对容量负荷过重者可清除体内过多的水分；②清除尿毒症毒素；③纠正高钾血症和代谢性酸中毒以稳定机体的内环境；④有助于液体、热量、蛋白质及其他营养物质的补充。

AKI的透析治疗可选择腹膜透析（PD）、间歇性血液透析（IHD）或连续性肾脏替代治疗（continuous renal replacement therapy，CRRT）。

（六）预后

AKI预后与病因及并发症严重程度有关。肾前性因素导致的AKI，如能早期诊断和治疗，肾功能多可恢复至基线值，死亡率小于10％。肾后性AKI如果能及时解除梗阻，肾功能也大多恢复良好。肾性AKI预后存在较大差异，无并发症者死亡率为10％～30％，合并多脏器衰竭时死亡率达

30%～80%，部分 AKI 患者肾功能不能完全恢复。CKD 患者发生 AKI 后，肾功能常不能恢复至基线水平，加快进入终末期肾病。

（七）预防

积极治疗原发病，及时发现导致急性肾小管坏死的危险因素并去除，是防止发生 AKI 的关键。在老年、糖尿病、原有 CKD 及危重病患者，尤应注意避免肾毒性药物、造影剂、肾血管收缩药物的应用及避免肾缺血和血容量减少。高危患者如必须造影检查，应给予水化疗法。

四、研究进展

急性肾损伤（AKI）是住院患者中最常见且具有高死亡风险的危重症。AKI 病因繁多，机制复杂，具有发病率高、死亡率高、危害巨大的特征。近10 年来，我国学者在 AKI 的流行病学、生物标志物、诊治方式等方面发表了大量具有国际影响力的流行病学和 RCT 研究，提出了中国人自己的数据。2023 年国家慢性肾病临床医学研究中心联合中国医师协会肾脏内科医师分会集合全国 AKI 诊治领域的权威专家，制订了适合我国国情的《中国急性肾损伤临床实践指南》（以下简称本指南），下午主要对本指南合理用药部分做简单介绍，供参考。本指南遵循国际通用的推荐分级的评估、制订与评价（grading of recommendations assessment, development and evaluation, GRADE）分级系统，具体如下：A，证据基于多项临床随机对照试验（RCT）或 Meta 分析；B，证据基于单项临床 RCT 或多项非随机对照研究；C，证据基于非随机对照研究或专家共识意见；D，证据基于病例观察、个案报道。

1. AKI 如何有效预防？

推荐根据患者的易感性和暴露损伤进行 AKI 的风险分层（1B）。

建议对存在 AKI 高风险的住院患者进行 AKI 危险因素的评估，住院期间监测肾功能和尿量变化（专家共识）。

对于社区 AKI 高危人群（如血管造影、肾毒性药物使用等）应早期识别，并加强 AKI 的预防，减少 AKI 发生率（专家共识）。

对于重症或手术需用镇静药物的患者，建议选择右美托咪定或丙泊酚进行短期镇静,可能降低AKI的发生(2C)。

推荐短期使用他汀类药物预防血管造影相关AKI(1B),不建议心脏手术围手术期使用高剂量他汀类药物预防术后AKI(2B)。

除了纠正液体超负荷外,不建议使用利尿剂治疗AKI。

建议造影剂暴露前可以补充维生素E预防造影剂相关AKI(1B)。

2. AKI如何进行容量管理?

对于非失血性休克的AKI高危患者,推荐用等张晶体补液而非胶体(白蛋白、羟乙基淀粉)扩容(1B);建议白蛋白可用于肝肾综合征的患者(2B)。

初始液体复苏时可考虑使用晶体液复苏,推荐优先使用平衡盐溶液,需监测血清氯化物水平以避免高氯血症(1B);有容量反应性而对晶体无反应的难治性休克患者,可考虑早期复苏时少量使用胶体(2B)。

建议应采取初始充分液体复苏与后续保守液体管理(CLFM)的联合应用,管控液体治疗速度与剂量(2B)。

3. AKI如何应用抗休克药物?

建议感染性休克患者维持MAP在65~70 mmHg(1B),既往有高血压的患者维持MAP在80~85 mmHg(2B)。

推荐使用去甲肾上腺素(1B)或血管加压素(1B)治疗伴血管源性休克的AKI患者。

不推荐使用低剂量多巴胺预防和治疗AKI(1A)。

不推荐使用非诺多巴/心房利钠肽(ANP)、脑利钠肽(BNP)/左西孟旦治疗AKI(1A)。

4. AKI应用药物时有哪些注意事项?

建议对有AKI风险或已发生AKI的患者,避免使用肾毒性药物(1A)。

药物使用剂量需根据AKI时肾功能的变化而调整(1C)。

在AKI患者中使用潜在肾毒性药物时,推荐密切监测血清药物浓度(1C)。

5. AKI患者血液净化如何进行抗凝治疗?

合并凝血活性亢进和(或)血栓栓塞风险或疾病,除外肝素类药物禁忌的患者,推荐使用普通肝素或低分子肝素;必要时可将普通肝素或低分子肝素作为基础抗凝治疗（2B）。既往或合并肝素诱导的血小板减少症（HIT）的患者,除外枸橼酸盐或阿加曲班禁忌的患者,推荐选择局部枸橼酸盐或阿加曲班抗凝;慎用达那肝素钠;不建议应用磺达肝癸钠（1A）。

伴有活动性出血或高危出血风险患者,除外枸橼酸盐禁忌的患者,首选局部枸橼酸盐抗凝（1A）;存在枸橼酸盐禁忌的患者,除外阿加曲班禁忌,建议选择阿加曲班（2B）;同时存在枸橼酸盐或阿加曲班禁忌的患者,除外甲磺酸萘莫司他禁忌,建议选择甲磺酸萘莫司他;存在甲磺酸萘莫司他禁忌,可采用无抗凝药物方式进行血液净化治疗（2B）。

建议个体化选择抗凝药物剂量,并依据血液净化治疗过程中患者体内和体外循环凝血状态以及治疗结束后体内凝血状态的监测结果进行调整（专家共识）。

发生抗凝治疗不良事件时,应重新评估患者凝血状态,重新选择抗凝药物及其剂量,并针对不良反应给予处理（专家共识）。

第三节　全程化药学监护路径

针对急性肾损伤患者特点,制订如下全程化药学监护路径。

表4-2　急性肾损伤患者入院药学评估表（入院第1—2天）

科别：<u>肾病内科</u>　　住院号：_____　　患者编号：_____

姓名：_____　　性别：□男 □女　　年龄：____岁　　联系电话：_____

患者情况	职业：_____
	受教育程度：□小学及以下 □初中 □高中/中专 □大专及以上
	费用支付：□自费 □医保 □公费 □新农合 □其他_____
	合并疾病：_____
	既往史：_____

续表

一般资料	入院日期___年___月___日　　　入院诊断 1.急性肾损伤_____ 身高____ 体重____ 小便量____肌酐____尿素氮____ 电解质:Na___K___Ca___Mg___Cl___ 血液透析:□无　□有 药物过敏史:□无　□有_____
既往 ADR 史	药品不良反应:□无 □有_____
目前用药依从性 评价	您服用的药物有__种? /应该服用__种? 您是否按照医生嘱托的剂量和时间服药? □是 □否 (记录每种药物的服药时间、频次、剂量等) □_____ □_____ □_____ □_____ □_____ 您会自行调整服药方案吗? □否 □是□减药__□撤药__□其他_____ 您是否忘记服药? □否 □是_____ 您是否了解上述药物的不良反应? □了解 □不了解 用药依从性总体评价: 表格:数量依从性* / 正确服用的药物数量___种/ 应服药物总数___种 ; 时间依从性♯ / 服药时间正确的次数___次 / 应服药总次数___次 □用法用量正确,依从性好　　　　□偶尔漏服药,依从性较好 □间断用药,依从性一般　　　　　□未用药,依从性较差
生活方式	□低钾低钠饮食 □优质蛋白 □休息 □自己完全不清楚
疾病认知	□知晓,需要长期治疗 □认知度不够

资料来源□患者 □家属 □其他　　　　　　　评估药师签名:　　日期/时间:

注:*,依从药物的数量占用药总数的百分比;♯,指服药时间正确的次数占全部用药次数的百分比。

表4-3 急性肾损伤患者在院药学评估表(住院第2天—出院前1天)

科别:<u>肾病内科</u> 床号:_____ 床 住院号:_____ 患者编号:_____

姓名:_____ 性别:□男 □女 年龄:___岁 联系电话:_____

监护项目	药学监护内容 □医嘱审核 □疗效评价 □不良反应监测 □药物个体化治疗 □药物依从性评价 □药物相互作用审查 □其他药物治疗相关问题,如___ □生活方式教育
药物调整	填写方式: □利尿剂 _____□了解 □不了解_____ □其他_____ 合理□是 □否
疗效评估	D :24h小便量___mL(使用利尿剂□是 □否);肌酐___mmol/L; D :24h小便量___mL(使用利尿剂□是 □否);肌酐___mmol/L; D :24h小便量___mL(使用利尿剂□是 □否);肌酐___mmol/L; D :24h小便量___mL(使用利尿剂□是 □否);肌酐___mmol/L; D :24h小便量___mL(使用利尿剂□是 □否);肌酐___mmol/L
ADR记录	药品不良反应:□无 □有_____
个体化监测	□无 □有_____
用药信息	解答患者问题□无 □有_____
肾穿刺	□无 □有_____
用药依从性评价	数量依从性*	正确服用的药物数量___种/应服药物总数___种
	时间依从性#	服药时间正确的次数___次/应服药总次数___次

续表

	未规律服药记录:□无 □有 _____ 用药依从性总体评价: □用法用量正确,依从性好 □偶尔漏服药,依从性较好 □间断用药,依从性一般 □未用药,依从性较差
生活方式	□水肿时低盐 □优质蛋白 □休息 □自己完全不清楚

资料来源 □患者 □家属 □其他 　　　　　评估药师签名: 　　日期/时间:

注:*,依从药物的数量占用药总数的百分比;♯,指服药时间正确的次数占全部用药次数的百分比。

表4-4　急性肾损伤患者在院药学监护表(住院第2天—出院前1天)

	作用类别	主要治疗药物	重点药学监护和用药教育内容
用药监护及教育	利尿剂	□袢利尿剂 □噻嗪类利尿剂 □醛固酮受体拮抗剂 □其他___	▲肾功能监护: □监护肾功能,复查血肌酐、尿素氮等 ▲体液平衡的监护: □监护尿量,体重; □监护水肿改善情况; ▲电解质及酸碱平衡的监护: □监护电解质等指标,密切观察患者是否出现电解质紊乱等不适。 备注:_____
	其他	其他	□监护疗效、安全性、用药依从性等 备注:_____

评估药师签名: 　　　　　日期/时间:

表4-5　急性肾损伤患者出院用药教育指导单

姓名:		性别:	年龄.		住院病历号:

入院日期:　　年　　月　　日			用药教育日期:　　年　　月　　日		

诊断:急性肾损伤

药品通用名 (商品名)	用药 目的	用法用量	服药时间	备注

注意事项

◆ 避免使用可能引起肾脏损害的药物,包括解热镇痛药、有肾毒性的抗生素(如氨基糖苷类、头孢菌素、万古霉素等)、ACEI和ARB类药物、含碘造影剂、可能含有马兜铃酸的木通科中草药及中成药等。

● 肾内科门诊复查肝肾功能、电解质、血常规及尿常规。

　　注意:如果您错过用药时间,应在记起时立即补用。但若已接近下一次用药时间,则无须补用,按平常的规律用药。请勿一次使用双倍剂量。

　　您一定要坚持用药,不要随意停药。我是您的临床药师,有什么问题和需求请及时告诉我。最后祝您早日康复!

临床药师:　　　　　电话:

年　　月　　日

表4-6 急性肾损伤出院患者药学随访问卷调查表

姓名＿＿＿ 性别＿＿＿ 年龄＿＿＿ 联系电话＿＿＿＿＿ 患者编号＿＿＿ 随访时间＿＿＿

临床药师认知度：	□知道有临床药师　　□不知道有临床药师

用药依从性：

您服用的药物有＿种？/应该服用＿种？

您是否按照医生嘱托的剂量和时间服药？ □是 □否

（记录每种药物的服药时间、频次、剂量等）

□利尿剂

□其他

您会自行调整服药方案吗？ □否 □是 □减药 □撤药 □其他

您是否忘记服药？ □否 □是

用药依从性总体评价：

数量依从性*	正确服用的药物数量＿＿种/应服药物总数＿＿种
时间依从性#	服药时间正确的次数＿＿次/应服药总次数＿＿次

□用法用量正确，依从性好　　□偶尔漏服药，依从性较好

□间断用药，依从性一般　　□未用药，依从性较差

疗效评估：

尿量 □少尿 □多尿 □正常

用药安全性：

您是否了解所有药物的不良反应？ □了解 □不了解

□利尿剂＿＿＿ □了解 □不了解＿＿＿＿

□其他＿＿＿ □了解 □不了解＿＿＿＿

您出院用药期间是否发生过不良反应？ □否 □是＿＿＿＿＿＿

按医嘱复诊率、指标监测率：＿＿＿＿＿＿

您出院以后在门诊复诊了吗？ □有：＿次；＿＿＿＿ □没有

是否监测相应指标？ □是 □否

□血常规 □尿常规 □肝功能 □肾功能 □其他＿＿＿＿

生活方式：	□低盐低脂高钙 □优质蛋白 □休息 □自己完全不清楚
疾病认知：	□知晓，需要长期治疗 □认知度不够

满意度：
您对我们医院的服务满意吗？
（□非常满意 □满意 □可以 □不满意 □较差 □非常差）
您对我们临床药师的全程药学监护服务满意吗？
（□非常满意 □满意 □可以 □不满意 □较差 □非常差）
其他用药疑问：
药师签名：　　　　　　　　　日期：

第四节　药学监护实践

一、问诊及评估

（一）药学问诊

（1）明确自我介绍，介绍临床药师的工作，取得患者信任。如果是查房已接触过的患者，建议以"询问患者主诉症状是否缓解"为开头。

如：**您好，您这两天感觉好点了吗？……我是临床药师**，您可以叫我*药师。我和**医生是一个治疗团队的，主要是监护您用药的疗效和安全性，下面将用5~10min了解一下您目前用药的情况，帮助您整理一下药物，您看可以吗？

（2）现病史梳理，注意使用开放式提问，详细询问患者的症状，有没有经过治疗，治疗后有没有好转，提问完毕对患者描述的情况进行总结。如：我们需要详细了解您这次入院的情况，有几个问题问一下您。您这次一开始主要是怎么不舒服来住院的？持续多久了？……自己在家用了什么药物吗？有没有缓解？……那我帮您整理一下，您是因为……来了医院是吗？

（3）询问患者既往病史和用药史。请患者拿出自己正在服用的药物，让患者陈述用法、用量，评估患者对疾病及药物的了解程度，评估患者用药依从性。并找出错误用药和重复用药，配合相关医生重整患者用药。

（4）询问患者药物过敏史和吸烟、饮酒史。需要详细询问患者药物过敏时表现出的具体症状，以评估用药安全性，给出恰当建议。

（5）简单介绍本次入院治疗方案。如：您本次住院医生给予了您几方面的治疗，包括**，提高患者治疗依从性。

（6）给予生活方式宣教。如：您现在尿量较多，所以建议您多喝水防止脱水，等。

（7）结束问诊。如：谢谢您的配合，现在我对您的病情有了全面了解，我会持续关注您的病情变化及药物治疗。您如果有用药方面的疑问随时可以来医生办公室找我。祝您早日康复。最后整理问诊内容，填写急性肾损伤患者入院药学评估表。

二、治疗方案评价及干预

（一）标准治疗方案

AKI 的主要治疗措施是维持机体的水、电解质和酸碱平衡，保证重要脏器尤其是肾脏的

血液灌注，减轻氮质血症，避免发生严重的并发症。

（二）常见用药问题

常见用药问题：利尿剂的类型选择、剂量、给药间隔是否恰当、是否需要联合用药、抗感染药物是否调整剂量、急性肾损伤并发症用药是否合理。

三、药学监护

（一）依从性监护

药物依从性包括药物治疗的开始、执行过程以及停药 3 个阶段，目前多采用药物依从性问卷评价患者用药行为，常用的有 4 项 Morisky 药物依从性

量表、8 项 Morisky 药物依从性量表等。

（二）有效性监护

1. 肌酐和尿素氮监测

监测患者肌酐和尿素氮的水平。

2. 小便量

每日监测患者体重、尿量。

3. 电解质紊乱

每日监测患者电解质水平。

（三）安全性监护

包括对因和对症治疗的安全性评估。

（四）相互作用监护

注意各个药物之间的相互作用。

第五节　常见药物治疗问题及处理

一、药物治疗效果不佳

如利尿效果不明显，不要长时间进行利尿治疗，应注意是否出现利尿剂抵抗现象。利尿剂抵抗常见原因：摄盐过多；利尿剂剂量不足；严重胃肠道瘀血、水肿或频繁呕吐者口服给药影响疗效；同时应用了降低利尿剂作用的药物，如苯妥英钠降低呋塞米在肠道内的吸收；严重电解质紊乱；严重低氧血症及高二氧化碳血症时 Na^+、H_2O 排泄减少；严重贫血；低蛋白血症。当利尿剂容积与尿量的比值大于 1 时，应停止使用利尿剂，考虑开始透析治疗。

二、感染药物选择

AKI期感染多为肺部、尿路、胆道等部位感染和败血症。应尽早根据细菌培养和药物敏感试验结果合理选用对肾脏无毒性或毒性低的药物,避免使用氨基糖苷类抗生素、两性霉素B、环丙沙星、万古霉素、复方磺胺甲噁唑等药物,并按GFR调整用药剂量,必要时进行血药浓度监测。

第六节 用药指导及健康教育

一、用药指导

在AKI早期,嘱患者卧床休息,积极配合治疗。准确观察和记录用药后的反应,如使用呋塞米后记录24h出入量。AKI恢复期,定期检查肾功能、尿常规,监测血压,避免使用肾毒性药物,如有异常及时就医。

二、健康教育

少尿期饮食宜清淡、低盐、低脂、低磷、高钙、优质蛋白,酌情限制水、钠和钾的摄入。摄入总能量为84~126kJ/(kg·d),能量供给包括碳水化合物3~5g/(kg·d)、脂肪0.8~1.0g/(kg·d)。非高分解代谢、无须肾脏替代治疗的AKI患者蛋白摄入量0.8~1.0g/(kg·d),接受肾脏替代治疗者1.0~1.5g/(kg·d)。多尿期可补充适量液体,保持出入平衡。

第七节 随 访

一、目的和随访

通过随访,一方面了解患者疾病和用药情况,对患者的病情追踪,也可以了解整体治疗情况,评估药物疗效及是否出现药物相关的不良反应;另一方面,发掘患者是否存在潜在的用药问题。

疗效评估:如患者是否复查肝肾功能、血压、尿常规等情况,评估疾病控制情况。

安全性评估:尤其关注患者使用免疫抑制剂是否存在药物相关的不良反应。

依从性评估:患者用药数量依从性和时间依从性。

二、常见问题及处理

针对随访遇到的问题,针对性给予患者用药宣传教育,如患者出现药物相关不良反应,关注出现时间、处理方式,并评估与药物的关联性,给予患者相关建议,必要时建议患者通过线上或线下方式再次与临床药师联系,再次予以用药宣传教育,提高患者整体疾病治疗依从性。

第八节 药师查房日志

一、典型案例一

基本信息:男,41岁,身高173cm,体重88kg。

主诉:因发现蛋白尿10余天,血肌酐升高入院。

现病史:患者就诊前10余天因血糖升高于外院就诊,入院后完善相关检查,查有微量白蛋白尿,当时诊断2型糖尿病、高血压3级(极高危),患者出院时血肌酐正常,给予培哚普利吲达帕胺片1mg po qd,琥珀酸美托洛尔缓释片47.5mg po qd,度拉糖肽注射液1.5mg ih qw,达格列净片10mg po qd,盐酸二甲双胍片0.85g po bid,胰激肽原酶肠溶片120万单位 po tid,双环醇片50mg po tid,水飞蓟宾胶囊70mg po tid,碳酸氢钠片1g po tid。出院后复诊查血肌酐为959.3μmol/L,后停用所有药物,第2日再次复查血肌酐为778.2μmol/L,未特殊治疗,门诊就诊,收入肾内科。起病以来,精神食欲欠佳,小便较前减少,体重减轻5kg,体力下降。

查体:T 36.5℃,P 90次/min,R 20次/min,BP 107/83mmHg。患者神志清楚,精神欠佳,营养中等,表情自如,步态正常,查体合作,双侧瞳孔等大等圆,对光反射灵敏,眼球活动自如,双侧鼻唇沟对称,伸舌居中,颈软,颈静脉无怒张,双肺呼吸音清,未闻及干湿啰音及胸膜摩擦音。HR 90次/min,心律整齐,腹软,无压痛及反跳痛,肝脾肋下未及,双下肢无水肿,生理反射存在,病理反射未引出。

辅助检查:2022年4月17日外院查尿素氮5.25mmol/L,肌酐82.3μmol/L,尿酸527.6μmol/L,血清胱抑素1.12mg/L,肾小球滤过率101.48mL/(min·1.73m^2),电解质钾3.88mmol/L,钙2.35mmol/L,磷0.94mmol/L。4月19日糖化血红蛋白12.4%,尿微量白蛋白55.1mg/L。4月22日磷1.95mmol/L,丙氨酸氨基转移酶120IU/L,天门冬氨酸氨基转移酶67IU/L,总胆红素21.5μmol/L,尿酸597.4μmol/L。5月3日复诊查血肌酐959.3μmol/L。5月4日再次复查血肌酐为778.2μmol/L。

既往病史:否认肝炎、结核等传染病病史;否认家族遗传病病史;否认外伤史及输血史;有苯磺酸氨氯地平片过敏史,具体不详。

入院诊断:肾功能不全;急性肾损伤;2型糖尿病;高血压3级(极高危);肥胖症。

Day1—5

病情变化:患者精神、饮食、睡眠尚可,小便减少,体力较前下降,大便正常。

辅助检查：2022年5月4日检查回报如下。全血细胞计数＋五分类：白细胞5.85×10⁹/L，红细胞4.74×10¹²/L，血红蛋白137g/L，血细胞比容40.4％，血小板5.25×10⁹/L，中性粒细胞百分比77.9％，淋巴细胞百分比14.9％；肝功能：丙氨酸氨基转移酶14IU/L，天门冬氨酸氨基转移酶32IU/L，血清总蛋白79g/L，人血白蛋白50.5g/L，总胆红素15.8μmol/L；肾功能：尿素氮26.1mmol/L，肌酐780μmol/L，尿酸790μmol/L，总二氧化碳18.7mmol/L；电解质分析：钙2.00mmol/L，磷1.4mmol/L，钾3.7mmol/L；血脂分析：总胆固醇4.7mmol/L，甘油三酯3.6mmol/L，高密度脂蛋白胆固醇0.8mmol/L，低密度脂蛋白胆固醇2.3mmol/L；心肌标志物急查：肌酸激酶同工酶质量浓度0.4μg/L，高敏肌钙蛋白-Ⅰ0.003Hg/L，肌红蛋白浓度88.1Hg/L。

2022年5月5日检查回报如下。尿筛选一（5项）：尿微量白蛋白89.0mg/L，尿N-乙酰-β-D-氨基葡萄糖苷酶47.8U/L，尿视黄醇结合蛋白1.84mg/L；尿相差：尿蛋白trace，尿葡萄糖4＋；血浆D-二聚体测定各种免疫学方法（急查）：D-二聚体0.40mg/L；心肌标志物急查：肌酸激酶同工酶质量浓度0.4μg/L，高敏肌钙蛋白-Ⅰ0.003Hg/L，肌红蛋白浓度71.2Hg/L；甲状旁腺激素测定化学发光法：甲状旁腺素162.00ng/L；血清铁蛋白测定化学发光法：铁蛋白648.5ng/mL；网织红细胞计数＋全血五分类（临检）：白细胞7.32×10⁹/L，红细胞4.73×10¹²/L，血红蛋白134g/L，血细胞比容39.2％，血小板总数439×10⁹/L，血小压积0.41％，单核细胞绝对0.69×10⁹/L；肝功能：丙氨酸氨基转移酶13IU/L，天门冬氨酸氨基转移酶28IU/L，血清总蛋白72.2g/L，人血白蛋白47.6g/L，总胆红素16.8μmol/L，直接胆红素5.1μmol/L，间接胆红素11.7μmol/L，总胆汁酸2.5μmol/L，碱性磷酸酶72IU/L；肾功能：尿素氮23.7mmol/L，肌酐629μmol/L，尿酸615μmol/L，总二氧化碳21.1mmol/L，血清胱抑素3.12mg/L；电解质分析：钙2.26mmol/L，磷1.73mmol/L，钾4.0mmol/L；体液免疫功能检查：补体C 30.88g/L。心肌酶谱、粪便OB＋寄生虫＋真菌镜检＋脂肪定量检查（住院）、脂蛋白相关磷脂酶A₂测定、凝血四项、免疫固定电泳（血）、乙肝三系、丙型肝炎检查、人免疫缺陷病毒抗体测定化学发光法、梅毒螺旋体特异抗体测定荧光探针法：

正常。

2022年5月6日检查回报如下。肝功能:丙氨酸氨基转移酶14IU/L,天门冬氨酸氨基转移酶31IU/L,血清总蛋白69.9g/L,人血白蛋白45.3g/L,总胆红素16.3μmol/L,直接胆红素4.9μmol/L,间接胆红素11.3μmol/L,总胆汁酸3.6μmol/L,碱性磷酸酶66IU/L;肾功能:尿素氮20.3mmol/L,肌酐446μmol/L,尿酸428μmol/L,总二氧化碳25mmol/L,血清胱抑素2.43mg/L;电解质分析:钙2.3mmol/L,磷1.61mmol/L,钾3.9mmol/L;尿全套:尿总蛋白309mg/L,尿微量白蛋白102.1mg/L,尿总蛋白/尿肌酐0.23g/g,尿N-乙酰-β-D-氨基葡萄糖苷酶37.1U/L,尿β$_2$-微球蛋白3.9mg/L,尿视黄醇结合蛋白0.86mg/L,尿α$_1$-微球蛋白190.1mg/L;抗中性粒细胞胞质抗体测定+抗自身抗体检测:阴性。

2022年5月7日检查回报如下。肝功能:丙氨酸氨基转移酶17IU/L,天门冬氨酸氨基转移酶34IU/L,血清总蛋白67.7g/L,人血白蛋白44.2g/L,总胆红素16.4μmol/L,直接胆红素4.1μmol/L,间接胆红素12.3μmol/L,总胆汁酸3.6μmol/L,碱性磷酸酶58IU/L;肾功能:尿素氮16.2mmol/L,肌酐319μmol/L,尿酸327μmol/L,血清胱抑素2.20mg/L;电解质分析:磷1.53mmol/L,钙2.37mmol/L,钾3.8mmol/L;24h尿蛋白定量:尿总蛋白306mg/L,24h尿总蛋白474.3mg/24h,尿量1.55L。双肾、输尿管及肾血管彩超:双肾切面形态正常,右肾大小10.5cm×5.8cm,左肾大小12.6cm×6.5cm,皮髓质分界清晰;右肾囊肿;左肾小结石。彩超常规检查残余尿+胸腔积液+腹水+心包:残余尿约4mL;十二通道常规心电图检查:窦性心律、心电图正常。

药物治疗方案如下。

非布司他片40mg po qd;碳酸氢钠片1g po tid;碳酸钙D$_3$片0.6g po bid;利格列汀片5mg po qd;琥珀酸美托洛尔缓释片47.5mg po qd;甲磺酸多沙唑嗪缓释片4mg po qd。

药学监护:患者中年男性,2022年4月17日外院查肌酐82.3μmol/L,肾小球滤过率101.48mL/(min·1.73m²),肾功能正常,2022年5月3日复查血肌酐959.3μmol/L,患者半月内血肌酐快速升高,诊断为急性肾损伤(AKI)。

入院给予主要治疗策略有如下几种。

（1）尽早识别和纠正可逆病因。入院积极排查有无肾前性、肾性、肾后性导致的急性肾损伤。询问患者有无保健品、中药汤剂和毒品接触史，用药史为2022年4月17日到入院前1天一直使用培哚普利吲达帕胺片1# po qd，琥珀酸美托洛尔缓释片47.5mg po qd，度拉糖肽注射液1.5mg ih qw，达格列净片10mg po qd，盐酸二甲双胍片0.85g po bid，胰激肽原酶肠溶片120万单位 po tid，双环醇片50mg po tid，水飞蓟宾胶囊70mg po tid，碳酸氢钠片1g po tid。患者自述在服用上述药物初期出现腹泻症状，最多一天3次，有虚脱感，未予特殊处理。入院前腹泻症状较前好转，体重较前下降5kg，考虑患者存在腹泻引起的血容量不足的情况。同时患者2022年5月4日入院时未服用任何药物，查血肌酐明显比2022年5月3日下降，患者彩超双肾体积正常，残余尿4mL，未见存在尿路梗阻，排除肾后性AKI。查尿全套：尿N-乙酰-β-D-氨基葡萄糖苷酶、尿β_2-微球蛋白、尿α_1-微球蛋白、尿视黄醇结合蛋白升高，提示以肾小管损害为主，故考虑患者本次急性肾损伤主要为药物导致的肾性AKI，伴有腹泻引起的血容量不足的肾前性诱因。肾毒性药物主要考虑为培哚普利吲达帕胺片，因培哚普利吲达帕胺片中的培哚普利为ACEI类降压药，该类药扩张肾脏出球小动脉作用强于扩张入球小动脉，减少肾脏血流，有导致急性肾损伤的风险，同时度拉糖肽也有急性肾损伤和慢性肾衰竭恶化的报道，患者入院已停用这两种药物，监测血肌酐未再继续上升，5月7日复查肌酐已下降至319μmol/L。

（2）防治肾病并发症。患者入院查尿酸790μmol/L，尿酸偏高，根据2019年版《中国高尿酸血症与痛风诊疗指南》，该患者高尿酸血症合并有高血压疾病，控制血尿酸水平为<360μmol/L，不建议将血尿酸长期控制在<180μmol/L。推荐别嘌醇、非布司他或苯溴马隆为痛风患者降尿酸治疗的一线用药。非布司他为特异性黄嘌呤氧化酶抑制剂，有良好的降尿酸效果，尤其适用于慢性肾功能不全患者，起始剂量为20mg/d，2～4周血尿酸水平仍未达标，可增加20mg/d，最大剂量为80mg/d。指南推荐碱化尿液是预防和溶解尿酸性肾结石的主要方法，常用药物为碳酸氢钠和枸橼酸制剂。碳酸氢钠适用于慢性肾功能不全合并代谢性酸中毒患者，剂量0.5～1g，口

服3次/d,故给药合理。患者入院初期血钙2mmol/L,血磷正常,对症给予碳酸钙D_3片补钙治疗合理。

(3)降压、降糖治疗。该患者高血压3级病史,伴有急性肾损伤,AKI患者应避免使用肾毒性药物,ACEI/ARB有导致急性肾损伤的风险,故不适用。该患者已停用培哚普利吲达帕胺片,同时患者苯磺酸氨氯地平片过敏,可选择的降压药为其他CCB类药或β受体阻滞剂或α受体阻滞剂,故给予琥珀酸美托洛尔缓释片、甲磺酸多沙唑嗪缓释片合理。

该患者有2型糖尿病,根据《中国2型糖尿病防治指南(2020年版)》降糖目标为空腹血糖<4.4~7mmol/L,非空腹血糖<10mmol/L,糖化血红蛋白(HbA1c)≤7.0%。患者入院前1天使用度拉糖肽注射液,该药作用时间较久,1周1次给药,继观肾功能水平调整用药。达格列净、二甲双胍在GFR<45mL/min时禁用,故目前患者肾功能水平禁用达格列净、二甲双胍。利格列汀具有独立于降糖作用之外的肾脏保护作用,肾功能不全患者无须调整剂量,故给药合理。同时患者BMI 31.07,体形偏胖,嘱患者注意生活方式及饮食调整,低盐低脂糖尿病饮食,适量运动,控制体重。

Day6—10

病情变化和辅助检查:患者受凉后述轻微咳嗽,伴咽喉不适,小便较前增加,大便正常,精神、饮食、睡眠尚可。

2022年5月9日肝功能:丙氨酸氨基转移酶19IU/L,天门冬氨酸氨基转移酶27IU/L,血清总蛋白64.6g/L,人血白蛋白44.2g/L,总胆红素14μmol/L;肾功能:尿素氮9.5mmol/L,肌酐219μmol/L,尿酸246μmol/L,血清胱抑素4.05mg/L;电解质分析:钙2.29mmol/L,磷1.39mmol/L,钾3.8mmol/L;肾病相关自身抗体4项:正常。

2022年5月12日肝功能:丙氨酸氨基转移酶26IU/L,天门冬氨酸氨基转移酶30IU/L,血清总蛋白69.6g/L,人血白蛋白44.6g/L,总胆红素14.2μmol/L,总胆汁酸3.1μmol/L,碱性磷酸酶67IU/L;肾功能5项:尿素氮6.8mmol/L,肌酐168μmol/L,尿酸257μmol/L,肾小球滤过率42.82mL/min;电解质分析(6项):钙2.31mmol/L,钾4.1mmol/L,磷1.05mmol/L;全血细胞计数+五分类:白细胞7.5×10^9/L,红细胞4.6×10^{12}/L,血红蛋白129g/L,血细胞比容37.5%,血小板468×10⁹/L,中性粒细胞百分比72.8%;PCT、CRP:正常。

药物治疗方案:加用连花清瘟胶囊1.4g po tid,度拉糖肽注射液1.5mg ih ONCE,其余治疗同前。

药学监护如下。

(1)患者入院后完善肾病相关继发因素,免疫固定电泳、抗中性粒细胞胞质抗体、抗自身抗体、乙肝丙肝等检查均为阴性,排除多发性骨髓瘤、自身免疫性疾病(紫癜、SLE)、感染(肝炎相关性肾病)等导致的肾损害,未存在尿路梗阻等肾后性因素。考虑患者本次血肌酐快速升高为药物导致的急性肾损伤,经过停用可疑肾毒性药物培哚普利吲达帕胺片,根据肾功能水平停用二甲双胍、达格列净片,并积极降尿酸、调节电解质紊乱,以及控制血压、血糖,患者血肌酐从5月3日的959.3μmol/L降到5月12日的168μmol/L,尿酸从690μmol/L下降至257μmol/L,电解质正常,目前GFR 42.82mL/(min·1.73m²),肾功能明显恢复。期间患者因血糖波动于5月10日再次注射度拉糖肽,监测血肌酐未发现有升高情况,基本可排除度拉糖肽导致的AKI。

(2)患者偶有咽喉部不适,自诉受凉后出现,患者体温及PCT、CRP、白细胞、中性粒细胞等炎症指标正常,考虑上呼吸道感染可能,给予连花清瘟胶囊对症治疗,剂量合理。

【案例总结】

该案例主要特点、治疗情况总结、治疗方案总体评价、药学监护重点如下。

患者中年男性,因"发现蛋白尿10余天,血肌酐升高"入院,该患者2022年4月17日外院查肌酐82.3μmol/L,肾小球滤过率101.48mL/(min·1.73m²),肾功能正常,5月3日复诊查血肌酐为959.3μmol/L,5月4日再次复查血肌酐为778.2μmol/L,患者半个月内血肌酐急剧升高,诊断为急性肾损伤。入院积极排查有无肾前性、肾性、肾后性导致的急性肾损伤因素。入院初期,询问患者用药史发现培哚普利吲达帕胺片和度拉糖肽有导致急性肾损伤的风险,且患者在半个月的服药期间出现腹泻症状,体重较前下降5kg,考虑患者存在腹泻引起的血容量不足情况。同时患者5月4日入院时未服用任何药物,查血肌酐明显比5月3日下降,考虑本次AKI可能与药物相关。入院后完善肾病相关继发因素检查均为阴性,排除多发性骨髓瘤、自身免疫性疾病(紫癜、SLE)、感染(肝炎相关性肾病)等导致的肾损害,患者彩超双肾体积正常,未见尿路梗阻情况,排除肾后性AKI,尿全套提示以肾小管损害为主,考虑患者本次急性肾损伤主要为药物导致的肾性AKI,伴有入院前腹泻引起的血容量不足的肾前性诱因,主要治疗方案为适当补液及停用可能造成肾小管损害的肾毒性药物。患者入院后经停用可疑肾毒性药物培哚普利吲达帕胺片,并积极降尿酸、调节电解质紊乱,以及控制血压、血糖治疗,血肌酐从5月3日的959.3μmol/L降到5月12日的168μmol/L,肾小球滤过率42.82mL/min,患者小便量逐渐增加,尿酸、电解质正常,肾功能较前明显恢复。

【药学监护重点】

临床药师在本次治疗中对患者进行了全程化用药监护。在参与该患者的治疗过程中,认真分析了病历资料和用药史,并结合患者病情特点及治疗原则,进行用药监护及用药教育、饮食教育等,尤其该患者急性肾损伤很可能是由药物肾毒性引起,全程对每一次加药、减药、停药都进行适宜性评估,并给出自己的建议,用药过程中密切观察患者症状和体征变化,监测可能的药物不良反应,保证了患者用药期间的安全性和有效性。

二、特殊案例一:急性肾损伤患者使用造影剂

病史摘要:男,59岁,就诊前12h因感冒发热,在家自行服用退烧药物后在被子里捂汗。前8h无明显诱因出现胸痛、心前区绞痛,持续半小时左右自行缓解,伴有出汗,无恶心、呕吐,无头痛头晕。前6h上述症状再发,自觉症状加重,持续超过半小时,查心电图示下壁导联异常Q波,J点上抬,前壁导联ST压低。超敏肌钙蛋白-I 3.85ng/mL,肌酐199mmol/L,入院考虑"冠心病,急性冠脉综合征;肾功能不全,急性或慢性"患者发病小于24h,仍有胸痛,心电图改变,有急诊冠脉造影指征。

用药情况:0.45%氯化钠注射液1000mL+5%碳酸氢钠注射液125mL缓慢静脉滴注,维持12h;乙酰半胱氨酸胶囊0.2g,口服3次/d。

【药学监护】

肾内科会诊,患者肾脏B超未见明显异常,结合病史,考虑为急性肾功能不全。《2018肾病患者含碘造影剂的应用指南》中:①动脉接受造影剂发生肾损风险高于静脉接受造影剂的患者;②使用较小体积的造影剂可以降低接受冠脉造影患者发生肾损的风险,建议使用最小必需体积的造影剂。因此建议患有CAG和PCI指征的患者了解术后肾功能恶化的风险,接受有关适当预防措施的指导,并接受最少必要量的造影剂。根据《临床诊疗指南——肾脏病学分册》,慎重选择治疗药物和诊断性操作,必要时采取预防干预措施,N-乙酰半胱氨酸联合0.45%生理盐水以及静脉输注碳酸氢钠均有助于预防造影剂相关的AKI。结合上述资料,该患者最后采取方案:碘克沙醇80mL,并给予生理盐水加碳酸氢钠,术后12小时连续给予,同时乙酰半胱氨酸胶囊口服。

第五章 糖尿病肾病

糖尿病肾病(DKD)是指由糖尿病所致的慢性肾脏疾病,是糖尿病主要的微血管并发症之一。我国20%～40%的糖尿病患者合并糖尿病肾病,现已成为慢性肾脏病和终末期肾病的主要原因。

第一节 疾病基础知识

一、病因及发病机制

糖尿病肾病的危险因素包括年龄、病程、血压、肥胖(尤其是腹型肥胖)、血脂、尿酸、环境污染物等。1型糖尿病患者一般5年后才会发生糖尿病肾病,2型糖尿病患者在诊断时即可伴有糖尿病肾病。

在糖尿病状态下,全身脏器出现糖代谢障碍,此时约50%的葡萄糖在肾脏代谢,一方面降低了机体发生酮症酸中毒、高渗性昏迷的风险,另一方面也加重了肾脏的糖负荷。肾脏血流动力学改变、肾小球高灌注、高跨膜压和高滤过在糖尿病肾病的发展中起关键作用。肾小球体积增大、毛细血管表面积增加,导致肾小球血流量及毛细血管压力升高、蛋白尿生成。在糖尿病状态下,葡萄糖自身氧化造成线粒体超负荷,导致活性氧(ROS)产生过多,可诱导多种损伤介质,促进肾小球细胞外基质合成增多、降解减少,导致小球、小管间质纤维化。另外,天然免疫中补体系统和模式识别受体之间存在复杂的交互作用网络、遗传因素等,也可能在糖尿病肾病的发病机制中发挥了重要作用。

二、临床表现与分期

糖尿病肾病主要表现为不同程度蛋白尿及肾功能的进行性减退。采用估算 eGFR 与尿白蛋白/肌酐比值(UACR)联合评估方法对 DKD 进行临床分期,具体的临床/病理分期及临床表现见表5-1。

表5-1 糖尿病肾脏疾病临床分期、病理分级

病理分级	临床分期	病理特点	临床表现
Ⅰ级	高滤过期	肾小球结构正常或体积增大	eGFR轻度增高,尿微量白蛋白为阴性
Ⅱa级	微量白蛋白尿期(早期糖尿病肾脏疾病)	肾小球基底膜(GBM)轻度增厚及系膜基质轻度增生	以持续性微量白蛋白尿为特征,尿蛋白排泄率(UAER)为20~200μg/min或30~300 mg/24 h,eGFR正常或轻度下降
Ⅱb级		GBM增厚及系膜基质增宽明显	
Ⅱ或Ⅲ级	大量白蛋白尿期(糖尿病肾脏疾病期)	Ⅲ级:一个或多个结节硬化(K-W结节形成)	以临床显性尿蛋白为特征,尿白蛋白/肌酐比值(UACR)>300mg/g,UAER>200μg/min或>300mg/24 h,部分可表现为"DKD三联征",即大量蛋白尿、高血压、水肿,eGFR呈较明显下降趋势
Ⅳ级	肾衰竭期	超过50%肾小球硬化	大量蛋白尿,估计肾小球滤过率<15mL/(min·1.73m²),常有终末期肾病相关临床表现

注:部分患者病理分级与临床分期可出现不一致情况。

糖尿病肾病的其他临床表现:Ⅳ型肾小管酸中毒,特别是在 RAS 抑制

的情况下更要谨慎发生尿路感染；单侧/双侧肾动脉狭窄；梗阻性肾病（神经源性膀胱）；肾乳头坏死等。

三、实验室相关检查

（一）检查

尿液的检查与肾功能检查，得出 UACR，临床上常将 UACR 30～300mg/g 称为微量白蛋白尿，UACR＞300mg/g 称为大量白蛋白尿。

（二）眼底检查

糖尿病视网膜病变是糖尿病微血管病变的一部分，常和糖尿病肾病同时存在，所以一旦发现视网膜病变就要警惕肾脏微血管病变的存在。

（三）肾脏B超检查

肾脏B超检查主要可评估肾脏大小、形态和内部结构等。

（四）肾脏病理

病理活检被认为是DKD诊断的金标准。不能依据临床病史排除其他肾脏疾病时，考虑进行肾穿刺以确诊。

四、诊断与鉴别诊断

（一）诊断

符合 ADA 2020 年制定的糖尿病诊断标准，有明确的糖尿病病史，同时与尿蛋白、肾功能变化存在因果关系，并排除其他原发性、继发性肾小球疾病与系统性疾病，符合以下情况之一者可诊断糖尿病肾脏疾病：

（1）随机 UACR≥30mg/g 或 UAER≥30mg/24h，且在 3～6 个月重复检查 UACR 或 UAER，3 次中有 2 次达到或超过临界值；排除感染等其他干扰因素。

（2）估算肾小球滤过率（eGFR）＜60mL/（min·1.73m²）3 个月以上。

（3）肾活检符合糖尿病肾脏疾病病理改变。

（二）鉴别诊断

1. 原发性肾病综合征

主要表现为大量蛋白尿、低血浆白蛋白、高脂血症和水肿，常无糖尿病病史，可以此与糖尿病肾病鉴别诊断。

2. 急性肾损伤

是指突发和持续的肾功能突然下降，表现为氮质血症、水电解质和酸碱平衡以及全身各系统症状，可伴有少尿或无尿。

3. 过敏性紫癜肾炎

好发于青少年，有典型的皮肤皮疹，可伴关节痛、腹痛及黑便，与糖尿病肾病症状相似的是可出现血尿、蛋白尿，但一般是在皮疹出现后发生，糖尿病肾病一般无皮疹症状，根据典型皮疹症状鉴别诊断。

4. 高血压肾病

年龄多在40～50岁，高血压病史5～10年，表现为持续性微量白蛋白尿或轻中度蛋白尿，或出现肾小球功能损害（如血肌酐升高）等临床症状，可根据病史进行鉴别。

5. 活动性尿沉渣

糖尿病患者在无尿路感染情况下突然出现大量红细胞、白细胞或细胞管型，即所谓的"活动性"尿沉渣，此时应高度警惕患者是否合并非糖尿病的肾脏疾病。

6. 其他非糖尿病肾脏疾病

若患者的水肿、蛋白尿或者肾功能衰竭与糖尿病无明显关系，则应考虑糖尿病合并其他肾脏疾病的可能性，如糖尿病患者eGFR短期内迅速下降、影像学提示肾脏结构异常或肾活检提示其他肾脏疾病的病理学改变。

五、主要并发症

（一）营养不良

营养不良是DKD常见的并发症，也是导致DKD患者并发感染、炎症、心脑血管动脉粥样硬化加重的重要因素。研究发现低蛋白饮食可以延缓肾脏病的进展,同时能够改善患者肾功能及预后与生存。

（二）心血管疾病

糖尿病是心、脑血管疾患的独立危险因素。空腹血糖和餐后血糖升高,即使未达到糖尿病诊断标准,心、脑血管疾病发生风险也显著增加。糖尿病患者经常伴有高血压、血脂紊乱等心脑血管病变的重要危险因素。糖尿病患者合并DKD后,心血管风险显著增加。包括我国人群在内的大量研究表明,随着eGFR下降或UACR升高,糖尿病患者心血管事件、心血管相关死亡风险显著增加,而降低UACR可使心血管风险减少,多数糖尿病患者死于心血管疾病,并非慢性肾脏病或者糖尿病肾病。

（三）糖尿病视网膜病变

糖尿病视网膜病变常伴发糖尿病肾病。糖尿病视网膜病变合并微量白蛋白尿可作为糖尿病肾病的辅助诊断指标。糖尿病视网膜病变尿液特异性蛋白可能也有预测糖尿病肾病进展的作用。糖尿病视网膜病变的主要危险因素包括糖尿病病程、高血糖、高血压和血脂紊乱。2型糖尿病患者还是其他眼部疾病早发的高危人群,眼病包括白内障、青光眼、视网膜血管阻塞及缺血性视神经病变等。DM或DKD患者视网膜病变的严重程度与DKD的肾脏结构损害密切相关,包括肾小球系膜增生、肾小球基底膜增宽以及肾小球基底膜结构变化等。

（四）静脉血栓栓塞

静脉血栓栓塞包括深静脉血栓和肺栓塞。与非糖尿病患者相比,糖尿病患者更常累及股深动脉及胫前动脉等中小动脉。其主要病因是动脉粥样硬化,但动脉炎和栓塞等也可导致下肢动脉病变,因此糖尿病患者下肢动脉病变通常是指下肢动脉粥样硬化性病变。DKD患者由于存在大量白蛋白尿、低蛋白血症以及严重血管内皮细胞损伤等因素,多易合并深静脉血栓。

第二节　疾病综合治疗

一、疾病评估

监测患者血肌酐、尿蛋白,根据肾小球滤过率和尿白蛋白/肌酐比值来进行综合评估。

二、目标管理

在糖尿病肾病的管理中,应采用阶段管理的方式进行疾病的综合管理。

(1)早期筛查、改变生活方式、控制血糖、血压、血脂、尿酸等危险因素。DM患者一般推荐控制 HbA1c 目标值低于 7.0%,以预防和延缓 DKD 等微血管病变发生和进展。

(2)早期治疗:即对出现白蛋白尿或 eGFR 下降的 DKD 患者予以综合治疗,减少或延缓 ESRD 发生。

(3)包括并发症和并发症防治,肾脏替代治疗,减少心血管事件及死亡风险,提高生活质量和生存率。

三、治疗策略

(一)一般治疗

1.改善生活方式

包括运动、戒烟、控制体重等。推荐患者每周进行 5 次,每次 30min 与心肺功能相匹配的运动;戒烟或减少吸烟次数是糖尿病患者预防或控制 DKD 进展的重要措施。

2.饮食

蛋白摄入:由于高蛋白摄入与糖尿病患者肾功能下降、尿白蛋白的增加相关,所以对于非透析 DKD 患者,蛋白质摄入大约应为 0.8g/(kg·d),不推荐每日蛋白质摄入低于 0.8g/(kg·d)。对透析患者,因常伴有蛋白消耗,适当增加蛋白摄入有利于保存肌肉容量及功能,推荐维持性血液透析患者蛋白质摄入量为 1.2g/(kg·d),腹膜透析患者摄入蛋白质为 1.2~1.3g/(kg·d)。由于糖尿病肾病患者限制了蛋白质的摄入,所以饮食应以生物学效价高的优质蛋白质为主,包括家禽、鱼、大豆及植物蛋白等。

钠、钾摄入:推荐 DKD 患者限制盐的摄入少于 6g/d,但不应低于 3g/d。对于合并高钾血症的患者,还需要限制钾盐摄入。饮食中钠、钾的摄入需要个体化,根据患者的并发症情况、使用药物、血压及血生化检查结果来调整。

(二)药物治疗

1. 控制血糖

所有 DKD 患者合理降糖,严格控制血糖水平,延缓 DKD 的发生和进展。建议遵循个体化原则,对糖化血红蛋白(HbA1c)目标值进行分层管理,避免低血糖发生。

(1)口服抗高血糖药物。口服抗高血糖药物包括双胍类、磺脲类、格列奈类、α-糖苷酶抑制剂、噻唑烷二酮类、DPP-4 抑制剂、SGLT2 抑制剂。

二甲双胍是 T2DKD 患者控制血糖的首选药物和基础用药,肾功能不全时,二甲双胍可能在体内蓄积,引起乳酸性酸中毒,所以 DKD 患者应根据 eGFR 水平调整用量或停用。磺脲类药物包括格列本脲、格列齐特、格列吡嗪、格列喹酮等,大部分药物在肾功能受损的患者中可能出现蓄积,增加低血糖的发生风险。格列奈类药物为非磺脲类胰岛素促泌剂,我国上市的有瑞格列奈、那格列奈和米格列奈,此类药物在餐前即刻服用,可单独使用或与其他降糖药联合应用,该类药物可以在肾功能不全的患者中使用。α-糖苷酶抑制剂及其代谢产物的血药浓度随着肾功能的下降会显著增加,因此 DKD 患者需要根据 eGFR 水平进行调整。噻唑烷二酮类药物包括罗格列酮、吡格列酮等,根据 2021 年 KDOQI 指南,肾功能下降的患者无须调整吡格列酮、罗格列酮剂量,但该类药物可增加水钠潴留,引起血浆容量增加的风险。DPP-4 抑制剂包括西格列汀、利格列汀、沙格列汀和阿格列汀等,通过减少体内 GLP-1 的分解、增加 GLP-1 浓度发挥降血糖作用,除利格列汀主要通过肠肝循环排泄外,其他主要由肾脏排泄,关于此类药物的肾脏保护作用尚缺乏充足的循证医学证据。SGLT2 抑制剂是一类新型 OADs,有别于其他传统降糖药物。SGLT2 抑制剂可作用于肾小管,通过抑制肾小管对葡萄糖的重吸收,促进尿糖排泄而发挥降糖作用。目前临床上常用的 SGLT2 抑制剂有达格列净、恩格列净和卡格列净等。SGLT2 抑制剂的降糖作用伴随肾功能减退而下降,多项 RCT 研究表明,此类药物有降糖以外的肾脏保护作用,能够稳定 T2DKD 患者的 eGFR 水平,保护肾功能。

临床上通常选择以二甲双胍为基础的联合治疗方案,若二甲双胍禁忌或不耐受,则可选择其他治疗药物,如 SGLT2 抑制剂、α-糖苷酶抑制剂或胰岛素促分泌剂(如磺脲类、格列奈类)等作为联合治疗的基础用药。联合治疗应优先考虑低血糖风险较小、具有潜在肾脏获益的药物。与其他口服降糖药物相比,SGLT2 抑制剂联合二甲双胍在降糖、降压、调节血脂、减轻体重方面更具优势,且治疗时间越长,优势越明显。α-糖苷酶抑制剂、DPP-4 抑制剂同样可作为二甲双胍联合治疗的理想选择。

表5-2　不同肾功能分期口服降糖药物选择一览表

药物类别	药物名称	慢性肾脏病分期估计肾小球滤过率范围，单位:mL/(min·1.73m²)				
		1～2期 (≥60)	3a期 (45～59)	3b期 (30～44)	4期 (15～29)	5期 (<15)
双胍类	二甲双胍					
磺脲类	格列本脲					
	格列吡嗪					
	格列喹酮					
	格列齐特					
格列奈类	瑞格列奈					
	那格列奈					
噻唑烷二酮类	吡格列酮					
	罗格列酮					
α-糖苷酶抑制剂	阿卡波糖					
	伏格列波糖					
二肽基肽酶-4抑制剂	西格列汀					
	沙格列汀					
	维格列汀					
	利格列汀					
	阿格列汀					
钠-葡萄糖共转运蛋白-2抑制剂	达格列净					
	恩格列净					
	卡格列净					

注：▨表示无须减量；▨表示减量；□表示禁止使用；■表示用药经验有限。

（2）GLP-1受体激动剂。GLP-1受体激动剂包括利拉鲁肽、艾塞那肽、利司那肽等。艾塞那肽、利司那肽可通过肾小球滤过清除，利拉鲁肽代谢产物可通过尿液或粪便排泄。多项研究表明该类药物与安慰剂相比，能够显著降低复合终点的发生风险，包括进展为大量白蛋白尿、肌酐翻倍、ESRD

和肾脏疾病导致的死亡等。

(3)胰岛素。没有确凿证据表明胰岛素治疗有降糖之外的肾脏获益,胰岛素治疗的目的是改善血糖控制。在DKD的早期阶段,由于胰岛素抵抗增加,胰岛素需求可能增加。对于中晚期DKD患者,特别是CKD 3b期及以下者,肾脏对胰岛素的清除减少,胰岛素需求量可能下降。

(4)具有肾脏获益的降糖药物。SGLT2$_i$：SGLT2$_i$通过抑制近端肾小管对葡萄糖的重吸收、促进尿糖排泄而降低血糖。目前我国上市的SGLT2$_i$包括达格列净、恩格列净和卡格列净等。近年来多项研究表明,SGLT2$_i$具有独立于降糖之外的肾脏保护作用,能显著降低肾脏复合终点风险。SGLT2$_i$的不良反应主要包括泌尿生殖系统感染及血容量降低相关的不良反应。此外,对于酮症酸中毒高风险患者应尽量避免使用此类药物。目前尚缺乏在肾移植患者中使用SGLT2$_i$的有效性及安全性研究,由于使用免疫抑制剂可能增加感染风险,暂不推荐在这部分患者中使用。

GLP-1RA：GLP-1RA以葡萄糖依赖的方式刺激胰岛素分泌,同时具有延缓胃排空、抑制食欲和降低体重的作用。在以心血管事件为主要终点的研究中证实,GLP-1RA除了具有明确的心血管获益外,还有额外的肾脏获益。

一项大型荟萃研究表明,SGLT2$_i$和GLP-1RA均可降低DM患者CVD、ESRD及全因死亡风险。与SGLT2$_i$相比,GLP-1RA可在eGFR更低的患者中使用。艾塞那肽和利司那肽可在eGFR≥30mL/(min·1.73m^2)的患者中使用,而利拉鲁肽、度拉糖肽和司美格鲁肽可在eGFR≥15mL/(min·1.73m^2)的患者中使用,且无须调整剂量。胃肠道反应是GLP-1RA的常见不良反应,应从小剂量起始,逐渐加量。合并甲状腺髓样癌、多发性内分泌腺瘤病2型及急性胰腺炎病史的患者禁用GLP-1RA。

【药师关注点】

二甲双胍的主要不良反应为胃肠道反应,从小剂量开始并逐渐加量是减少其不良反应的有效方法,长期使用二甲双胍者应注意维生素B$_{12}$缺乏的可能性,当DKD患者eGFR在45~59mL/(min·1.73m^2)时,使用造影剂或全身麻醉术前48h应当暂时停用二甲双胍,完成造影或麻醉至少48h后复查肾功能无恶化方可继续用药;磺脲类药物如果使用不当易导致低血糖,故服药期间应告知患者规律用餐;α-糖苷酶抑制剂的常见不良反应为胃肠道反应,如腹胀、排气等,从小剂量开始,逐渐加量可减少不良反应;有心力衰竭、活动性肝病或转氨酶升高超过正常上限2.5倍及严重骨质疏松和有骨折病史的患者应禁用噻唑烷二酮类药物;SGLT2抑制剂可能增加尿路及生殖道感染风险,患者应适量增加饮水,保持外阴清洁,必要时给予监测和治疗;对于CKD 3~5期患者在联合应用胰岛素和胰岛素促泌剂时应小心,因为低血糖的风险很高。

2. 控制血压

推荐DKD患者血压控制靶目标:65岁及以上<140/90mmHg,65岁以下<130/80mmHg;24h尿白蛋白≥30mg时血压控制在≤130/80mmHg。

(1)推荐ACEI和ARB类药物作为治疗DKD的一线药物。除了妊娠期间外,ACEI/ARB类药物推荐用于尿白蛋白排泄>300mg/24h的患者和(或)eGFR<60mL/(min·1.73m²)的患者,也可用于治疗尿白蛋白排泄中度升高(30~300mg/24h)的患者。

(2)DKD患者血压无法达标时,可考虑联用不同机制降压药物。联合应用降压药物是降压达标的关键,已成为降压治疗的基本方法。联合用药可以减少大剂量单药治疗带来的不良反应,利用协同作用增强疗效,对靶器官具有综合保护作用。钙通道阻滞剂(CCB)是联合降压治疗的基础药,尤其适用于单纯收缩期高血压、老年高血压患者,且该类药物无绝对肾脏禁忌证的降压药物,在肾功能受损时,长效CCB无须减少剂量。

(3)利尿剂有助于控制DKD患者高钾血症,继而有利于提高肾素-血管紧张素-醛固酮系统抑制剂的治疗效果。以醛固酮为代表的盐皮质激素可通过激活盐皮质激素受体,在机体的水盐代谢中发挥调节作用,对于部分顽固性蛋白尿和难治性高血压患者,在保证其eGFR>45mL/(min·1.73m²)且排除了高血钾病史的前提下,可以尝试使用盐皮质激素受体拮抗剂(MRA),但是必须密切监测患者的肾功能和血钾。

(4)老年前列腺肥大DKD患者可考虑应用α₁受体阻滞剂,但要警惕直立性低血压的风险。

【药师关注点】

ACEI/ARB 治疗期间应根据 UACR、血清肌酐、血钾水平适时调整治疗方案,该类药物禁用于伴有双侧肾动脉狭窄的患者;使用 CCB 期间监测患者是否存在牙龈增生、心率增快、水肿等不良反应;β受体阻滞剂对糖代谢有潜在不利影响,为了避免掩盖低血糖症状,反复低血糖发作的患者应慎用β受体阻滞剂;对使用 α_1 受体阻滞剂应警惕直立性低血压。

3. 控制蛋白尿

(1)早期微量白蛋白尿。在 T2DM 合并微量白蛋白尿的患者中,厄贝沙坦除降压作用以外还具有减少尿蛋白的作用,在血压正常、微量白蛋白尿期的 T2DKD 患者中,使用卡托普利、缬沙坦、奥美沙坦等药物,能起到减少尿蛋白的作用。另外,使用具有直接的肾脏保护作用 SGLT2 抑制剂如恩格列净、卡格列净治疗,也能够使 UACR 显著下降。

(2)大量白蛋白尿。T2DKD 大量白蛋白尿的治疗首选 ACEI/ARB 类药物。其他治疗药物包括肾素拮抗剂、盐皮质激素受体拮抗剂、内皮素-1受体拮抗剂、SGLT2 抑制剂和维生素 D 受体激动剂,但这几类药物在 T2DKD 的治疗中还需要更多的询证证据。另外,在我国,中药提取剂如雷公藤多苷片、黄葵胶囊等,对于减轻蛋白尿、稳定肾功能有一定的治疗作用,但需要积累循证医学证据并需监测可能出现的药物不良反应。

4. 调节血脂

确诊 DKD 的同时均应检测患者的空腹血脂谱,包括三酰甘油(TG)、总胆固醇(TC)、高密度脂蛋白-胆固醇(HDL-C)和低密度脂蛋白-胆固醇(LDL-C)。建议对动脉粥样硬化性心血管病(ASCVD)进行风险评估,CKD G1~5 非透析 DKD 患者 ASCVD 高危人群调脂的主要目标为 LDL-C<2.6mmol/L。CKD G1~5 非透析 DKD 患者 ASCVD 极高危人群调脂的主要目标为 LDL-C<1.8mmol/L。CKD G5 透析 DKD 患者,既往未开始调脂治疗的,不建议新加调脂药物,透析前已开始调脂者继续谨慎使用。

对于绝大多数 DKD 患者,中等强度他汀(可使 LDL-C 水平降低 30%~50%)是可选的降胆固醇治疗药物,但应根据患者个体耐受情况和调脂疗效而调整剂量。如果患者 TG>5.6mmol/L 时,可在生活方式干预的基础上首选降 TG 药物(如贝特类、高纯度鱼油),以减少发生急性胰腺炎的风险。CKD 患者对于各类他汀类药物的清除能力随着 eGFR 下降而显著下降,故应依据肾功能水平选择药物种类和调整药物剂量,比如 CKD G5 透析患者不推荐起始他汀类药物治疗。

【药师关注点】

他汀类药物开始用药或剂量增加时,注意监测患者肝功能,若出现他汀类药物相关不良反应(如肝酶增高、肌肉痉挛、外周神经病变),可降低剂量或给药频次,或加用非他汀类药物,或换用另一种他汀类药物。

表5-3 不同肾功能分期降脂药物选择一览表

药物	慢性肾脏病分期[估计肾小球滤过率范围,单位:mL/(min·1.73m²)]				
	1~2 期(≥60)	3a 期(45~59)	3b 期(30~44)	4 期(15~29)	5 期(<15)
普伐他汀	无须减量	减量	减量	无须减量	无须减量
阿昔莫司	无须减量	禁止使用	禁止使用	禁止使用	禁止使用
吉非贝齐	无须减量	无须减量	无须减量	用药经验有限	用药经验有限
氟伐他汀	无须减量	无须减量	无须减量	禁止使用	禁止使用
辛伐他汀	无须减量	无须减量	无须减量	禁止使用	禁止使用
非诺贝特	无须减量	减量	减量	用药经验有限	用药经验有限
苯扎贝特	无须减量	无须减量	无须减量	禁止使用	禁止使用
阿托伐他汀	无须减量	无须减量	无须减量	无须减量	减量
依折麦布	无须减量	无须减量	无须减量	无须减量	无须减量

注:▨ 表示无须减量;▨ 表示减量;■ 表示禁止使用;□ 表示用药经验有限。

5. 控制尿酸

关于 T2DKD 降尿酸治疗的起点和目标值,尚缺乏循证医学的证据,一般建议男性和绝经期女性血尿酸≥420μmol/L、非绝经期女性≥360μmol/L 时,开始给予降尿酸治疗,目标值为<360μmol/L。

(1)所有的高尿酸血症(HUA)都推荐首选饮食控制和运动。避免高嘌呤饮食,严格戒酒;肥胖和超重者,建议通过低热量饮食、适当运动达到理想体重;充分饮水,使每日尿量达到2000mL以上(需结合T2DKD患者的eGFR水平充分评估);避免服用可导致尿酸升高的药物等。

(2)非药物治疗效果不佳时,需进行药物治疗。常用的降尿酸药物包括抑制尿酸合成(如别嘌醇和非布司他)和促进尿酸排泄(如苯溴马隆)两大类。别嘌醇应从低剂量开始,逐渐加量。推荐初始剂量为每次50mg,每日1或2次,根据血尿酸水平调整剂量,eGFR<15mL/(min·1.73m²)时禁用。在合并肾功能不全时,非布司他有效性和安全性方面较别嘌醇更优,轻中度肾功能不全者[eGFR>30mL/(min·1.73m²)],使用非布司他无须调整剂量,且非布司他可用于对别嘌醇过敏或者HLA-B*5801基因阳性者。苯溴马隆推荐初始剂量为25mg/d,根据血尿酸水平调节用量,渐增至50~100mg/d,该药可用于轻、中度肾功能不全者,慎用于存在尿路结石者,eGFR<20mL/(min·1.73m²)时禁用。

【药师关注点】

别嘌醇可以发生"超敏反应综合征"(如致死性剥脱性皮炎),肾功能不全、HLA-B*5801基因阳性是发生该不良反应的危险因素,建议在服用别嘌醇前进行该基因筛查,阳性者禁用。服用促进尿酸排泄药苯溴马隆期间应告知患者增加饮水量、碱化尿液,以避免尿酸结晶的形成。

四、研究进展

糖尿病肾病是我国常见病和多发病,对DKD患者这一特殊人群,合理用药、规范诊疗、细化管理等方面仍有许多问题待解决,有关DKD的知识在不断更新,特别是新型药物的临床应用,2021年,由中华医学会肾脏病学分会组织的《糖尿病肾脏疾病临床诊疗中国指南》已在《中华肾脏病杂志》正式在线发表,下文主要就该指南的合理用药部分做简单介绍,供参考。本指南中专家推荐强度参阅了世界卫生组织(WHO)等制定的GRADE证据质量分级和推荐强度系统,具体如下:A,证据基于多项临床随机对照试验(RCT)或Meta分析;B,证据基于单项临床RCT或多项非随机对照研究;C,证据基于非随机对照研究或专家共识意见;D,证据基于病例观察、个案报道。

1. DKD患者在何种情况下可启动胰岛素治疗

胰岛素是治疗T1DKD的最主要药物。(A)

DKD-CKD G1~2,1~2 种 OADs 规范治疗 3 个月以上血糖未达标,可加用基础胰岛素治疗;如血糖仍未达标,可考虑基础胰岛素联合餐时胰岛素治疗,并酌情增加胰岛素剂量。(B)

DKD-CKD G3~5 非透析患者,推荐根据肾功能损伤程度及时调整胰岛素类型,建议使用胰岛素类似物。(C)

糖尿病 ESRD 透析患者建议及时调整胰岛素方案或类型,酌情改用非胰岛素类降糖药物。(C)

DKD 中重度肾功能不全(CKD G3~4 非透析)患者,推荐减少胰岛素剂量,以免发生低血糖。(C)

妊娠期 DKD 妇女如不能在 2 周内通过饮食治疗控制血糖,建议胰岛素治疗。(B)

2. 如何选用三类被认为具有不依赖于降糖作用的且具有肾脏保护作用的新型降糖药,包括 SGLT2 抑制剂、GLP-1 受体激动剂和 DPP-4 抑制剂?

DKD 患者使用二甲双胍后 HbA1c 未达标,优先加用 SGLT2 抑制剂,如 SGLT2 抑制剂不耐受或禁忌或 eGFR 不适宜,加 GLP-1 受体激动剂;若仍未达标,酌情选用 DPP-4 抑制剂(沙格列汀除外)、胰岛素或磺脲类药物。(B)

3. 部分顽固性蛋白尿和难治性高血压患者是否推荐使用 MRA?

对于部分顽固性蛋白尿和难治性高血压患者,在保证其 eGFR>45mL/(min·1.73m²)且排除了高血钾病史的前提下,可以尝试使用 MRA,但是必须密切监测患者的肾功能和血钾。(B)

4. DKD 患者是否需要常规预防使用抗血小板药物?

糖尿病和慢性肾脏病是心血管疾病(CVD)发生的危险因素。DKD 患者同时存在上述两种危险因素,因此有必要针对 DKD 患者进行 CVD 的药物预防治疗,如抗血小板药物。

对于有动脉粥样硬化病史的患者,在排除禁忌证、由阿司匹林引起的不良反应和阿司匹林不耐受之后,建议使用阿司匹林进行预防治疗。(A)

ASCVD 并阿司匹林过敏患者,需要应用氯吡格雷(75mg/d)作为二级预防。(B)

阿司匹林(75~100mg/d)作为一级预防用于糖尿病的心血管高危患者,

包括:年龄≥50岁,而且合并至少1项主要危险因素(早发ASCVD家族史、高血压、血脂异常、吸烟或蛋白尿)。(C)

第三节　全程化药学监护路径

针对糖尿病肾病患者特点,制订如下全程化药学监护路径。

表5-4　糖尿病肾病入院药学评估表(入院第1—2天)

科别:<u>肾病内科</u>　住院号:_____　患者编号:_____

姓名:_____　性别:□男 □女　年龄:____岁　联系电话:_____

患者情况	职业:_____
	受教育程度:□小学及以下 □初中 □高中/中专 □大专及以上
	费用支付:□自费 □医保 □公费 □新农合 □其他____
	合并疾病:_____
	既往史:_____
一般资料	入院日期__年_月_日 入院诊断 <u>1.糖尿病肾病</u>　病理类型:_____
	是否初次诊断为糖尿病肾病:□是 □否 初次诊断日期:___年__月
	初次发现糖尿病时间:___年__月
	身高____ 体重_____ 小便量_____
	药物过敏史:□无 □有_____
既往ADR史	药品不良反应:□无 □有_____

续表

目前用药依从性评价	您服用的药物有___种？/应该服用___种？ 您是否按照医生嘱托的剂量和时间服药？□是 □否 （记录每种药物的服药时间、频次、剂量等） □口服降糖药物_____ □胰岛素 _____ □降压药物_____ □降脂药物_____ □抗血小板药物_____ □降尿酸药物_____ □其他_____ 您会自行调整服药方案吗？□否 □是 □减药__□撤药__□其他_____ 您是否忘记服药？□否 □是_____ 您是否了解上述药物的不良反应？□了解 □不了解 □口服降糖药物 _□了解 □不了解_____ □胰岛素 _□了解 □不了解_____ □降压药物_□了解 □不了解_____ □降脂药物_□了解 □不了解_____ □抗血小板药物_□了解 □不了解_____ □降尿酸药物_□了解 □不了解_____ □其他__□了解 □不了解_____ 用药依从性总体评价： 数量依从性* ： 正确服用的药物数量___种/应服药物总数___种 时间依从性♯ ： 服药时间正确的次数___次/应服药总次数___次 □用法用量正确,依从性好　□偶尔漏服药,依从性较好 □间断用药,依从性一般　□未用药,依从性较差
生活方式	□水肿时低盐 □优质蛋白 □休息 □自己完全不清楚
疾病认知	□知晓,需要长期治疗 □认知度不够

资料来源 □患者 □家属 □其他　　　　　评估药师签名：　日期/时间：

注:*,依从药物的数量占用药总数的百分比;♯,指服药时间正确的次数占全部用药次数的百分比。

表5-5 糖尿病肾病在院药学评估表(住院第2天—出院前1天)

科别:<u>肾病内科</u> 床号:___床   住院号:_____ 患者编号:_____

姓名:_____ 性别:□男 □女 年龄:___岁 联系电话:_____

监护项目	**药学监护内容** □医嘱审核 □疗效评价 □不良反应监测 □药物个体化治疗 □药物依从性评价 □药物相互作用审查 □其他药物治疗相关问题,如___ □生活方式教育
药物调整	填写方式:D1—D5,二甲双胍0.5g p.o Bid,D6调整为二甲双胍1g p.o Bid至出院 □口服降糖药物 _____ □胰岛素_____ □降压药物_____ □降脂药物_____ □抗血小板药_____ □降尿酸药_____ □其他_____ 合理□是 □否
疗效评估	D:血糖:空腹__ mmol/L,早餐后2h__ mmol/L;尿蛋白肌酐比值(UACR)__ mg/g。 D:血糖:空腹__ mmol/L,早餐后2h__ mmol/L;尿蛋白肌酐比值(UACR)__ mg/g。 D:血糖:空腹__ mmol/L,早餐后2h__ mmol/L;尿蛋白肌酐比值(UACR)__ mg/g。 D:血糖:空腹__ mmol/L,早餐后2h__ mmol/L;尿蛋白肌酐比值(UACR)__ mg/g。
ADR记录	药品不良反应:□无 □有_____
个体化监测	□无 □有_____
用药信息	解答患者问题□无 □有_____

续表

肾穿刺	□无 □有_____	
用药依从性评价	数量依从性*	正确服用的药物数量___种/应服药物总数___种
	时间依从性#	服药时间正确的次数___次/应服药总次数___次
	未规律服药记录:□无 □有 用药依从性总体评价: □用法用量正确,依从性好 □偶尔漏服药,依从性较好 □间断用药,依从性一般 □未用药,依从性较差	
生活方式	□水肿时低盐 □优质蛋白 □休息 □自己完全不清楚	

资料来源□患者 □家属 □其他　　　　评估药师签名:　　　　日期/时间:

注:*,依从药物的数量占用药总数的百分比;#,指服药时间正确的次数占全部用药次数的百分比。

表5-6　糖尿病肾病患者在院药学监护表(住院第2天—出院前1天)

	作用类别	主要治疗药物	重点药学监护和用药教育内容
用药监护及教育	降糖药物	□二甲双胍 □格列美脲 □阿卡波糖 □其他___	二甲双胍 □随餐服用 □是否有恶心、呕吐、腹泻、腹痛等不适 □监测患者血糖、肾功能等 格列美脲 □早餐前服用,以足量液体(大约1/2杯水)吞服,不可咀嚼 □服药后是否立即进餐 □是否有瘙痒、荨麻疹、皮疹等不良反应 □是否有头晕、心慌、虚汗等低血糖反应 阿卡波糖 □用餐前即刻吞服或与前几口食物一起嚼服 □是否有腹胀、排气等胃肠道反应 备注:_____

降压药物	□硝苯地平 □螺内酯	□硝苯地平缓、控释片应整片吞服,不可掰开服用,避免与葡萄柚汁同服 □螺内酯宜进食时或餐后服用,以减少胃肠道反应 □是否有牙龈增生、心率加快、水肿等不良反应 □监测患者血钾水平 备注:_____
降尿酸药物	□别嘌醇 □苯溴马隆 □其他	□有无皮疹、丘疹等反应 □有无腹泻、恶心、呕吐等胃肠道反应 □苯溴马隆宜早餐后服用 □服药期间应多饮水 备注:_____
抗血小板药物	□阿司匹林 □其他	□用药前及用药过程中评估患者是否有出血倾向及凝血功能异常,用药期间密切观察有无出血表现,如各种皮肤黏膜出血、关节积血、伤口出血、血尿、黑便等 备注:_____
降脂	□他汀类	□注意他汀类药物与CYP3A4代谢药物的相互作用 □观察患者有无肌痛症状,监护患者肝功能情况 备注:_____
其他	□其他	备注:_____

用药监护及教育

评估药师签名:　　　　　　　　日期/时间:

表5-7 糖尿病肾病患者出院用药教育指导单

姓名:	性别:	年龄		住院病历号:

入院日期: 年 月 日　　　用药教育日期: 年 月 日

诊断:糖尿病肾病

药品通用名 (商品名)	用药 目的	用法用量	服药时间	备注
阿卡波糖咀嚼片	降血糖	每次2片, 每日3次	餐时服用	餐时随第一口食物一起嚼服,用药期间常有胃胀气和肠鸣音等,注意观察
格列苯脲片	降血糖	1次1片, 1日1次	早餐前服用	用药后不要忘记进餐,用药期间注意监测有无头晕、心慌等低血糖反应
硝苯地平控释片	降压	每次1片, 每日1次	晨起服用	整片吞服,不可掰开服用,避免与葡萄柚汁同服,观察是否有牙龈增生、心率加快、水肿等不良反应
盐酸特拉唑嗪片	降压	每次1片, 每日1次	睡前	注意监测血压,服药后静躺,避免突然直立
阿司匹林肠溶片	抗血小板	每次1片, 每日1次	晨起空腹服用	用药期间观察有无黑便、牙龈出血等不良反应
非布司他片	降尿酸	每次1片, 每日1次	晨起	用药期间注意监测肝功能
碳酸钙D_3片	补钙	每次1片, 每日1次	晚餐后服	需监测血钙,勿与牛奶或奶制品同服,亦可发生奶—碱综合征

注意事项：

◆ 您目前肌酐较高，且已有大量尿蛋白，需密切监测血糖和血压，若血糖和血压控制不佳会加快肾功能衰竭的进展，建议您每日监测血糖和血压，返院时交予医生来调整药物。

◆ 您已出现肾功能损害，需要注意避免使用肾毒性的药物，如部分非甾体消炎药以及一些复方制剂的感冒药等，如若必须使用，应在医师或药师的指导下使用。中药制剂禁用含有关木通、广防己、青木香、马兜铃等的成药及汤剂。

◆ 生活注意事项：低盐(3～6g/d)低脂优质蛋白饮食，建议您烹调用盐时使用可定量的盐勺，尽量不食用含钠盐量较高的各类加工食品，如咸菜、火腿、香肠以及各类炒货等，注意糖尿病饮食、低嘌呤饮食，三餐固定，不随意加餐，少吃甜食；少吃高嘌呤食物，如海鲜、豆类、动物内脏等。

● 肾内科门诊复查肝肾功能、电解质、血常规及尿常规等。

● 出现不明原因瘀斑、大便带血等出血体征、不明原因血压升高、血糖水平恶化、发热感染等不适时及时就医。

注意：如果您错过用药时间，应在记起时立即补用。但若已接近下一次用药时间，则无须补用，按平常的规律用药，请勿一次使用双倍剂量。

糖尿病肾病需要长期坚持服药，不要随意停药。我是您的临床药师，有什么问题和需求请及时告诉我。最后祝您早日康复！

临床药师：　　　　电话：

年　月　日

表5-8 糖尿病肾病出院患者药学随访问卷调查表

姓名_____ 性别____ 年龄_____ 联系电话_____ 患者编号____ 随访时间_____

临床药师认知度	□知道有临床药师　□不知道临床药师

用药依从性：

您服用的药物有__种？/应该服用__种？

您是否按照医生嘱托的剂量和时间服药？□是 □否

（记录每种药物的服药时间、频次、剂量等）

□口服降糖药物_____

□胰岛素_____

□降压药物_____

□降脂药物_____

□抗血小板药物_____

□降尿酸药物_____

□其他_____

您会自行调整服药方案吗？□否 □是 □减药__□撤药__□其他_____

您是否忘记服药？□否 □是_____

用药依从性总体评价：

数量依从性*	正确服用的药物数量___种/ 应服药物总数___种
时间依从性#	服药时间正确的次数___次/ 应服药总次数___次

□用法用量正确,依从性好　　□偶尔漏服药,依从性较好

□间断用药,依从性一般　　□未用药,依从性较差

疗效评估：

尿蛋白情况 □改善明显,尿白蛋白定量在正常范围 □好转,微量尿蛋白 □未见明显好转 □加重

您现在病情是否出现了反复,□否 □是,怎么处理的？

您出院后是否测定过尿蛋白和肌酐水平？(如测定,记录结果与测定时间)

时间:___ ;24h随机尿蛋白:__ ;肌酐:__

用药安全性：

4. 您是否了解所有药物的不良反应? □了解 □不了解

□口服降糖药物 _□了解 □不了解_____

□胰岛素 _□了解 □不了解_____

□降压药物__□了解 □不了解_____

□降脂药物_□了解 □不了解_____

□抗血小板药物_□了解 □不了解_____

□降尿酸药__□了解 □不了解_____

□其他_____□了解 □不了解_____

---

5. 您出院用药期间是否发生过不良反应?

按医嘱复诊率、指标监测率:

您出院以后在门诊复诊了吗? □有:_ 次;_____　　□没有

是否监测相应指标? □是 □否

□糖化血红蛋白 □血常规 □尿常规 □肝功能 □肾功能 □其他_____

生活方式	□水肿时低盐 □优质蛋白 □休息 □自己完全不清楚
疾病认知	□知晓,需要长期治疗 □认知度不够

满意度:

您对我们医院的服务满意吗?

(□非常满意 □满意 □可以 □不满意 □较差 □非常差)

您对我们临床药师的全程药学监护服务满意吗?

(□非常满意 □满意 □可以 □不满意 □较差 □非常差)

其他用药疑问:

药师签名:　　　　　　　　　　日期:

第四节　药学监护实践

一、问诊及评估

药学问诊如下。

(1)明确自我介绍,介绍临床药师的工作,取得患者信任。如果是查房已接触过的患者,建议以"询问患者主诉症状是否缓解"为开头。

如:**您好,您这两天感觉好点了吗?……我是临床药师**,您可以叫我*药师。我和**医生是一个治疗团队的,主要是监护您用药的疗效和安全性,下面将用5~10min时间了解一下您目前用药的情况,帮助您整理一下药物,您看可以吗?

(2)现病史梳理,注意使用开放式提问,详细询问患者的症状,有没有经过治疗,治疗后有没有好转,提问完毕对患者描述的情况进行总结。如:我们需要详细了解您这次入院的情况,有几个问题问一下您。您这次一开始主要是怎么不舒服来住院的?持续多久了?……自己在家用了什么药物?有没有缓解?……那我帮您整理一下,您是因为……来了医院是吗?糖尿病肾病患者多使用降糖药物、降压药物和降脂药物等,药师需要仔细评估既往上述药物服用情况,血糖、血压、血脂、尿蛋白控制情况。

(3)询问患者既往疾病史和用药史。请患者拿出自己正在服用的药物,让患者陈述用法用量,评估患者对疾病及药物的了解程度,评估患者用药依从性。并找出错误用药和重复用药,配合相关医生重整患者用药。

(4)询问患者药物过敏史和吸烟、饮酒史。需要详细询问患者药物过敏时表现出的具体症状,以评估用药安全性,给出恰当建议。

(5)简单介绍本次入院治疗方案。如您本次住院医生给予了您几方面的治疗,包括**,提高患者治疗依从性。

（6）给予生活方式宣教。如：您目前还是存在血糖控制不佳，所以建议您规律饮食，避免食用升糖指数高的食物，并每日7点进行血糖监测。

（7）结束问诊。如：谢谢您的配合，现在我对您的病情有了全面了解，我会持续关注您的病情变化及药物治疗。您如果有用药方面的疑问随时可以来医生办公室找我，祝您早日康复。最后整理问诊内容，填写糖尿病肾病患者入院药学评估表。

二、治疗方案评价及干预

（一）标准治疗方案

针对降糖药物，需要小剂量开始，根据血糖水平，逐渐加量进行调整。

口服用药：如二甲双胍片，通常起始剂量为0.5g，每日2次；或0.85g，每日1次；随餐服用。可每周增加0.5g，或每2周增加0.85g，逐渐加至每日2g，分次服用。每日剂量超过2g时，为了更好地耐受，药物最好随三餐分次服用。

静脉用药：DKD患者规律使用口服降糖药3个月，血糖仍未达标，或严重肾功能不全患者，可使用胰岛素治疗。对开始使用胰岛素的患者，应从基础胰岛素开始，并密切监测，避免发生低血糖反应，药师应对患者进行针对性教育，包括注射装置、注射技术等，并鼓励和指导患者掌握根据血糖监测结果来适当调节胰岛素剂量的技能。

根据患者具体情况制订个体化治疗方案。对于微量白蛋白尿期的DKD患者，应告知患者改善生活方式，控制血糖、血压、血脂，延缓肾脏病进展；对于大量白蛋白尿期的DKD患者，除了控制血糖、血压、血脂外，还要注意防治营养不良、贫血、钙磷矿物质代谢紊乱等并发症，降低心脑血管等并发症。对于肾衰竭期的DKD患者，应鼓励患者及早进行肾脏替代治疗，并防止透析及肾移植并发症。

（二）常见用药问题

如何应对治疗反应不佳；如何处理并发症，如周围神经和自主神经病变及延缓心、脑血管并发症等。

三、药学监护

（一）依从性监护

药物依从性包括药物治疗的开始、执行过程、停药3个阶段，目前多采用药物依从性问卷评价患者用药行为，常用的有4项Morisky药物依从性量表、8项Morisky药物依从性量表等。

（二）有效性监护

1.尿蛋白、血肌酐水平监测

监测患者尿白蛋白定量、血肌酐、随机尿蛋白肌酐比值，以评估患者治疗疗效。

由于24h尿标本收集不便，而随机点收集UACR相对稳定，标本收集更方便，故大多指南推荐使用随机尿UACR作为主要评价指标。同时，2019年KDIGO专家会议指出随机尿UACR与24h尿蛋白测量之间一致性差，建议当需要针对蛋白尿的微小变化使用某些高危药物时，可测定24h尿蛋白量（或24h尿白蛋白），故DKD患者可随机点收集UACR，3～6个月复查尿白蛋白。

2.血糖监测

每日监测患者血糖，定期监测患者糖化血红蛋白。

3.血压监测

优化血压控制可以减少糖尿病患者白蛋白尿发生率，强化降压能有效延缓GFR下降，故糖尿病患者应规律服用降压药物，延缓DKD的进展。

4.血脂监测

高脂血症可损伤血管，破坏内皮细胞及其屏障功能，是造成DKD患者血管并发症的主要危险因素之一。因此，纠正脂代谢异常至关重要，控制血脂的主要目的在于降低CVD发生和死亡风险，强调CVD的总体危险控制、着重以LDL-C为干预的目标。

（三）安全性监护

包括对因和对症治疗安全性评估。

（四）相互作用监护

评估患者合并用药是否存在不良影响。该患者使用的硝苯地平主要经肝脏细胞色素 P4503A 同工酶系统代谢，如与细胞色素 P4503A 抑制药（如伏立康唑、酮康唑、克拉霉素、奈非那韦等）或细胞色素 P4503A 诱导药（如利福平、苯妥英、卡马西平等）合用时注意监测上述药物全血谷浓度。另外，患者使用β受体阻滞剂如美托洛尔对糖代谢有潜在不利影响，可导致胰岛素抵抗、糖耐量下降，需要评估后使用，并严格监测。分析该患者住院期间使用药物和用药监护情况，未见明显不良相互影响。

第五节　常见药物治疗问题及处理

一、治疗反应不佳

糖尿病肾病患者一般合并多种基础疾病，用药涉及多个系统，需要长期用药和良好的生活习惯共同干预，患者药物治疗反应不佳可能与多方面因素有关，例如长期没有低糖、低盐、低脂、低嘌呤饮食，或者没有规律服用药物，导致血糖、血压、血脂代谢严重紊乱，引起大量蛋白尿，造成肾脏不可逆转的损害。

二、如何应对DKD患者周围神经和自主神经病变

DM 患者周围神经损害主要与 DM 病程以及血糖暴露情况相关。严格控制血糖水平是 DM 相关周围神经病变防治的关键因素，伴有周围神经病变的 DKD 患者也应控制体重达标；重视足部护理，勤洗脚及注意足部保湿，尽量避免足部烫伤、被硬物划伤而导致溃疡。维生素 B_{12}、改善微循环药物、改善线粒体功能药物等可能具有潜在治疗 DKD 患者周围神经病变的作用，但尚需要大样本临床研究进一步证实。

三、如何延缓心、脑血管并发症

DKD 患者出现心力衰竭、病情危重,绝大多数患者预后较差,而 CVD 并发症又是 DKD 患者死亡的主要原因。对糖尿病大血管病变的预防,需要全面评估和控制心血管疾病风险因素(高血糖、高血压和血脂紊乱),纠正铁缺乏和贫血,并进行适当的抗血小板治疗。

第六节　用药指导及健康教育

糖尿病肾病是一个长期治疗过程,通常合并多系统并发症,用药种类较多,患者的依从性对药物治疗和整体预后非常关键,如果患者在治疗过程中缺少对该疾病及相关药物的了解,或者不能规律监测血糖、血压、血脂等,均有可能引起疾病的加重和相关靶器官的损害,因此对患者进行规范的用药指导及健康教育非常重要。

一、用药指导

糖尿病肾病患者主要治疗药物包括降糖、降尿蛋白、降压、降脂、降尿酸相关药物,以及预防心血管并发症相关药物。

(一)重要性

降糖药物是糖尿病肾病最为重要的治疗药物,通过控制血糖,减少相关并发症和靶器官损害,延缓终末期糖尿病肾病进展。建议患者遵医嘱规范用药,定期进行血糖监测。

(二)服用方法

降糖药物种类较多,不同作用机制药物,服用方法不同。比如以促进胰岛素分泌为主要作用的药物如磺脲类、格列奈类主要是餐前服用,而主要降低餐后血糖的如α-糖苷酶抑制剂则一般餐时服用。

（三）自我监护

患者长期使用降糖、降压药物，需要进行自我监测，如使用特拉唑嗪就应避免直立性低血压，一般建议睡前服用，避免突然直立；另外，患者长期服用降糖药物，需要规律饮食，加强自我监测，如出现心慌、发抖、出虚汗、头晕等，应考虑是否发生低血糖可能，必要时及时就医、排除未进餐等因素后，考虑是否进行药物调整。

二、健康教育

治疗周期：糖尿病肾病患者一般需要长期治疗，提高患者对该疾病的了解，以提高总体依从性。饮食教育：糖尿病肾病患者饮食一般应以低盐、低脂、低蛋白为主，比如对于非透析DKD患者，蛋白质摄入大约应为0.8g/（kg·d），盐的摄入少于6g/d，但不应少于3g/d。

常见用药问题解答如疾病的治疗周期："我需要服用这些药物总体多少时间？"此时告知患者糖尿病肾病需要长期用药，叮嘱患者规范服用药物，尤其是降糖药、降压药等对于糖尿病肾病最为重要的药物。

第七节　随　　访

一、目的和随访

通过随访，一方面了解患者疾病和用药情况，对患者的病情追踪，也可以了解整体治疗情况，评估药物疗效及是否出现药物相关的不良反应；另一方面，发现患者是否存在潜在的用药问题。

（一）主要内容

疗效评估：建议所有患者每年检查UACR、血清肌酐、血钾水平。3～4

期的患者需要密切随访CKD相关的代谢紊乱,如维生素D、血红蛋白、碳酸氢盐、钙磷代谢、甲状旁腺激素等。

安全性评估:尤其关注患者用药是否存在不良反应;依从性评估:包括患者用药数量依从性和时间依从性。

生活方式和疾病知晓情况评估:如患者是否清楚糖尿病肾病推荐的生活饮食方式,是否做到了低盐、优质蛋白饮食等。

二、常见问题及处理

针对随访遇到的问题,针对性给予患者用药宣教,如患者出现药物相关不良反应,关注出现时间、处理方式,并评估与药物的关联性,给予患者相关建议,必要时建议患者通过线上或线下方式再次与临床药师联系,再次予以用药宣教,提高患者整体疾病治疗依从性。

第八节　药师查房日志

一、典型案例

基本信息:女,63岁,身高157cm,体重56kg。

主诉:因"间断下肢浮肿2年余,再发加重1月"入院。

现病史:患者2017年因无明显诱因出现下肢浮肿,未到肾内专科规范治疗,自行服用中药及休息后症状缓解。2018年10月患者因双下肢水肿到我院肾内科规范就诊,完善相关检查后诊断为"2型糖尿病肾病",予以药用炭片(5片 p.o Tid)、参芪肾衰合剂(50mL p.o Bid)护肾排毒、利尿消肿等对症支持治疗后症状无缓解,1月前患者水肿再次加重,伴乏力不适,院外未规律治疗,休息后症状无缓解;无发热、咳嗽、咳痰,无腹痛、腹胀、腹泻等症状;为进一步治疗,门诊以"2型糖尿病肾病"收治入院。

体格检查：T 36.7℃，P 100 次/min，R 22 次/min，BP 200/115mmHg。患者神志清楚，精神良好，慢性病容，贫血貌，颜面浮肿，双肺呼吸音清，双肺未闻及干湿啰音及胸膜摩擦音。心律齐，腹软，无压痛及反跳痛，肝脾肋下未及，双下肢不水肿。

辅助检查：11 月 27 日门诊检查血常规中血红蛋白 93g/L；糖化血红蛋白 5.6%；尿相差中尿蛋白 3＋，尿比重≥1.030，尿 pH 值 5.5；尿全套 13 项中尿总蛋白/尿肌酐 5.4g/g，尿白蛋白/尿肌酐 3412.72mg/g；肾功能中尿素氮 15.8mmol/L，肌酐 281μmol/L，尿酸 454μmol/L，GFR14.87mL/(min·1.73㎡)；电解质分析中钾 3.6mmol/L，钠 139.2mmol/L，钙 1.85mmol/L，磷 1.29mmol/L；肝功能中丙氨酸氨基转移酶 12IU/L，天门冬氨酸氨基转移酶 16IU/L，人血白蛋白 21g/L，白/球比值 1.02；血脂分析 6 项中总固醇 3.68mmol/L，甘油三酯 1.46mmol/L，高密度脂蛋白胆固醇 2.7mmol/L，低密度脂蛋白胆固醇 2.39mmol/L，载脂蛋白 A_1（0.73g/L），载脂蛋白 0.87g/L；心肌酶谱中乳酸脱氢酶 203IU/L，α-羟丁酸脱氢酶 160IU/L，肌酸激酶同工酶 7.0IU/L，肌酸激酶 174IU/L。

心脏彩超、TDI 及左心室功能测定：左房增大、左心室肥厚主动脉瓣反流（轻度），二、三尖瓣反流（轻度），左室舒张功能减退；双下肢动静脉血管彩超：双下肢动脉细小斑块形成；彩超常规检查腹部：胆囊壁毛糙、增厚。

既往疾病史：有糖尿病史 20 年余；有高血压 1 年余，最高 200/110mmHg；否认心脏病等慢性疾病史；有黄疸性肝炎及结核病史；有剖宫产手术史；否认外伤史及输血史。

既往用药史：降糖（那格列奈 120mg p.o tid、二甲双胍片 1g p.o bid）；降压（硝苯地平控释片 30mg p.o bid）；改善贫血（重组人促红素注射液 10000IU，每周 1 次）；补钙（碳酸钙 D_3 片 0.6g p.o bid）。

入院诊断：2 型糖尿病肾病；2 型糖尿病性周围血管病变；高血压 3 级极高危组；慢性肾脏病 2 期；重度贫血。

诊疗经过：

Day1—3

病情变化：患者自诉轻微活动后出现心慌、胸闷不适，双下肢水肿较前缓解,精神饮食一般,睡眠较差,大便正常,小便较少,体重每日减轻1kg左右,体力较前好转。

辅助检查:无。

药物治疗方案:那格列奈片 120mg p.o tid;硝苯地平控释片 30mg p.o bid;盐酸特拉唑嗪片 2mg p.o Qd;注射用托拉塞米 20mg iv qd;注射用单硝酸异山梨酯 25mg iv qd;重组人促红素注射液 10000IU iv qw;碳酸钙 D_3 片 0.6g p.o bid。

药学监护:填写表5-4。患者老年女性,入院完善相关检查,结合患者原发病,考虑糖尿病肾病,入院给予的主要治疗策略如下。

(1)降糖治疗。患者既往有糖尿病史20年,既往服用那格列奈片 120mg p.o tid,二甲双胍片 1g p.o bid,间断服用中药,根据入院查糖化血红蛋白水平,反映患者近期血糖控制良好。入院后停用了二甲双胍片,患者入院查 eGFR 14.87mL/(min·1.73㎡),属于糖尿病肾病Ⅳ期,肾功能不全患者使用二甲双胍可能引起药物在体内蓄积,引起乳酸性酸中毒,根据《糖尿病肾脏疾病临床诊疗中国指南(2021年版)》,eGFR<30mL/(min·1.73m²)时,应禁用二甲双胍,故停用二甲双胍合理。那格列奈在重度肾功能不全患者中无须减量,使用原剂量合理。患者目前有糖尿病肾病和糖尿病周围血管病变,同时双下肢水肿,应加强重要靶器官保护,因停用了二甲双胍,应密切监测血糖,必要时可加用基础胰岛素控制血糖,但患者拒绝使用胰岛素。

(2)降压治疗。患者既往有高血压1年余,最高 200/110mmHg,血压控制不佳,入院查血压为 200/115mmHg,诊断为高血压3级极高危组。根据《中国糖尿病肾脏疾病防治临床指南(2021年)》,对于伴有DKD,尤其是蛋白尿的患者,ACEI或ARB类降压药应作为首选,但患者查肾功能提示肌酐 447μmol/L,应用 ACEI 或 ARB 类药物对肾功能获益尚存争议。CCB是一类无绝对肾脏禁忌证的降压药物,在肾功能受损时,长效钙离子拮抗剂无须减低剂量,尤其适用于明显肾功能异常的患者,硝苯地平控释片以独特的零级释放模式及特定胃肠道吸收为优势,降压持久平稳,建议每次30~60mg,每日1次。在CCB类降压药物单用血压控制不佳时可联合利尿剂,α

及β受体阻断剂,但对于伴有高血糖的高血压患者,在肾性贫血患者中RAAS系统被激活,对利尿剂无效,故不建议联合利尿剂降压,目前患者收缩压较高,可加用 a_1 受体阻断剂盐酸特拉唑嗪片,故选药合理,该药仅少部分经尿液排泄,故伴有肾功能损伤的DKD患者大多无须调整剂量,但为避免直立性低血压的发生,建议初始给予1mg,睡前服用。

(3)利尿消肿治疗。患者因1月前水肿加重,查心肌酶谱及心肌标志物提示患者有心衰迹象,可用利尿剂利尿消肿,该药经肝肾代谢(肝脏为主),对肾脏影响较少,排钾明显弱于呋塞米,不易引起电解质紊乱。建议初始剂量为20mg,观察水肿症状适当调整剂量,故使用合理。

(4)改善心绞痛治疗。患者既往有心悸、偶尔胸闷,查心肌酶谱和心肌标志物提示异常,心电图结果未知,不排除有心衰或心梗。硝酸酯类药物可减少心肌耗氧量和改善心肌灌注,缓解心绞痛。但此药物会反射性增加交感神经张力,需要联合负性心率或非二氢吡啶类CCB类药物,硝苯地平控释片与单硝酸异山梨酯联合用药抗心绞痛作用优于单独用药,故使用合理。

(5)改善贫血治疗。贫血是CKD患者发生心血管事件的独立危险性因素,纠正贫血可延缓CKD进展。患者目前血红蛋白93g/L,属于中度贫血,排除患者其他贫血原因应开始治疗,经询问患者之前使用ESAS无不适,根据《中国肾性贫血诊治临床实践指南(2021版)》,Hb<100g/L有使用ESAs的指征,患者既往已使用重组人促红素注射液1000IU qw,入院可继续给予该剂量,建议患者服用铁剂、叶酸及 B_{12} 等补充造血原料,改善贫血症状后可减少EPO剂量来维持治疗。

(6)其他治疗。对于慢性肾脏病5期的患者血清钙应该维持在2.1~2.5mmol/L,患者入院时查电解质提示血清钙为1.93mmol/L,低于目标值,可给予碳酸钙 D_3 片。

Day4

病情变化:T 36.6℃,P 82次/min,R 16次/min,BP 160/100mmHg,患者偶有心慌及胸闷,静坐后此症状稍好,双下肢水肿较前好转,今日测得空腹血糖8mmol/L,午餐后2h血糖10.8mmol/L,精神、饮食一般,睡眠较前好转,大便正常,小便较少,约60mL,体重减少0.5kg,体力较前好转。

辅助检查:抗中性粒细胞的胞质抗体测定(ANCA),p-ANCA(阴性),C-ANCA(阴性),髓过氧化物0.20,蛋白酶0.30;抗自身抗体检测,阴性;24h尿蛋白定量,尿总蛋白2363mg/L,24h尿总蛋白2362.6mg/24h,24h尿量1.0L/24h。

药物治疗方案如下。

加用人血白蛋白注射液10g ivgtt Qd;罗格列酮片,4mg p.o qd。

用药监护:填写表5-5。

(1)患者血红蛋白93g/L,为中度贫血,人血白蛋白为21g/L,可使用人血白蛋白纠正低蛋白血症,维持胶体渗透压,建议患者在饮食上注意低盐、低脂、优质蛋白饮食,患者入院查血尿酸454μmol/L,嘱患者注意低嘌呤饮食。

(2)患者既往使用二甲双胍联合那格列奈降血糖治疗,入院后查糖化血红蛋白5.6%,且根据患者肾功能不宜再使用二甲双胍,故只给予那格列奈降血糖治疗,但患者入院后血糖控制不佳,且空腹血糖升高更明显,加用胰岛素增敏剂罗格列酮合理,但需要注意的是,噻唑烷二酮类药物可增加水钠潴留风险,引起血浆容量的增加,需注意监护患者心功能。

Day5—9

病情变化:患者近几日未发现胸闷及心慌等症状,双下肢水肿较前缓解,每日空腹血糖在6～7mmol/L、餐后血糖8～9mmol/L,小便约50mL/d,精神、睡眠一般,饮食不佳,体重和体力无明显变化。

辅助检查:24h动态心电图及心律变异分析,窦性心律,最小心率是64次/min,最大心率是87次/min,平均心率是73次/min。血常规:白细胞8.71×10⁹/L,红细胞3.40×10¹²/L,血红蛋白90g/L;肾功能:尿素氮17.4mmol/L,肌酐246μmol/L,尿酸478μmol/L,总二氧化碳26.3mmol/L,GFR17.47mL/(min·1.73m²),尿总蛋白/尿肌酐5.26g/g,尿白蛋白/尿肌酐3226.53mg/g;电解质:钾3.6mmol/L,钠140.2mmol/L,钙1.93mmol/L,磷1.93mmol/L;肝功能:丙氨酸氨基转移酶9IU/L,天门冬氨酸氨基转移酶10IU/L,人血白蛋白22.2g/L,血清球蛋白22.8g/L,白/球比值0.97。

药物治疗方案:加用非布司他片 40mg p.o Qd。

用药监护:根据患者入院后两次检测的尿酸水平,已可诊断为高尿酸血症,《中国肾性贫血诊治临床实践指南(2021 版)》指出,建议 T2DKD 患者控制尿酸水平,男性和绝经期女性血尿酸≥420μmol/L、非绝经期女性≥360μmol/L 时,即可开始给予降尿酸治疗,目标值<360μmol/L,推荐首选非药物治疗,非药物治疗仍不达标后可给予药物治疗,该患者无吸烟、饮酒史,生活规律,入院后通过药师指导一直低嘌呤饮食,查血尿酸仍有所升高,可给予药物降尿酸治疗,非布司他为新型非嘌呤类 XO 选择性抑制剂,在合并肾功能不全时,其有效性和安全性方面较别嘌醇更有优势,对于 eGFR<30mL/(min·1.73m²)的 T2DKD 患者,建议起始剂量为 20mg/d,每日 1 次,患者加用该药物合理,建议从每日 20mg 剂量开始。

Day10—11

病情变化:患者近几日乏力较前缓解,双下肢水肿较前明显缓解,今日血压 148/100mmHg,空腹血糖 6mmol/L、随机血糖 7.8mmol/L;胸闷、胸痛,大便正常,小便约 70mL/日,体重较前有所下降,体力较前好转。

药物治疗方案:患者病情平稳,症状好转出院。

药学监护:填写表 5-6。

患者入院伴糖尿病视网膜及周围血管病变,有大量蛋白尿,GFR14.87mL/(min·1.73m²),出现尿毒症症状,建议患者尽早透析,保护靶器官,但患者暂时不愿透析,入院给予相应治疗,水肿缓解、肌酐清除率有所上升,症状好转出院。

【案例总结】

该案例主要特点、治疗情况总结、治疗方案总体评价、药学监护重点。

患者为 63 岁女性,因"间断双下肢浮肿 2 年余,再发加重 1 月"入院。入院后查尿总蛋白/尿肌酐 5.4g/g,尿白蛋白/尿肌酐 3412.72mg/g,肌酐 281μmol/L,结合患者既往病史,2 型糖尿病肾病诊断明确,并合并多种并发症,包括 2 型糖尿病性周围血管病变、重度贫血等。2 型糖尿病肾病最主要的治疗包括控制血糖,控制尿蛋白,控制血压、血脂、尿酸,防止心血管并发症等,对于 eGFR 低于 30mL/(min·1.73m²)的 DKD 患者,如出现药物治疗难以控制或纠正的高血压、顽固性水肿、心力衰竭等表现,以及严重贫血、消化道中毒症状等,或存在蛋白质能量消耗、严重代谢紊乱,应及时进行 HD 或 PD 治疗。根据患者既往住院情况、肌酐水平、并发症等综合评估,患者有透析指征,但患者拒绝透析,仍想通过利尿消肿减轻症状。入院给予保守治疗,降糖、降压、降尿酸、利尿消肿后,患者肌酐清除率有轻度上升、尿蛋白水平有所下降,在密切监测下,血糖、血压控制良好。该患者治疗方案中存在可优化的地方:①建议给予该患者降脂治疗,患者入院查总固醇 3.68mmol/L,甘油三酯 1.46mmol/L,高密度脂蛋白胆固醇 2.7mmol/L,低密度脂蛋白胆固醇 2.39mmol/L,载脂蛋白 A1(0.73g/L),载脂蛋白 0.87g/L,入院查双下肢动静脉血管彩超,双下肢动脉细小斑块形成。高脂血症可损伤血管,破坏内皮细胞及其屏障功能,是造成 DKD 患者血管并发症的主要危险因素之一,根据《中国成人血脂异常防治指南》(2016 版),在可耐受的前提下,推荐 CKD 患者应接受他汀类治疗,重度 CKD、CKD 合并高血压或糖尿病者治疗目标应为 LDL-C<1.8mmol/L,非 -HDL-C<2.6mmol/L。②建议给予抗血小板治疗,根据《糖尿病肾脏疾病临床诊疗中国指南》(2021 年版),糖尿病和慢性肾脏病是心血管疾病(CVD)发生的危险因素,DKD 患者同时存在上述两种危险因素,阿司匹林(75~100mg/d)作为一级预防用于糖尿病的心血管高危患者,包括:年龄≥50 岁,而且合并至少 1 项主要危险因素(早发 ASCVD 家族史、高血压、血脂异常、吸烟或蛋白尿),根据该患者具体病情分析,有使用阿司匹林进行 CVD 的预防的指征。

【药学监护重点】

临床药师在本次治疗中对患者进行了全程化用药监护。在参与该患者的治疗过程中,认真分析了病历资料,并结合患者特点及治疗原则,进行用药监护及用药教育、饮食教育等,尤其针对患者规律使用降糖药物、降压药物,进行了详细用药教育,并针对患者目前合并糖尿病、高血压、高尿酸血症等情况,进行了饮食教育,提高了患者的依从性、用药的有效性,避免了潜在的治疗影响因素。

二、特殊案例:糖尿病肾病合并非糖尿病慢性肾病并合并肢端肥大症

病史摘要:患者女,45岁,因"口干、多饮两年,浮肿1年余加重半年"于2020年3月初入院。患者15年来自觉下颌增大、向前突出,手足增大,且常伴头痛、嗜睡,未予重视。2018年因"口干、多饮"在当地医院查血糖升高,确诊为"2型糖尿病(T2DM)"。长期口服格列齐特80mg,bid治疗。2018年下半年出现视物模糊、双下肢水肿,未重视。2019年底因"水肿加重并累及颜面部,伴胸闷气急"住院治疗。查血红蛋白53g/L,HbA1c 4.9%,24h尿蛋白2.071g。眼底检查示"双侧眼底出血",遂诊断"T2DM、糖尿病肾脏疾病(DKD)、糖尿病视网膜病变(DR)"。予胰岛素降血糖及利尿消肿等对症治疗,上述症状改善不明显,于2020年3月外院查头颅MRI示"垂体微腺瘤",转入我院。既往有高血压病史两年余,血压200/100mmHg,否认慢性肾炎病史。面圆,下颌增宽,舌头宽大,双下肢中度凹陷性水肿。辅助检查:①HbA1c 5.4%,红细胞$3.88×10^{12}$/L,血红蛋白103g/L,白蛋白20.9/L,24h尿蛋白10.97g。②葡萄糖抑制试验,生长激素不被抑制。③眼底检查可见渗出、出血点,左眼局部视网膜脱落。④肾穿刺活检病理检查报告,光镜下全片约见19个肾小球,其中约6个肾小球废弃,个别小球有可疑节段硬化,其余大部分肾小球系膜区有明显增宽,以基质增多为主,部分节段呈明显K-W结节样改变。毛细血管壁增厚不明显,部分毛细血管壁瘤样扩张,部分囊腔扩张,肾小管上皮细胞变性坏死不明显,但小管基底膜稍增厚,较多小管萎缩,间质明显纤维化伴部分炎细胞浸润。小动脉内膜稍增厚,入球小动脉和出球小动脉均有显著的透明样变性。荧光显微镜下全片共见5个肾小球,其中IgG(++),在小球毛细血管壁和小管壁上线样沉积,IgA(+/-)、IgM(+/-)、C3(-)、Clq(-)、C4(-)、Fg(+),线样贮积于毛细血管壁。电镜下基底膜显著增厚,膜内少量病毒样颗粒,内皮下部分电子致密物沉积。系膜区部分电子致密物沉积。上皮下偶见极少量电子致密物沉积,足突明显融合。入院诊断:T2DM、DKD合并非糖尿病慢性肾病、DR、高血压病3级(极高危)、垂体微腺瘤(肢端肥大症)。入院后给予降压、降糖治疗,

1个月后尿蛋白无明显改善,4月11日行垂体瘤伽马刀治疗,无明显不良反应。因肾活检病理提示免疫因素参与,4月15日开始给予免疫抑制剂治疗,并调整胰岛素种类和剂量,治疗1个月余一般情况明显改善,水肿消退,血压降至140~170/80~90mmHg,空腹血糖5~6mmol/L,餐后血糖7~11mmol/L。加用免疫抑制剂治疗20d后尿蛋白开始明显下降,24h尿蛋白定量:5月12日684g,6月24日2.03g。肌酐也有所下降,从4月13日159μmol/L降至6月18日124μmol/L。经过2个月余的治疗,血白蛋白有所上升,出院时白蛋白26.3g/L。

用药情况如下。

甘精胰岛素10~15U 1日1次,皮下注射;硝苯地平控释片60mg p.o qd;缬沙坦胶囊80mg p.o qd;甲泼尼龙琥珀酸钠80mg ivgtt;环孢素A 25mg p.o qd;雷公藤多苷片10mg p.o tid。

药学监护:本例肢端肥大症患者发现DM两年(该患者为山区农民,近15年几乎不到医院看病,更不体检,故其实际糖尿病病史不详,推测已10年左右)。肢端肥大症常起病隐匿,因慢性生长激素分泌过多导致胰岛素敏感性减低、糖耐量异常,大约20%的肢端肥大症患者同时患有糖尿病(DM),同时患者伴有肾脏免疫病理的异常,故考虑患者合并有慢性肾脏疾病可能。在糖尿病肾病常规治疗不能改善尿蛋白等指标后决定启用免疫抑制剂治疗,可这类患者一旦使用免疫抑制剂,又会造成血糖异常,所以该患者的重点药学监护主要就是血糖的监测,患者入院使用甘精胰岛素10~15U/d降糖治疗,在加用免疫抑制剂后,药师建议将甘精胰岛素改为中效胰岛素16~22U/d,调整后患者血糖控制良好,另外也密切监测了患者尿蛋白、肝肾功能、血常规等变化。该患者使用激素和免疫抑制剂前药师对其进行了详细的用药教育,用药期间未发生严重不良反应,考虑患者长期使用激素,建议可加用钙剂或者维生素D预防骨质疏松。

第六章　狼疮肾炎

系统性红斑狼疮（systemic lupus erythematosus，SLE）是自身免疫介导的，以免疫性炎症为突出表现的弥漫性结缔组织病。血清中出现以抗核抗体为代表的多种自身抗体和多系统受累是 SLE 的 2 个主要临床特征。狼疮性肾炎（lupus nepHritis，LN）是指 SLE 累及肾脏，临床表现为肾炎或肾病样表现，包括蛋白尿、血尿、脓尿、管型尿、水肿、高血压、肾功能异常等。狼疮肾炎是 SLE 常见表现，50%～70% 的 SLE 病程中有肾脏累积，狼疮肾炎严重影响 SLE 的预后。

第一节　疾病基础知识

一、病因及发病机制

SLE 的病因与遗传、环境、性激素等有关，通常认为具有遗传易感性个体在环境因素如感染、紫外线、药物等作用下，自身免疫耐受丧失、细胞凋亡增加、自身抗原增多，T 淋巴细胞功能异常包括 T 辅助细胞增加、T 抑制细胞减少、T 调节细胞减少、Th17 细胞增加，B 淋巴细胞活化、记忆性 B 细胞生存时间延长，浆细胞分泌多种自身抗体，免疫复合物形成增加、清除障碍，导致血管炎为基础的病理改变。

狼疮性肾炎是典型的免疫复合物病,其发病机制可能与以下因素有关:①循环免疫复合物在肾脏沉积。②原位免疫复合物形成。③局部补体激活。④自身抗体的直接作用。⑤T细胞介导的免疫反应。⑥微血栓形成等。免疫复合物在系膜部位的沉积是系膜性狼疮性肾炎的特征,免疫复合物沉积在毛细血管袢内皮细胞下沉积导致增殖型狼疮性肾炎,免疫复合物沿着肾小球毛细血管袢上皮下沉积,呈弥漫增厚且缺乏炎症细胞浸润是膜型肾病的特征。剧烈的炎症反应可导致纤维素样坏死,上皮细胞、单核细胞、膜样物质和胶原一起沉积于肾小球尿液间隙形成细胞性新月体。严重损伤和慢性迁延的炎症最后导致萎缩和瘢痕形成。

二、临床表现

狼疮肾炎的临床表现分为肾外表现和肾脏表现,由于SLE多系统受累的特征,SLE的肾外表现多种多样。

(1)SLE常见临床表现:面部蝶形红斑是SLE特征性的改变;SLE的皮肤损害包括光敏感、无瘢痕的脱发、手足掌面和甲周红斑、盘状红斑、结节性红斑、脂膜炎、网状青斑、雷诺现象等。SLE口/鼻黏膜溃疡常见。对称性多关节疼痛、肿胀,通常不引起骨质破坏。发热、疲乏是SLE常见全身症状。

(2)狼疮性肾炎的表现(lupus nephritis,LN):常见血尿、蛋白尿、肾病综合征、肾衰竭、高血压。

三、实验室相关检查

(一)免疫学检查

1.自身抗体

抗Sm抗体、抗双链DNA(dsDNA)抗体、抗核抗体(ANA)、抗RNP抗体、抗SSA抗体、抗磷脂抗体、抗心磷脂抗体、狼疮抗凝物。

2.补体

总补体以及补体C_3、C_4。

(二)肾脏病理检查

LN分为六型。Ⅰ型为系膜轻微病变性LN;Ⅱ型为系膜增生性LN;Ⅲ型为局灶性 LN；Ⅳ型为弥漫性 LN；Ⅴ型为膜性 LN；Ⅵ型为进行性硬化性 LN。

（三）肾脏功能检查

血尿素氮（BUN）、血肌酐、尿液分析（蛋白，红细胞和细胞管型）、尿蛋白肌酐比［肌酐排泄量正常值为 1000mg/（24h·1.75m²）；蛋白排泄量正常值为 150~200mg/（24h·1.75m²）；尿蛋白肌酐比正常值＜0.2］、24h 尿检肌酐清除率和蛋白质排泄情况。

四、诊断与鉴别诊断

（一）诊断

SLE 患者出现以下一项临床和实验室检查异常时，即可诊断为 LN。

（1）蛋白尿持续＞0.5g/24h，或随机尿检查尿蛋白＋＋＋，或尿蛋白/肌酐比＞500mg/g（50mg/mmol）。

（2）细胞管型包括红细胞管型、血红蛋白管型、颗粒管型、管状管型或混合管型。

（3）活动性尿沉渣（除外尿路感染，尿白细胞＞5 个/HPF，尿红细胞＞5 个/HPF），或红细胞管型，或白细胞管型。

肾活检病理显示为免疫复合物介导的肾小球肾炎则进一步确定 LN 的诊断。

（二）鉴别诊断

1.过敏性紫癜肾炎

好发于青少年，常有分布于四肢远端对称性皮肤紫癜，肾炎多于出皮疹后 1~4 周出现，表现为血尿和（或）蛋白尿。

2.急/慢性肾小球肾炎

急性或隐匿起病，表现为肾炎或肾病表现，免疫学检查缺乏特异性自身抗体，肾脏病理缺乏大量免疫复合物沉积。

3.抗中性粒细胞胞质抗体（ANCA）相关血管炎

多见于老年，多为急性起病或慢性起病急性加重，表现为血尿、蛋白尿、高血压、肾功能衰竭，常伴有肺损害，免疫学检测有 ANCA 阳性，抗髓过氧化物酶(MPO)或抗蛋白酶3(PR3)抗体阳性,肾脏病理乏免疫复合物或寡免疫复合物沉积。

4. 乙型肝炎病毒相关性肾炎

多见于儿童及青少年,临床主要表现为蛋白尿,常见病理类型为膜性肾病。诊断依据:①血清HBV抗原阳性。②排除继发性肾小球肾炎。③肾活检组织检测到HBV抗原。

5. 糖尿病肾病

多发于中老年,常见于病程10年以上的糖尿病患者。早期可发现尿微量白蛋白排出增加,以后逐渐发展成大量蛋白尿。糖尿病病史及特征性眼底改变有助于鉴别诊断。

6. 肾淀粉样变性病

多发于中老年,肾淀粉样变性是全身多器官受累的一部分,肾受累时体积增大,常呈肾病综合征。原发性淀粉样变性主要累及心、肾、消化道、皮肤和神经;继发性淀粉样变性常继发于慢性感染、结核、恶性肿瘤等疾病,主要累及肾脏、肝和脾等器官。

7. 骨髓瘤性肾病

好发于中老年,男性多见,患者可有多发性骨髓瘤的特征性临床表现,如骨痛、骨破坏、血清单克隆球蛋白增高、蛋白电泳M带及尿本周蛋白阳性,骨髓象显示浆细胞异常增生,并伴有质的改变。多发性骨髓瘤累及肾小球时可出现肾病综合征的相关表现。

第二节　疾病综合治疗

一、疾病评估

(1)检查SLE疾病活动度。抗双链DNA抗体(dsDNA)、补体(C_3、C_4和CH_{50})、红细胞沉降率(ESR)、C-反应蛋白(CRP)。

（2）肾功能及尿蛋白。

二、目标管理

长期保护肾功能,预防疾病复发,避免治疗相关的损害,提高生活质量和生存率。

完全缓解:尿蛋白正常(尿蛋白定量<0.5g/24h,或尿蛋白/肌酐比值<500mg/g 或<50mg/mmol),无活动性尿沉渣,血清白蛋白≥35g/L,SCr 正常或升高不超过基础值的10%。

部分缓解:尿蛋白下降较基线值下降超过 50% 且尿蛋白定量<3.0g/24h,血清白蛋白>30g/L,SCr 升高不超过基础值的10%。

治疗无反应:指治疗未达完全缓解或部分缓解。

三、治疗策略

（一）一般治疗

（1）对患者宣教。正确认识疾病、配合治疗、遵从医嘱、懂得长期随访的必要性。

（2）服用大剂量激素时,饮食应清淡,控制油腻食物和糖分摄入,避免体重过快增加,减少高脂血症和糖尿病的发生。

（3）浮肿明显时,应适当控制盐和水的摄入,减少肾脏负担。

（4）使用激素和免疫抑制剂过程中,应注意个人卫生,勤洗澡、勤换内衣,避免到人多的公共场合,避免接触发热、感染人群。

（5）避免长时间紫外光暴露,户外穿长袖衣服、遮阳伞、涂防晒霜。

（二）药物治疗

1. 羟氯喹

推荐作为全程用药。羟氯喹推荐剂量为 4～6mg/(kg·d),其安全性好,不良反应少,但由于有视网膜毒性作用,建议用药前及用药后每 3 个月行眼科检查(包括视敏度、眼底及视野等)。羟氯喹剂量超过 6.5mg/(kg·d)时,其毒性作用明显增大。对于肾小球滤过率(GFR)<30mL/(min·1.73m²)的患者有必要调整剂量。

2. 控制高血压和尿蛋白

对于合并有蛋白尿伴或不伴高血压的患儿,肾素-血管紧张素系统阻滞剂(ACEI或ARB)均应作为首选药物。儿童患者常选用:依那普利,起始剂量 0.1mg/(kg·d),最大剂量 0.75mg/(kg·d),每日1次或分2次;贝那普利,起始剂量 0.1mg/(kg·d),最大剂量 0.3mg/(kg·d),每日1次或分2次服用;福辛普利,起始剂量 0.3mg/k(kg·d),最大剂量 1.0mg/(kg·d),每日1次;氯沙坦,起始剂量 1mg/(kg·d),最大剂量 2mg/(kg·d),每日1次。

3. 不同病理类型的针对性治疗方案

Ⅰ型和Ⅱ型狼疮性肾炎的治疗:糖皮质激素和免疫抑制剂的使用取决于肾外狼疮的临床表现(未分级),伴有肾外症状者,予SLE常规治疗;只要存在蛋白尿,应加用泼尼松治疗,并按临床活动程度调整剂量和疗程;但如果用肾素-血管紧张素系统阻断剂及泼尼松均不能有效控制尿蛋白时,推荐加用钙调神经磷酸酶抑制剂。

Ⅲ型和Ⅳ型狼疮性肾炎的治疗:可分为诱导缓解治疗和维持治疗2个阶段,推荐应用糖皮质激素加用免疫抑制剂联合治疗。免疫抑制剂的选择和疗程:在完成6个月的诱导缓解治疗后呈完全反应者,停用环磷酰胺,口服泼尼松逐渐减量至5~10mg/d维持数年;在最后一次使用环磷酰胺后2周加用其他免疫抑制剂序贯治疗,首推MMF,其次可选用硫唑嘌呤 1.5~2mg/(kg·d)每日1次或分次服用。MMF可用于不能耐受硫唑嘌呤的患者,或治疗中肾损害反复者。

Ⅴ型狼疮性肾炎的治疗:表现为非肾病范围蛋白尿且肾功能稳定的单纯Ⅴ型狼疮性肾炎,使用羟氯喹、ACEI及控制肾外狼疮治疗。表现为大量蛋白尿的单纯Ⅴ型狼疮性肾炎,除使用ACEI,尚需加用糖皮质激素及以下列任意一种免疫抑制剂,即MMF、硫唑嘌呤、环磷酰胺或钙调神经磷酸酶抑制剂。对于经肾活检确诊为Ⅴ+Ⅲ型及Ⅴ+Ⅳ型的狼疮性肾炎,治疗方案均同增殖性狼疮性肾炎(Ⅲ型和Ⅳ型狼疮性肾炎)。

Ⅵ型狼疮性肾炎的治疗:具明显肾衰竭者,予以肾替代治疗(透析或肾移植),其生存率与非狼疮性肾炎的终末期肾脏病患者无差异。如果同时伴有SLE活动性病变,仍应当给予泼尼松和免疫抑制剂(如MMF、硫唑嘌呤或环磷酰胺)治疗。

四、研究进展

近20年来,我国风湿病学领域推出了SLE诊断及治疗指南,他克莫司(Tac)在LN应用的中国专家共识;在肾脏病学领域,完成了大量LN临床研究和前瞻性随机对照临床试验(RCT)以及大样本队列研究,为制定我国LN治疗指南提供了有力的证据,2019年中国狼疮肾炎诊断和治疗指南编写组制定了《中国狼疮肾炎诊断和治疗指南》,以下介绍其中治疗部分内容。

（一）基础治疗

推荐意见:除非存在禁忌证,激素和硫酸羟氯喹(HCQ)应作为治疗LN的基础用药。

1. 激素

激素的剂量及用法取决于肾脏损伤的类型、活动性、严重程度及其他器官损伤的范围和程度。

2. HCQ

HCQ具有免疫调节和抑制肾脏损伤进展的作用,能预防SLE患者肾损害的发生,预防LN复发,延缓肾脏损害的进展并减少ESRD的发生。

3. 免疫抑制方案的选择

肾脏病理类型及病变活动性是选择LN治疗方案的基础。不同病理类型LN优先选择的诱导和维持治疗方案见表6-1,治疗方案和药物剂量还应根据患者的年龄、营养状态、肝功能、感染风险、肾脏损伤指标(如尿蛋白定量、尿沉渣和SCr水平)、肾外脏器损伤、生育意愿、并发症和既往免疫抑制剂的治疗反应等情况进行个体化选择。

表6-1　不同病理类型狼疮性肾炎推荐的免疫治疗方案

病理类型	诱导类型	维持方案
	激素或激素联合免疫抑制剂控制肾外狼疮活动	激素或激素联合免疫抑制剂控制肾外狼疮活动
Ⅱ型	激素或激素联合免疫抑制剂	MMF或AZA
狼疮足细胞病	激素或激素＋MMF或CNI	MMF或CNI
Ⅲ型和Ⅳ型	MMF、Ⅳ-CYC或多靶点	MMF或多靶点
Ⅲ型＋Ⅴ型或Ⅳ型＋Ⅴ型	多靶点,CNI或MMF	多靶点或MMF
Ⅴ	多靶点或CNI或TW	MMF或AZA
Ⅵ	激素或激素联合免疫抑制剂控制肾外活动	激素
狼疮TMA	如肾功能损伤严重Ⅳ-CYC联合血浆置换或双重血浆置换	MMF或多靶点或AZA

注:TMA,血栓性微血管病;MMF,吗替麦考酚酯;CNI,神经钙调蛋白抑制剂;Ⅳ—CYC,静脉注射环磷酰胺;TW,雷公藤多苷;AZA,硫唑嘌呤。

1)Ⅱ型LN的治疗

推荐意见:对无蛋白尿的Ⅱ型LN,激素剂量和其他免疫抑制药物的使用根据其他器官损伤和狼疮活动性而定。蛋白尿>0.5g/24h,但<3.0g/24h的Ⅱ型LN,采用口服激素[0.5~0.6mg/(kg·d)],或激素联合免疫抑制剂诱导。缓解后激素联合免疫抑制剂[硫唑嘌呤(AZA)、吗替麦考酚酯(MMF)]维持。

2)狼疮足细胞病的治疗

推荐意见:肾小球病理改变轻微或系膜增生的狼疮足细胞病推荐激素单药诱导,或激素联合免疫抑制剂诱导缓解;激素单药诱导未获缓解,或肾小球病变为局灶节段肾小球硬化(FSGS)者,应联合其他免疫抑制剂治疗。狼疮足细胞病获得缓解后推荐采用激素联合免疫抑制剂维持。反复复发者建议联合CD20单克隆抗体治疗。

3)增生性LN(Ⅲ型、Ⅳ型)和增生性LN伴Ⅴ型(Ⅲ/Ⅳ＋Ⅴ型)的治疗

推荐意见:Ⅲ型和Ⅳ型LN,推荐MMF方案、静脉注射环磷酰胺(Ⅳ—CYC)或

多靶点方案作为初始诱导治疗。MMF 和 Ⅳ—CYC 方案诱导缓解后优先选择 MMF 维持,多靶点诱导缓解后继续多靶点维持治疗。Ⅲ｜Ⅴ型和Ⅳ｜Ⅴ型 LN,优先选择多靶点方案诱导和维持。多靶点方案由激素、MMF 和 Tac 组成,该方案每种药物作用于 SLE 及 LN 发病的多个环节。

4) V 型 LN 的治疗

推荐意见:蛋白尿≥2g,24h 的 V 型 LN 应进行免疫抑制治疗。选择多靶点方案或 CNI(Tac/CsA)方案诱导,或雷公藤多苷(TW)短疗程治疗。维持期可采用激素联合 MMF 或 CNI 方案。尿蛋白<2g/24h 的 V 型 LN 采用激素和肾素-血管紧张素系统抑制剂减少蛋白尿。治疗过程中如肾损伤加重(尿蛋白增加,或肾功能减退)应进行免疫抑制治疗。

5) 狼疮 TMA 的治疗

推荐意见:狼疮 TMA 患者,如果肾功能进行性减退,或严重肾功能不全需要肾脏替代治疗,除传统大剂量甲泼尼龙静脉冲击和免疫抑制治疗外。应联合血浆置换或双重血浆置换(DFPP)治疗。血清 aPL 阳性,或伴有 APS 者。应使用抗凝剂和 HCQ。

6) 顽固性 LN 的治疗

推荐意见:对顽固性 LN 建议进行重复肾活检。根据病理改变、血清学和临床指标调整免疫抑制治疗方案。可调整为多靶点方案、自体干细胞移植、抗 CD20 单克隆抗体。

7) LN 复发后的治疗

推荐意见:对于 LN 复发患者。建议再次使用原诱导和维持治疗方案。若重复使用原治疗方案将导致 CYC 过量。推荐使用不含 CYC 的诱导治疗方案。

8) 非免疫抑制治疗

推荐意见:除免疫抑制药物外。应强调非免疫抑制措施在 LN 治疗中的应用。对尿蛋白持续存在,无法获得完全缓解的 LN 应加强抗肾脏纤维化的治疗。

9) 感染的预防

推荐意见:诱导治疗初期是感染的高危期,应加强感染的预防和监控。

【药师关注点】

糖皮质激素是缓解LN的传统药物,国内通常遵循"足量、慢减和长期维持"三原则进行用药。现有的LN治疗指南推荐使用糖皮质激素[通常起始剂量为泼尼松0.3~1mg/(kg·d)或其他糖皮质激素等效剂量]和免疫抑制剂(如吗替麦考酚酯、环磷酰胺等)。我国肾内科新医师手册对泼尼松用于LN患者的建议剂量为1mg/(kg·d)或40~60mg/d。国外研究对新发LN患者的糖皮质激素用药方案提出了建议,此建议主要针对传统用药方案中的"足量"和"慢减"。实验研究结果提示12个月时高剂量组(泼尼松≥40mg/d)和中等剂量组(泼尼松≤30mg/d)相比,完全缓解率更高。LN诊断后两年和三年,累积糖皮质激素剂量和糖皮质激素相关损伤无显著差异。LN后期,两组损伤更为明显,提示需要快速减量或者选择替代治疗策略。

第三节　全程化药学监护路径

针对狼疮肾炎患者特点,制订如下全程化药学监护路径。

表6-2　狼疮肾炎患者入院药学评估表(入院第1—2天)

科别:<u>肾病内科</u>　　住院号:_____　　患者编号:_____

姓名:_____　　性别:□男 □女　年龄:_____岁　联系电话:_____

患者情况	职业:_____ 受教育程度:□小学及以下 □初中 □高中/中专 □大专及以上 费用支付:□自费 □医保 □公费 □新农合 □其他____ 合并疾病:_____ 既往史:_____
一般资料	入院日期__年_月_日 入院诊断_狼疮肾炎_　　病理类型:_____ 是否初次诊断为狼疮肾炎:□是 □否 初次诊断日期:___年__月 身高___ 体重___ 小便量_____ 药物过敏史:□无 □有_____

既往ADR史	药品不良反应：□无 □有
目前用药依从性评价	您服用的药物有__种？/应该服用__种？ 您是否按照医生嘱托的剂量和时间服药？ □是 □否 （记录每种药物的服药时间、频次、剂量等） □糖皮质激素 □免疫抑制剂 □生物制剂 □羟氯喹 □抗凝药物 □降脂药物 □护胃药 □补钙药 □其他 您会自行调整服药方案吗？ □否 □是 □减药 □撤药 □其他 您是否忘记服药？ □否 □是 您是否了解上述药物的不良反应？ □了解 □不了解 □糖皮质激素 □了解 □不了解 □免疫抑制剂 □了解 □不了解 □生物制剂 □了解 □不了解 □羟氯喹 □了解 □不了解 □抗凝药物 □了解 □不了解 □降脂药物 □了解 □不了解 □护胃药 □了解 □不了解 □补钙药 □了解 □不了解 □其他 □了解 □不了解 用药依从性总体评价：

数量依从性*	正确服用的药物数量__种/应服药物总数__种
时间依从性#	服药时间正确的次数__次/应服药总次数__次

□用法用量正确，依从性好 □偶尔漏服药，依从性较好

□间断用药，依从性一般 □未用药，依从性较差

续表

生活方式	□水肿时低盐 □优质蛋白 □休息 □自己完全不清楚
疾病认知	□知晓,需要长期治疗 □认知度不够

资料来源 □患者 □家属 □其他　　　　　　评估药师签名:　　　日期/时间:

注:*,依从药物的数量占用药总数的百分比;♯,指服药时间正确的次数占全部用药次数的百分比。

表6-3　狼疮肾炎患者在院药学评估表(住院第2天—出院前1天)

科别:<u>肾病内科</u>　　床号:_____ 床　　住院号:_____　　患者编号:_____

姓名:_____　　性别:□男 □女　　年龄:____岁　　联系电话:_____

监护项目	药学监护内容 □医嘱审核 □疗效评价 □不良反应监测 □药物个体化治疗 □药物依从性评价 □药物相互作用审查 □其他药物治疗相关问题,如___ □生活方式教育
药物调整	填写方式:D1至D9,甲泼尼龙40mg ivgtt,D10调整为甲泼尼龙40mg qd至出院 □激素 _____ □免疫抑制剂 _____ □生物制剂_____ □羟氯喹_____ □抗凝药物_____ □降脂药物_____ □护胃药_____ □补钙药_____ □其他_____ 合理□是 □否

疗效评估	D :24h尿蛋白定量___;尿蛋白/尿肌酐__;尿沉渣_____;白蛋白_g/L D :24h尿蛋白定量___;尿蛋白/尿肌酐__;尿沉渣_____;白蛋白_g/L D :24h尿蛋白定量___;尿蛋白/尿肌酐__;尿沉渣_____;白蛋白_g/L D :24h尿蛋白定量___;尿蛋白/尿肌酐__;尿沉渣_____;白蛋白_g/L
ADR记录	药品不良反应:□无 □有_____
个体化监测	□无 □有_____
用药信息	解答患者问题□无 □有_____
肾穿刺	□无 □有_____
用药依从性 评价	数量依从性* | 正确服用的药物数量__种/ 应服药物总数__种 时间依从性♯ | 服药时间正确的次数__次 / 应服药总次数__次 未规律服药记录:□无 □有 _____ 用药依从性总体评价: □用法用量正确,依从性好 □偶尔漏服药,依从性较好 □间断用药,依从性一般 □未用药,依从性较差
生活方式	□水肿时低盐 □优质蛋白 □休息 □自己完全不清楚

资料来源 □患者 □家属 □其他　　　　评估药师签名:　　　　日期/时间:

注:*,依从药物的数量占用药总数的百分比;♯,指服药时间正确的次数占全部用药次数的百分比。

表6-4　狼疮肾炎患者在院药学监护表(住院第2天—出院前1天)

	作用类别	主要治疗药物	重点药学监护和用药教育内容
用药监护及教育	免疫抑制剂	□糖皮质激素 □羟氯喹 □环磷酰胺 □环孢素 □他克莫司 □吗替麦考酚酯 □硫唑嘌呤 □雷公藤多苷 □其他___	糖皮质激素: □监护尿量,评估糖皮质激素疗效 □监护血压、血糖、血脂、电解质等指标,密切观察患者是否出现感染症状、消化系统症状、精神和情绪的改变,以及是否有不明原因骨痛等不适 □早晨7-8点顿服,告知不可突然停药或骤减 羟氯喹 □监测患者皮疹和光过敏是否控制 □是否有皮肤色素沉着、过敏、脱发 □是否有眼角膜色素斑、眼底病变 □告知患者大量长期用药时每年检查眼底一次 环磷酰胺: □是否有恶心不适 □是否出现小便变红等情况 □监护血常规、肝功能,警惕该药导致的骨髓抑制、膀胱毒性、性腺毒性 用药当天嘱患者多饮水,保持较高的尿量,防止环磷酰胺的代谢产物丙烯醛对膀胱的刺激导致的出血性膀胱炎 环孢素 □与食物同服时可促进药物吸收,推荐进食前1h或进食后2~3h服药 □监测血药浓度,维持全血谷浓度在100~200ng/mL □他克莫司既是CYP3A4的底物同时又是其抑制剂,当患者联合应用其他通过CYP3A4酶代谢的药物时,需考虑与CsA间可能存在的相互作用,及时换药或调整剂量 □监测是否有畏食、恶心、呕吐,牙龈增生伴出血、肢体震颤、多毛症等 □葡萄柚汁会增加环孢素的血药浓度,增加肝肾毒性,避免同服 □定期检测肝、肾功能、血钾、血压

	作用类别	主要治疗药物	重点药学监护和用药教育内容
用药监护及教育	免疫抑制剂	□糖皮质激素 □羟氯喹 □环磷酰胺 □环孢素 □他克莫司 □吗替麦考酚酯 □硫唑嘌呤 □雷公藤多苷 □其他___	吗替麦考酚酯： □空腹使用 □是否有腹泻、恶心、呕吐等不适,避免感染 □监护血常规、肝功能,有致畸可能性 硫唑嘌呤： □用药前最好行血TPMT浓度、TPMT基因检测 □是否有脱发、黏膜溃疡、发热、恶心、呕吐、腹痛等不适 □避免与血管紧张素转化酶(ACE)抑制剂、别嘌呤醇、甲氧苄啶、复方新诺明合用 □定期检测血常规(第1个月每周一次,第2个月和第3个月每月两次,之后每月一次);肝功能检查(每3个月一次);避免长时间暴露在阳光下 雷公藤多苷： □分3次饭后服用 □监测患者是否有口干、恶心、呕吐、乏腹胀、腹泻、少尿或多尿、水肿、心悸、胸闷、头昏、头晕、嗜睡、复视;皮疹、瘙痒、脱发、面部色素沉着等不适 □定期监测血常规、肝功能、肾功能 □有生殖毒性,育龄期患者慎用 备注:_____
	利尿剂	□呋塞米 □托拉塞米 □氢氯噻嗪 □螺内酯	□监测尿量和体重,保持每日尿量在2L左右或体重每日下降1kg左右 □螺内酯片宜进食时或餐后服用,以减少胃肠道反应 □监护患者电解质情况,评估肾功能、血糖、血尿酸、酸碱平衡情况 备注:_____

	作用类别	主要治疗药物	重点药学监护和用药教育内容
用药监护及教育	抗凝药物	□肝素 □低分子肝素钙 □华法林 □双嘧达莫	□用药前及用药过程中评估患者是否有出血倾向及凝血功能异常,用药期间密切观察有无出血表现,如各种皮肤黏膜出血、关节积血、伤口出血、血尿、黑便等 □应用华法林的患者应监测凝血功能,建议国际标准化比值(INR)控制在2.0~3.0 □开始使用双嘧达莫时可能会有头晕症状,密切观察皮肤有无出血点,如有症状及时告知医生以减少剂量 备注:_____
	降脂	□他汀类	□注意他汀类药物与CYP3A4代谢药物的相互作用 □观察患者有无肌痛症状,监护患者肝功能情况 备注:_____
	其他	□ACEI、ARB □质子泵抑制剂 □补钙药物 □其他	□ACEI/ARB易导致急性肾功能下降,应在有效循环血容量纠正后才可以使用ACEI或ARB类药物,监护患者肾功能 □监护患者血压情况 □钙剂注意餐后半小时服用,骨化三醇注意睡前服用 备注:_____
评估药师签名:			日期/时间:

表6-5 狼疮肾炎患者出院用药教育指导单

姓名:	性别:	年龄		住院病历号:
入院日期: 年 月 日			用药教育日期: 年 月 日	
诊断: 狼疮肾炎				
药品通用名 (商品名)	用药 目的	用法用量	服药时间	备注
甲泼尼龙片	抑制免疫	40mg(10片),口服,1日1次	早8点	①晨起顿服,不可漏服 ②注意严重感染(病毒、细菌、真菌和结核)、严重的骨质疏松、严重糖尿病、严重高血压、精神病、青光眼、病毒性肝炎,不适时就诊 ③长期服用可能出现体重增加、脸变胖、脸上长痤疮等,停药后可逐渐恢复
羟氯喹	免疫调节和抑制肾脏损伤	初始0.4g(3~6个月),维持0.2g/d,分次服用	进餐时或饮用牛奶时同服	①注意观察皮疹和光过敏、皮肤色素沉着、过敏、脱发等 ②如有光晕、视力模糊或畏光请立即就医
吗替麦考酚酯胶囊	抑制免疫	每次0.5g(2粒),每日2次	食前1h或进食后2~3h服药	①常见不良反应是胃肠道反应,比如腹泻、恶心、呕吐、腹胀等,通常不需要停药 ②监测血常规、肝肾功能,并且注意预防感染的发生 ③妊娠期妇女禁用,控制病情且停用6个月以上方可妊娠

他克莫司	抑制免疫	每次1mg,每日2次	建议空腹,或者至少在餐前1h或餐后2～3h服用	①注意观察有无头痛、失眠、震颤、肌痛、乏力、嗜睡、视觉或听觉异常,以及腹泻、恶心、高血压、皮疹等 ②定期监测他克莫司全血谷浓度 ③监测肾功能、血常规、血糖
碳酸钙D₃片	补钙	每次1片,每日1次	晚餐后服	需监测血钙,勿与牛奶或奶制品同服,亦可发生奶—碱综合征

注意事项

◆ 糖皮质激素(您服用的是甲泼尼龙片)使用时不可随意减量、漏服,应遵循"起始量足、减量要慢、维持要长"的原则,在医生的评估下规律减量,最小有效剂量服用1年以上。

◆ 希望您每日监测血压、尿量,每日称量体重并记录,观察双下肢水肿情况。

● 生活注意事项:低盐($<3g/d$)低脂优质蛋白饮食;水肿严重时需卧床休息,水肿消失一般情况好转时,可起床活动。注意休息,防止感染,避免肾损害药物以及常见的危险物质;防晒;适度运动;注重心理支持;戒烟;补充维生素D。

● 肾内科门诊复查肝肾功能、电解质、血常规及尿常规。

● 出现不明原因瘀斑、大便带血等出血体征、不明原因骨痛、血压升高、血糖水平恶化、发热感染等不适及时就医。

注意:如果您错过用药时间,应在记起时立即补用。但若已接近下一次用药时间,则无须补用,按平常的规律用药。请勿一次使用双倍剂量。

狼疮肾炎征可以通过药物治疗很好的控制,您一定要坚持用药,不要随意停药。我是您的临床药师,有什么问题和需求请及时告诉我。最后祝您早日康复!

临床药师: 电话:

年 月 日

表6-6　狼疮肾炎出院患者药学随访问卷调查表

姓名_____　性别_____　年龄_____　联系电话_____　　患者编号_____　随访时间_____

临床药师认知度	□知道有临床药师　　□不知道临床药师

用药依从性:

您服用的药物有___种? /应该服用___种?

您是否按照医生嘱托的剂量和时间服药? □是 □否

(记录每种药物的服药时间、频次、剂量等)

□糖皮质激素

□免疫抑制剂

□利尿剂

□抗凝药物

□降脂药物

□护胃药

□补钙药

□其他

您会自行调整服药方案吗? □否 □是 □减药　□撤药　□其他

您是否忘记服药? □否 □是

用药依从性总体评价:

数量依从性*	正确服用的药物数量___种/ 应服药物总数___种
时间依从性#	服药时间正确的次数___次 / 应服药总次数___次

□用法用量正确,依从性好　　□偶尔漏服药,依从性较好

□间断用药,依从性一般　　　□未用药,依从性较差

疗效评估:

水肿 □改善明显,已无明显水肿 □好转,轻度水肿 □未见明显好转 □加重

您现在病情是否出现了反复,□否 □是,怎么处理的?

您出院后是否测定过尿蛋白和白蛋白水平?(如测定,记录结果与测定时间)

时间:___ ;24h尿蛋白定量:___ ;血常规白蛋白:___

用药安全性:

您是否了解所有药物的不良反应？□了解 □不了解 □糖皮质激素 ___□了解 □不了解_____ □免疫制剂 ____□了解 □不了解_____ □利尿剂_____□了解 □不了解_____ □抗凝药物____□了解 □不了解_____ □降脂药物____□了解 □不了解_____ □护胃药_____□了解 □不了解_____ □补钙药_____□了解 □不了解_____ □其他_____□了解 □不了解_____	
您出院用药期间是否发生过不良反应？	
按医嘱复诊率、指标监测率：	
您出院以后在门诊复诊了吗？□有：_ 次；_____　　　　□没有 是否监测相应指标？□是　□否 □血常规 □尿常规 □肝功能 □血药浓度 □肾功能 □其他_____	
生活方式	□水肿时低盐 □优质蛋白 □休息 □自己完全不清楚
疾病认知	□知晓,需要长期治疗 □认知度不够
满意度：	
您对我们医院的服务满意吗？ (□非常满意 □满意 □可以 □不满意 □较差 □非常差) 您对我们临床药师的全程药学监护服务满意吗？ (□非常满意 □满意 □可以 □不满意 □较差 □非常差)	
其他用药疑问： 药师签名：　　　　　　　　　日期：	

第四节　药学监护实践

一、问诊及评估

药学问诊如下。

(1)明确自我介绍,介绍临床药师的工作,取得患者信任。如果是查房已接触过的患者,建议以"询问患者主诉症状是否缓解"为开头。

如:**您好,您这两天感觉好点了吗? ……我是临床药师**,您可以叫我*药师。我和**医生是一个治疗团队的,主要是监护您用药的疗效和安全性,下面将用5~10min时间了解一下您目前用药的情况,帮助您整理一下药物,您看可以吗?

(2)现病史梳理,注意使用开放式提问,详细询问患者的症状,有没有经过治疗,治疗后有没有好转,提问完毕对患者描述的情况进行总结。如:我们需要详细了解您这次入院的情况,有几个问题问一下您。您这次一开始主要是怎么不舒服来住院? 持续多久了? ……自己在家用了什么药物? 有没有缓解? ……那我帮您整理一下,您是因为……来了医院是吗? 狼疮肾炎患者多服用糖皮质激素或免疫抑制剂,药师需要仔细评估既往上述药物服用情况、减量情况、疾病复发情况。

(3)询问患者既往疾病史和用药史。请患者拿出自己正在服用的药物,让患者陈述用法用量,评估患者对疾病及药物的了解程度,评估患者用药依从性。并找出错误用药和重复用药,配合相关医生重整患者用药。

(4)询问患者药物过敏史和吸烟、饮酒史。需要详细询问患者药物过敏时表现出的具体症状,以评估用药安全性,给出恰当建议。

(5)简单介绍本次入院治疗方案。如您本次住院医生给予了您几方面的治疗,包括**,提高患者治疗依从性。

（6）给予生活方式宣教。如：您目前还是存在严重水肿情况，所以建议您适当限制饮水，每日同等衣物同一时间称体重并记录，等。

（7）结束问诊。如：谢谢您的配合，现在我对您的病情有了全面了解，我会持续关注您的病情变化及药物治疗。您如果有用药方面的疑问随时可以来医生办公室找我，祝您早日康复。最后整理问诊内容，填写原发性NS患者入院药学评估表。

二、治疗方案评价及干预

（一）标准治疗方案

狼疮肾炎的治疗包括基础治疗和免疫抑制剂，其中基础治疗又包括糖皮质激素和羟氯喹的应用。

糖皮质激素：糖皮质激素的剂量及用法取决于肾脏损伤的类型、活动性、严重程度及其他器官损伤的范围和程度。活动增生性LN（Ⅲ型、Ⅳ型、Ⅲ/Ⅳ＋V型）及伴有TMA的LN，先给予大剂量甲泼尼龙静脉冲击治疗（500mg/d或750mg/d，静脉滴注，连续3d），后续口服泼尼松（或甲泼尼龙）0.5～0.6mg/（kg·d）。病变特别严重的患者（如新月体比例超过50%），甲泼尼龙静脉冲击治疗可重复一个疗程。其他类型LN可口服泼尼松，剂量为0.5～1.0mg/（kg·d），4～6周后逐步减量。长期维持激素最好能减量至7.5mg/d以内，如果条件允许则停用。

羟氯喹：抗磷脂抗体（antiphospholipid antibody，aPL）的LN，或合并抗磷脂抗体综合征（APS）的患者，如无禁忌证，应常规使用羟氯喹。羟氯喹的最大治疗剂量不超过5mg/（kg·d），缓解期可以减量为0.2g/d。

免疫抑制剂：根据患者肾脏病理类型制定个体化免疫抑制治疗方案。不同病理类型LN优先选择的诱导和维持治疗方案和药物剂量还应根据患者的年龄、营养状态、肝功能、感染风险、肾脏损伤指标（如尿蛋白定量、尿沉渣和SCr水平）、肾外脏器损伤、生育意愿、并发症和既往免疫抑制剂的治疗反应等情况进行个体化选择。LN的诱导和维持治疗是连续、序贯的治疗过程，两个阶段的治疗方案可以一致，也可以不同。

（二）LN复发后的治疗

对于LN复发患者。建议再次使用原诱导和维持治疗方案。若重复使用原治疗方案将导致CYC过量。推荐使用不含CYC的诱导治疗方案。若怀疑患者的肾脏病理发生转型,或不能确定SCr升高、蛋白尿恶化是活动性病变还是慢性病变所致,应考虑重复肾活检。

（三）非免疫抑制治疗

非免疫抑制治疗措施包括控制高血压、应用肾素、血管紧张素系统抑制剂、血管紧张素转化酶抑制剂（ACEI）或血管紧张素Ⅱ受体拮抗剂（ARB）、预防血栓、纠正营养不良和治疗代谢并发症（糖尿病、高脂血症、高尿酸血症、肥胖等）、应用活性维生素D_3等。非免疫抑制治疗不仅可帮助提高疗效,而且能减少并发症的发生和防止肾脏损伤加重。

（四）常见用药问题

常见用药问题包括:如何预防和控制LN患者的感染;免疫抑制剂多靶点治疗的适应证及其不良反应是否增加;妊娠期如何选用药物等。

三、药学监护

（一）依从性监护

药物依从性包括药物治疗的开始、执行过程以及停药3个阶段,目前多采用药物依从性问卷评价患者用药行为,常用的有4项Morisky药物依从性量表、8项Morisky药物依从性量表等。

（二）有效性监护

1. 监测尿蛋白、人血白蛋白、SLEDAI评分、肾功能,以评估患者治疗疗效。

（1）完全缓解:指尿蛋白正常（尿蛋白定量<0.5g/24h,或尿蛋白/肌酐比值<500mg/g 或<50mmol/mol）,无活动性尿沉渣,人血白蛋白≥35g/L,SCr正常或升高不超过基础值的10%。

（2）部分缓解指尿蛋白下降较基线值下降超过50%且尿蛋白定量<3.0g/24h,人血清白蛋白>30g/L,SCr升高不超过基础值的10%。

（3）治疗无反应是指治疗未达完全缓解或部分缓解。

（4）LN 的治疗反应还应评估 SLE 的疾病活动性,SLE 要达到完全缓解的标准,即临床无疾病活动且停用糖皮质激素及免疫抑制剂难以做到。替代的目标是达到低疾病活动性,即在使用抗疟药的情况下 SLE-DAI≤3 分,或使用泼尼松剂量≤7.5mg 及可耐受的免疫抑制剂的情况下 SLE-DAI≤4 分和医师总评分（physician global assessment,PGA）≤1 分;复发是指疾病活动性指数增加并需要调整药物的剂量或种类的一种状态。

2. 水肿

每日监护患者体重、尿量,观察患者水肿情况,记录患者水肿缓解情况。

3. 血脂

高脂血症通常在狼疮肾炎缓解后可自然缓解,但预估难以迅速缓解时,脂代谢紊乱会持续较长时间,降脂治疗就应尽早开始。

4. 抗凝效果

预防性抗凝一般当 24h 尿蛋白>10g,人血白蛋白<20g/L 时,或者有血栓形成病史、家族史等,尤其是存在或曾出现抗磷脂抗体阳性,应给予抗凝治疗,选择华法林口服,控制 INR 在 1.8~2.0,对于已有血栓并发症的 INR 维持在 2.0~3.0,持续半年至两年。

（三）安全性监护

包括对因和对症治疗安全性评估。

（四）相互作用监护

评估患者合并用药是否存在不利相互影响。环孢素、他克莫司主要经肝脏细胞色素 P4503A 同工酶系统代谢,如与细胞色素 P4503A 抑制药（如伏立康唑、酮康唑、克拉霉素、奈非那韦等）或细胞色素 P4503A 诱导药（如利福平、苯妥英、卡马西平等）合用时注意监测上述药物全血谷浓度。分析患者住院期间使用药物,分析是否有影响环孢素、他克莫司的全血谷浓度以及相应的不良反应是否加重。

第五节 常见药物治疗问题及处理

一、如何预防和控制LN患者的感染

目前感染已成为我国SLE患者死亡的首位病因,不恰当使用激素和免疫抑制剂SLEDAI高、受累器官数量多以及患者发病年轻等,是SLE患者合并感染的主要危险因素。血清超敏C反应蛋白在50mg/L以上、降钙素原在0.5μg/L以上、淋巴细胞计数$\leqslant 1.0 \times 10^9$/L,均提示感染的风险增加,应及时评估患者的临床表现,加强对感染的识别与预防。

二、免疫抑制剂多靶点治疗时药物剂量的选择及其不良反应是否增加

多靶点方案由激素、MMF和Tac组成,该方案每种药物作用于SLE及LN发病的多个环节,在抗炎、免疫抑制和足细胞保护等方面发挥协同作用,提高疗效。多靶点方案可作为Ⅲ型和Ⅳ型、Ⅲ,Ⅳ+Ⅴ型(尤其表现为肾病综合征)LN的首选诱导方案。多靶点诱导方案,MMF治疗剂量为1.0g/d,Tac剂量为4mg/d,根据肾损伤程度、MMF和Tac血药浓度及患者耐受性调整药物的剂量。Scr升高,或人血白蛋白水平<20g/L时,MMF剂量减为0.50~0.75g/d。Tac谷浓度一般为5~8μg/L,如超过10μg/L,或出现不良反应,Tac应减量。治疗中需要监测淋巴细胞数量、SCr和肝功能。多靶点方案维持时,MMF减为0.50~0.75g/d,Tac剂量2~3mg/d,根据患者血清学、不良反应等指标调整剂量。

联合使用具有不同作用靶点的免疫抑制剂,同时减少每一种免疫抑制剂的剂量,既保证了药物发挥效应,又可以减少不良反应的发生风险。

三、妊娠期如何选用药物

无狼疮活动、尿蛋白正常并停用妊娠禁忌药物（如吗替麦考酚酯、环磷酰胺、来氟米特、氨甲蝶呤、生物制剂等）6个月以上、血压正常及肾小球滤过率（GFR）>60mL/min可考虑妊娠。

妊娠期间可使用泼尼松或甲泼尼龙联合羟氯喹维持。复发高危患者加用硫唑嘌呤或环孢素/他克莫司维持。

血清aPL阳性或有产科APS病史的患者，妊娠期应使用阿司匹林和（或）低分子肝素预防不良妊娠。

妊娠期LN复发时可增加激素剂量，或联合CsA/Tac、AZA控制狼疮活动。病情严重者可考虑甲泼尼龙冲击治疗、静脉注射人免疫球蛋白或血浆置换。如果狼疮活动导致肾脏损伤持续加重（蛋白尿增加，SCr升高及血压升高），或并发子痫前期，应尽早终止妊娠。

第六节　用药指导及健康教育

狼疮肾炎是一个长期治疗过程，使用过程中，患者的依从性对药物治疗和整体预后非常关键，如果患者在治疗过程中缺少对该疾病及相关药物的了解，或者对需要行血药浓度监测的不熟悉，均有可能会引起疾病的反复或者出现药物不良影响，因此对患者进行规范的用药指导及健康教育非常重要。

一、用药指导

患者糖皮质激素和免疫抑制剂为其主要的治疗药物，可参考如下对患者给予用药指导。

（一）重要性

糖皮质激素是狼疮肾炎最为重要的治疗药物，通过抑制免疫发挥疗效，临床使用证据充足、疗效确切，建议患者遵医嘱规范用药。

（二）服用方法

建议患者早上7—8点服用，注意是一次服用完，这样可以取得较好的疗效，并尽可能地减少糖皮质激素带来的不良反应。

（三）自我监护

长期服用大剂量的激素，有少数患者可能会出现容易感冒、脸发胖、脸上长痤疮、血糖血压控制不佳、骨质疏松等不适，但发生率比较低，建议患者在生活中加强自我监测，如若出现原因不明的发热、骨痛、大便变黑、眼痛等不适，及时就医。

服用激素过程中规律服用钙剂和维生素D，避免激素导致的骨质疏松，自我监测是否有骨痛等不适，可每6～12个月复查1次骨密度，生活中注意适当日晒，避免跌倒。

不可自行随意停用糖皮质激素或增减糖皮质激素用量，剂量调整应在专科医生指导下进行。

二、健康教育

治疗周期：总体治疗周期是1～2年，提高患者对该疾病的了解，提高总体依从性。

饮食教育：有严重水肿及低蛋白血症的患者应以卧床休息为主；狼疮肾炎严重低白蛋白血症时，蛋白的摄入量为0.8～1.0g/（kg·d），热量需要126～146kJ/（kg·d），水肿时应低盐饮食（<3g/d）。

（一）常见用药问题解答

如疾病的治疗周期："我需要服用这些药物总体多少时间？"此时告知患者整体狼疮肾炎的治疗周期1～2年，叮嘱患者规范服用药物，尤其是糖皮质激素或免疫抑制剂等对于狼疮肾炎最为重要的药物。

第七节　随　　访

一、目的和随访

通过随访,一方面了解患者疾病和用药情况,对患者的病情追踪,也可以了解整体治疗情况,评估药物疗效及是否出现药物相关的不良反应;另一方面,发掘患者是否存在潜在的用药问题。

疗效评估:如患者是否复查狼疮活性指标、肝肾功能、体重、24h尿蛋白、尿蛋白肌酐比值、尿常规等情况,评估疾病控制情况。

安全性评估:尤其关注患者使用免疫抑制剂是否存在药物相关的不良反应。

依从性评估:患者用药数量依从性和时间依从性。

生活方式和疾病知晓情况评估:如患者是否清楚狼疮肾炎时推荐的饮食方式,是否做到了优质蛋白饮食等。

二、常见问题及处理

针对随访遇到的问题针对性给予患者用药宣教,如患者出现药物相关不良反应,需要关注出现时间、处理方式,并评估与药物的关联性,给予患者相关建议。必要时建议患者通过线上或线下方式再次与临床药师联系,再次予以用药宣教,提高患者整体疾病治疗依从性。

第八节　药师查房日志

一、典型案例一

基本信息:女,70岁,身高160cm,体重48kg。

主诉:反复肢体浮肿1年余,间断发热2月余,加重伴咳嗽咳痰1周。

现病史:患者一个多月前无明显诱因出现双下肢水肿,伴腰痛,小便频数增加,无伴发热、乏力、胸闷、心悸、咳嗽、恶心、呕吐等症状,未予特殊治疗,后自觉水肿程度加重,休息后无明显缓解,晨起偶有颜面浮肿。今日发现双手出现水肿,遂至医院就诊,门诊查尿液分析示隐血3+,蛋白质3+,微白蛋白>0.15g/L,红细胞80个/μL,细菌8个/μL,黏液丝7个/μL。门诊以"水肿"收入院。起病以来,患者精神、睡眠欠佳,饮食尚可,大便如常,小便较前频繁,伴泡沫,体力下降,体重未见明显变化。

体格检查:体温38.7℃,BP 120/60mmHg,神清,精神可,慢性病容,浅表淋巴结未及肿大,双肺呼吸音粗,未及明显干湿性啰音,心律齐,心率90bpm,各瓣膜听诊区未及明显病理性杂音,腹软,无压痛及反跳痛,双下肢中度凹陷性水肿,生理反射存在,病理反射未引出。

辅助检查:血常规的白细胞$2.18×10^9$/L,中性粒细胞百分比77.3%,淋巴细胞百分比17.6%,红细胞$1.56×10^{12}$/L,血红蛋白47.0g/L,血小板$11×10^9$/L。

电解质:钾2.95mmol/L,钙1.63mmol/L,磷1.32mmol/L,镁0.80mmol/L。肾功能:(尿素氮8.39mmol/L,肌酐134.00μmol/L,尿酸519.4μmol/L,二氧化碳22.5mmol/L),血糖5.15mmol/L,肝功能(ALT 29.2IU/L,AST 59.8IU/L,ALP 37.7IU/L,GGT 10.2IU/L,血清总蛋白:44.60g/L,人血白蛋白16.0g/L),凝血功能:凝血酶原时间16.90s,国际化标准比值1.60,活化部分凝血活酶时间57.80s,纤维蛋白原3.50G/L,凝血时间酶21.40s,D-二聚体2.80mg/L,

纤维蛋白降解产物 8.90ug/mL。甲状腺功能：FT4 11.89pmol/L，FT3 1.88pmol/L，TSH 0.8707mIU/L。

既往疾病史：1年前诊断为肾病综合征，发现血压高1年余，口服可乐定 75μg Qd 降压治疗，未监测血压。

入院诊断：肾病综合征、系统性红斑狼疮、狼疮肾炎、血小板减少症、发热待查。

Day1—5

病情变化：患者仍有发热，昨日最高体温为38.3℃。查体：BP 110/60mmHg，神清，精神可，慢性病容，浅表淋巴结未及肿大，双肺呼吸音粗，未及明显干湿性啰音，心律齐，心率88bpm，各瓣膜听诊区未及明显病理性杂音，腹软，无压痛及反跳痛，双下肢中度凹陷性水肿。

辅助检查：24h尿蛋白 4.82g/24H；血清铁＋不饱和铁结合力：血清铁 4.0μmol/L，总铁结合力12.0μmol/L；血清铁蛋白340.65ng/mL；叶酸9.10ng/mL。维生素 B$_{12}$ 351.00pg/mL；甲状旁腺素 PTH 44.21pmol/L；血沉 148.0MM/h，C-反应蛋白3.36mg/L；血钾 3.02mol/L。血脂：总胆固醇10.45mmol/L、甘油三酯 4.25mmol/L、高密度脂蛋白胆固 1.35mmol/L，低密度脂蛋白胆固醇 8.66mmol/L。

尿轻链 Kap 313.00mg/L，Lam 207.00mg/L。血清链 Kap 2.99g/L，Lam 2.30g/L；免疫球蛋白＋补体 IgA 0.85g/L，IgG 5.27g/L，IgM 0.57g/L，C3 0.28g/L，C4 0.06g/L。

抗核抗体谱13项：抗核抗体滴度阳性*1：3200均质，颗粒＋＋＋，抗RNP 阴性，抗 Sm 阴性，抗 SSA60 阴性，抗 SSA52 阴性，抗 SSB 阴性，抗 Scl-70 阴性，抗 Jo-1 阴性，抗核糖体 P-蛋白强阳性，抗 CENP B 阴性，抗核小体临界阳性，抗组蛋白强阳性，抗双链 DNA 抗体阳性。TORCHCMV-IgG 阳性＋，Rubella-IgG 阳性＋。

血管炎抗体谱5项 P-ANCA 阴性，C-ANCA 阴性。

药物治疗方案：注射用泮托拉唑钠 40mg iv.gtt Qd；阿法维生素D软胶囊 0.5ug po Qn；注射用甲泼尼龙琥珀酸钠 48mg iv.gtt Qd；托拉塞米注射液 30mg iv once；氯化钾注射液 7.5mL iv.gtt once；氯化钾缓释片 2g po once；低

分子量肝素钙注射液 4000IU Qd 皮下注射。

药学监护:填写表 6-2。患者老年女性,入院完善相关检查,排除肝源性肿、内分泌性水肿可能,考虑肾病综合征水肿,入院给予的主要的治疗策略包括:

(1)糖皮质激素。患者入院时发热,免疫学检查抗核抗体阳性(1:3200),抗双链 DNA 抗体(dsDNA)阳性,免疫球蛋白+补体:IgG 下降(5.27g/L),IgM 下降(0.57g/L),C_3 下降(0.28g/L),C_4 下降(0.06g/L)。血液系统:白细胞减少(2.18×10^9/L),血小板减少(11×10^9/L),尿蛋白 3+,诊断为系统性红斑狼疮,狼疮肾炎。查 24h 尿蛋白:4.82g/24h,人血白蛋白16.0g/L;血脂:总胆固醇 10.45mmol/L。表现为肾病综合征。狼疮肾炎病理类型多样,需要通过肾穿刺活检才能进一步明确,要求暂行经验治疗。糖皮质激素是狼疮肾炎的基础治疗用药,完善相关检查,患者眼压、血糖、胃黏膜、凝血功能无明显异常,患者无使用糖皮质激素禁忌证。患者体重48kg,水肿,不排除体内水潴留及胃肠道水肿可能,给予注射用甲泼尼龙琥珀酸钠 48mg 静滴诱导缓解,剂量适宜,同时可避免胃肠吸收效果不佳,使用合理。

该患者需长期激素治疗,目前血钙水平低于正常值,糖皮质激素可影响钙稳态、抑制骨形成,进而引起骨质疏松。国内外糖皮质激素性骨质疏松症预防指南均指出向所有接受糖皮质激素的患者应给予维生素 D 及钙剂,推荐最佳钙剂摄入量(1000~1200mg/d)和维生素 D 摄入量(600~800U/d;血清水平≥20ng/mL)。该患者给予阿法维生素 D 0.5μg qd,必要时还可加用钙剂。

(2)利尿消肿。对于中重度水肿的患者常需要使用利尿剂来减轻或消除水肿。托拉塞米属于袢利尿剂类强效利尿剂,利尿作用强大,具有起效快,肝肾双通路代谢(肝脏为主),半衰期较长、不易引起电解质紊乱等特点。此外,由于托拉塞米对肾脏影响较小,可以避免加重心肾综合征、肾脏灌注不足等原因导致的急性肾脏损伤。该患者入院时双下肢中重度水肿,且不排除胃肠道水肿而影响口服药物吸收可能,予托拉塞米 30mg 静脉注射合理。

Day8

病情变化和辅助检查:患者今日未再发热,T37.1℃。查体:神清,精神可,慢性病容,浅表淋巴结未及肿大,双肺呼吸音粗,未及明显干湿性啰音,心律齐,心率88bpm,各瓣膜听诊区未及明显病理性杂音,腹软,无压痛及反跳痛,双下肢中度凹陷性水肿,病理征未引出。肝功能(ALT 28IU/L,AST 60.8IU/L,ALP 36.7IU/L,GGT 9.7IU/L,血清总蛋白45.60g/L,人血白蛋白17.0g/L)、肾功能(尿素氮8.47mmol/L,肌酐136.00μmol/L,尿酸508.4μmol/L,二氧化碳21.5mmol/L)、电解质分析(钾3.55mmol/L,钙1.73mmol/L,磷1.41mmol/L,镁0.83mmol/L)、24h尿蛋白定量(尿总蛋白2457mg/L,24h尿总蛋白4013.8mg/24H,24h尿量1.70L/24h)。肾穿刺活检病理:毛细血管增生型(Ⅵ型)狼疮肾炎。

药物治疗方案:加用0.9%NS 2500mL+注射用环磷酰胺0.5g ivgtt qd(连续2d)每月1次;碳酸钙D_3片0.6g po qd。

药学监护:填写表6-3。

患者肾穿刺活检病理:Ⅳ型狼疮肾炎。对于Ⅲ型和Ⅳ型狼疮性肾炎的治疗传统分为诱导缓解治疗和维持治疗两个阶段,治疗目标是经过初始强化治疗快速控制肾脏炎症,随后进入较长时间的维持巩固治疗。诱导缓解治疗疗程为一般6个月,个别更长。根据《2020中国系统性红斑狼疮诊疗指南》,对于Ⅵ型狼疮肾炎诱导缓解期建议使用激素联合环磷酰胺或霉酚酸酯治疗,环磷酰胺是主要作用于S期的细胞周期特异性烷化剂,通过影响DNA合成发挥细胞毒作用。其对体液免疫的抑制作用较强,能抑制B细胞增殖和抗体生成,且抑制作用较持久,目前CYC方案有3种:大剂量静脉CYC冲击治疗方案(每个月CYC0.5~1.0g/m^2体表面积,静脉滴注,疗程6个月)和小剂量CYC静脉冲击方案(欧洲CYC方案,每2周CYC500mg静脉滴注,共3个月)。另一种口服CYC方案,即CYC 1.0~1.5mg/(kg·d)(最大剂量150mg/d)口服24个月。目前国内普遍采用的静脉CYC冲击治疗方案。该患者体表面积1.5m^2,每月给予1.0g环磷酰胺,用量合适。由于长期使用环磷酰胺(CYC)存在感染、白细胞减少、卵巢功能衰竭、出血性膀胱炎和肿瘤等不良反应,近年临床试验中大剂量CYC方案的诱导治疗时间定为6

个月。

Day9—11

病情变化和辅助检查：患者未发热，双下肢水肿减轻，精神、饮食、睡眠、大小便同前，无其他不适。

药物治疗方案：患者病情平稳，症状好转出院。

药学监护：填写表6-4。

出院后1—6月

药学监护：填写表6-5。

患者治疗1~6个月时间，进行随访，着重评估患者对临床药师认知度、用药依从性、用药疗效、用药安全性、生活方式、疾病认知度和满意度等相关内容，并结合患者具体情况确定后续随访频次和重点。

【案例总结】

该案例主要特点、治疗情况总结、治疗方案总体评价、药学监护重点

患者老年女性，因"反复肢体浮肿1年余，间断发热2月余，加重伴咳嗽咳痰1周"入院。患者入院时发热，免疫学检查抗核抗体阳性（1∶3200），抗双链DNA抗体（dsDNA）阳性，免疫球蛋白+补体：IgG下降（5.27g/L），IgM下降（0.57g/L），C_3下降（0.28g/L），C_4下降（0.06g/L）。血液系统：白细胞减少（2.18×10⁹/L），血小板减少（11×10⁹/L），尿蛋白3+，诊断为系统性红斑狼疮，狼疮肾炎。查24h尿蛋白：4.82g/24h，人血白蛋白16.0g/L。血脂：总胆固醇10.45mmol/L。表现为肾病综合征。完善相关检查，患者无青光眼、血糖、胃黏膜、凝血功能无明显异常，也无严重感染、溃疡等激素使用禁忌，予甲泼尼龙24mg静滴诱导缓解，剂量适宜，同时初始给予利尿消肿、抗凝等对症处理。后肾穿刺活检病理检查回报：Ⅳ型狼疮肾炎。加用环磷酰胺0.5g静滴，连续2d，每月1次。患者诱导治疗期间，小便量有所增多，双下肢水肿好转，治疗有效，确定免疫方案，予以出院。该患者治疗方案中存在可优化的地方：患者入院时血脂偏高，高胆固醇血症，应给予降脂治疗。

【药学监护重点】

本例患者药学监护中药物依从性主要包括糖皮质激素和环磷酰胺；有

效性监护包括尿蛋白、人血白蛋白、SLE-DAI 评分、肾功能、水肿状况、血脂；安全性监护主要关注糖皮质激素和环磷酰胺的不良反应的监测。

二、特殊案例一：狼疮肾炎合并妊娠

狼疮肾炎（尤其活动期）患者妊娠时母体及胎儿不良事件发生的风险显著增加。所有狼疮肾炎患者孕前需评估妊娠时机、妊娠并发症风险和停用妊娠期禁忌药物。无狼疮活动、尿蛋白正常并停用妊娠禁忌药物（如 MMF、CYC、来氟米特、MTX、生物制剂等）6 个月以上、血压正常及肾小球滤过率（GFR）＞60mL/min 可考虑妊娠。

病史摘要：女，27 岁，体重 60kg，因"全身关节痛半年、双下肢水肿 1 月"入院。入院时后检查：免疫学检查抗核抗体阳性（1∶3200），抗双链 DNA 抗体（dsDNA）阳性，补体：C_3 下降（0.23g/L），C_4 下降（0.07g/L）。血液系统：白细胞减少（2.24×10^9/L），尿蛋白 3+。查 24h 尿蛋白 3.82g/24h，人血白蛋白 21.0g/L；血脂：总胆固醇 7.45mmol/L。诊断为系统性红斑狼疮，狼疮肾炎。

用药情况：泼尼松 60mg po qd，硫酸羟氯喹片 0.2g po bid。

药学监护：该患者诊断为系统性红斑狼疮、狼疮肾炎，未行肾穿刺活检术，经验性给予足量泼尼松以及硫酸羟氯喹片，根据《中国狼疮肾炎诊断和治疗指南（2019 年》，对于狼疮肾炎，激素和硫酸羟氯喹 HCQ）应作为治疗 LN 的基础用药。激素的量按泼尼松计算为 0.5~1.0mg/（kg·d），HCQ 具有免疫调节和抑制肾脏损伤进展的作用，能预防 SLE 患者肾损害，延缓肾脏损害的进展，并减少 ESRD 的发生率。该患者治疗 8 个月时水肿完全消失，无关节疼痛，复查尿蛋白阴性，因妊娠需要自行停用所有药物，3 个月后患者再次出现水肿，关节疼痛，复查尿常规，尿蛋白 2+，考虑狼疮肾炎复发。告知患者：LN 患者孕前评估妊娠时机、妊娠并发症风险和停用妊娠期禁忌药物。妊娠的条件：停用 MMF、CYC、来氟米特、MTX、生物制剂等 6 个月以上、血压正常及 GFR＞60mL/min；妊娠期间可使用泼尼松或甲泼尼龙联合 HCQ 维持。妊娠期 LN 复发时可增加激素剂量，或联合 CsA/Tac、AZA 控制狼疮活动。病情严重者可考虑甲泼尼龙冲击治疗、静脉注射人免疫球蛋白或血浆置换。

三、特殊案例二:肾功能损害患者免疫抑制剂的选择

狼疮肾炎患者初始治疗时(诱导缓解期),相对单用激素而言,联合使用免疫抑制剂可显著提高临床缓解率,伴有脏器受累的SLE患者,应依据患者的临床表现、生育要求、药物安全性和成本等因素进行综合考虑,选择恰当的免疫抑制剂。目前常用的免疫抑制剂的重要不良反应有所不同,区别如表6-7。

表6-7　常见免疫抑制剂不良反应

免疫抑制剂	常见重要不良反应
霉酚酸酯	最常见的不良反应为胃肠道不适,一些患者会发生感染、骨髓抑制与肝脏损害,由于具有一定的致畸性,因此至少在停用6周后方可尝试妊娠
环磷酰胺	常见不良反应为胃肠道不适,如恶心、呕吐等,肝脏损害、骨髓抑制是主要的不良反应,长期大剂量使用会增加发生肿瘤的危险,具有明确的生殖毒性和致畸性,建议妊娠前1～3个月停用
来氟米特	来氟米特会引起肝脏损害、高血压、白细胞减少症、感染及一些并发症,由于有致畸作用,故建议孕前药物完全洗脱后方可尝试妊娠
氨甲蝶呤	最主要不良反应为胃肠道不适,如恶心、呕吐等,血液系统异常如贫血、白细胞减少与肝脏损害较常见,由于有致畸作用,故建议妊娠前1～3个月停用
他克莫司	常见不良反应为胃肠道不适,一些患者会出现肾脏、肝脏损害;肝功能受损者减少他克莫司用量,用药期间应监测肾毒性、血糖和血压
环孢素	主要不良反应为肾功能损害、血压升高与感染
硫唑嘌呤	主要不良反应为骨髓抑制与肝脏损害,检测硫嘌呤甲基转移酶活性,检测硫嘌呤甲基转移酶活性
贝利尤单抗	常见不良反应为感染、头痛和恶心
利妥昔单抗	常见不良反应包括感染、输液反应等

病史摘要:女,32岁,体重56kg,因"面部蝶形红斑2年,双下肢水肿1个月"入院。入院时后检查尿常规中尿蛋白3+,隐血1+,人血白蛋白21g/L,肝功能中ALT 18.2IU/L,AST 38.8IU/L,ALP 36.7IU/L,GGT 9.3IU/L,血清

总蛋白 43.60g/L，人血白蛋白 21.0g/L；总胆固醇 10.45mmol/L、甘油三酯 3.23 mmol/L、高密度脂蛋白胆固 1.52mmol/L，低密度脂蛋白胆固醇 5.32mmol/L；肾功能：尿素氮 7.6mmol/L，肌酐 86.00μmol/L，尿酸 360.2μmol/L，二氧化碳 25.3mmol/L；免疫学检查抗核抗体阳性（1∶3200），抗双链 DNA 抗体（dsDNA）阳性，肾穿刺活检病理检查：狼疮肾炎（V＋Ⅳ型），诊断：系统性红斑狼疮，狼疮肾炎。

用药情况：泼尼松 30mg po qd，他克莫司 1mg po bid，硫酸羟氯喹片 0.2g po bid。

【用药监护】

患者诊断狼疮肾炎，病理类型为 V＋Ⅳ型，其诱导期的免疫抑制剂的方案可采用多靶点、CNI（他克莫司或环孢素）、MMF（吗替麦考酚酯）等方案，该患者选用的糖皮质激素加 CNI（他克莫司）方案。在用药过程中监测患者肝、肾功能和他克莫司血药浓度，前 3 个月肝肾功能及他克莫司浓度基本正常。在服用药物 5 个月时查肾功能：尿素氮 11.43mmol/L，肌酐 210.0μmol/L，尿酸 540.2μmol/L，二氧化碳 20.8mmol/L。排除其他病因后，考虑他克莫司引起的肾功能异常。他克莫司的不良反应有血糖升高、高血压、肾毒性等。不良反应的发生与血药浓度相关，复查他克莫司的血药浓度：16.8ng/mL。调整方案：将他克莫司调整为无肾毒性的吗替麦考酚酯 0.75g po bid，1 个月后查肾功能各项指标恢复正常。

第七章 慢性肾脏病

慢性肾脏病（chronic kidney disease，CKD）是指由各种原因引起的肾脏结构和功能障碍超过3个月，包括GFR正常和不正常的病理损伤、血液或尿液成分异常，以及影像学检查异常；或不明原因的GFR下降（＜60mL/min）超过3个月。目前国际公认的慢性肾脏病分期依据的是美国肾脏基金会制定的指南，分为1~5期，各期的防治建议见表7-1。

表7-1 慢性肾脏病分期及建议

分期	特征	GFR [mL/(min·1.73m²)]	防治目标与措施
1	GFR正常或升高	≥90	CKD诊治；缓解症状；保护肾功能
2	GFR轻度降低	60~89	评估、延缓CKD进展
3	GFR中度降低	30~59	延缓CKD进展；评估、治疗并发症
4	GFR重度降低	15~29	综合治疗；透析前准备
5	ESRD	＜15或透析	肾脏替代治疗

慢性肾衰竭（chronic renal failure，CRF）为各种慢性肾脏病持续进展的共同结局。它是以代谢产物潴留，水、电解质及酸碱代谢失衡和全身各系统症状为表现的一种临床综合征。慢性肾衰竭代表慢性肾脏病中GFR下降至失代偿期的那一部分群体，主要为CKD 4~5期。终末期肾病（end stage renal disease，ESRD）为晚期慢性肾衰竭，即CKD 5期。

第一节 疾病基础知识

一、病因及发病机制

慢性肾脏病病因主要有糖尿病肾病、高血压肾小动脉硬化、原发性与继发性肾小球肾炎、肾小管间质疾病(慢性间质性肾炎、慢性肾盂肾炎、尿酸性肾病、梗阻性肾病等)、肾血管疾病、遗传性肾病(多囊肾病、遗传性肾炎)等。在发达国家,糖尿病肾病、高血压肾小动脉硬化是主要病因;包括中国在内的发展中国家,这两种病因位居原发性肾小球肾炎之后,但近年也有明显升高趋势,尤其老年人群可见。

慢性肾脏病的发病机制因各种原发疾病不同而不同,但慢性肾衰竭进展、尿毒症的发生存在相同的机制。慢性肾衰竭进展的机制尚未完全清晰,目前认为进展的机制可能与以下因素有关,包括肾单位高滤过、肾单位高代谢、肾组织上皮细胞表型转化的作用、细胞因子和生长因子的作用等相关。尿毒症的发生与尿素氮和肌酐无关,主要原因:①肾脏排泄和代谢功能下降,导致水、电解质和酸碱平衡失调,如水、钠潴留,高血压,代谢性酸中毒等。②尿毒症毒素的毒性作用,尿素等毒素包括不能充分排泄的体内代谢废物或降解的某些激素、肽类等,但在体内蓄积并引起各种症状和体征的物质。③肾脏的内分泌功能的障碍,如促红细胞生成素分泌减少引起肾性贫血等。另外,持续炎症状态、营养素(如必需氨基酸、水溶性维生素、微量元素等)的缺乏也可引起或加重尿毒症的症状。

二、临床表现

慢性肾脏病的1~3期患者可以无任何症状,或仅有乏力、腰酸、夜尿增多等轻度不适;少数患者可有食欲减退、代谢性酸中毒及轻度贫血。进入

CKD 4 期以后，上述症状更趋明显。到 CKD 5 期时，可出现急性左心衰竭、严重高钾血症、消化道出血、中枢神经系统紊乱等，甚至有生命危险。

（一）水、电解质代谢紊乱

慢性肾衰竭时常出现各种电解质代谢紊乱和酸碱平衡失调，其中以代谢性酸中毒和水、钠平衡紊乱最为常见。

（1）代谢性酸中毒。部分轻中度慢性肾衰竭（GFR>25mL/min，或 SCr<350μmol/L）患者，由于肾小管分泌 H-障碍或肾小管 HCO_3^- 的重吸收能力下降，可引起阴离子间隙正常的高氯血症性代谢性酸中毒，即肾小管性酸中毒。当 GFR 降低<25mL/min（或 SCr>350μmol/L）时，代谢产物如磷酸、硫酸等酸性物质因肾排泄障碍而潴留，可发生高氯血症性（或正氯血症性）高阴离子间歇性代谢性酸中毒，即尿毒症性酸中毒。多数患者能耐受轻度慢性酸中毒，但如动脉血 HCO_3^- 15mmol/L 时，则有较明显症状，如食欲不振、呕吐、虚弱无力、呼吸深长等，与酸中毒时体内多种酶活性受抑制有关。

（2）水、钠代谢紊乱。主要为水、钠潴留，可表现为不同程度的皮下水肿和（或）体腔积液，临床相当常见；此时易出现血压升高、左心衰竭和脑水肿。

（3）钾代谢紊乱。当 GFR 为 20~25mL/min 或更低时，肾脏排钾能力下降，易出现高钾血症。需要注意的是，某些药物容易引起高钾血症，如 ACEI/ARB、保钾利尿剂等。肾功能不全的患者应用此类药物时应特别注意。

（4）钙磷代谢紊乱。主要表现为钙缺乏和磷增多。在慢性肾衰竭早期，血钙、血磷仍能维持在正常范围，通常不引起临床症状，在慢性肾衰竭中、晚期（GFR<20mL/min）才会出现高磷血症、低钙血症。低钙血症、高磷血症、活性维生素 D 缺乏等可引起继发性甲状旁腺功能亢进和肾性骨营养不良。

（5）镁代谢紊乱。当 GFR<20mL/min 时，由于肾脏排镁减少，常有轻度高镁血症。患者可无任何症状，但不宜使用含镁的药物，如含镁的抗酸药、泻药等。

（二）蛋白质、糖类、脂类和维生素代谢紊乱

慢性肾衰竭患者蛋白质代谢紊乱一般表现为蛋白质代谢产物蓄积（氮质血症），也有白蛋白、必需氨基酸水平下降等表现。

糖代谢异常主要表现为糖耐量减低和低血糖症两种情况，前者多见。糖耐量减低可表现为空腹血糖水平或餐后血糖水平升高，但一般较少出现自觉症状。

慢性肾衰竭患者常出现高脂血症，多数表现为轻到中度的高甘油三酯血症。

维生素代谢紊乱在慢性肾衰竭中也很常见，如血清维生素 A 水平增高、维生素 B_6 和叶酸缺乏等。

（三）心血管系统表现

心血管病变是慢性肾脏病患者的常见并发症和最主要死因，尤其是在进入终末期肾病阶段。

（1）高血压和左心室肥厚。大部分患者存在不同程度的高血压，高血压可引起动脉硬化、左心室肥厚和心力衰竭。

（2）心力衰竭。是尿毒症患者最常见死亡原因。发生急性左心衰时可出现呼吸困难、不能平卧、肺水肿等症状，但一般无明显发绀。

（3）尿毒症性心肌病。可能与代谢废物的潴留及贫血等因素有关，部分患者可伴有冠状动脉粥样硬化性心脏病。各种心律失常的出现，与心肌损伤、缺氧、电解质紊乱、尿毒症毒素蓄积等有关。

（4）心包病变。心包积液在慢性肾衰竭患者中常见，轻者可无症状，重者可有心音低钝、遥远，少数情况下还可有心包填塞。心包炎可分为尿毒症性和透析相关性。前者已较少见，后者的临床表现与一般心包炎相似，心包积液多为血性。

（5）血管钙化和动脉粥样硬化。动脉粥样硬化往往进展迅速，血液透析患者的病变程度较透析前患者更重。除冠状动脉外，脑动脉和全身周围动脉亦可发生动脉粥样硬化和钙化。

（四）呼吸系统症状

体液过多或酸中毒时均可出现气短、气促，严重酸中毒可致呼吸深长。体液过多、心功能不全可引起肺水肿或胸腔积液。尿毒症毒素诱发的肺泡毛细血管渗透性增加、肺充血，可引起尿毒症肺水肿，此时肺部X线检查可出现蝴蝶翼征。

（五）胃肠道症状

主要表现有食欲不振、恶心、呕吐、口腔有尿味。消化道出血也较常见，发生率比正常人明显增高，多是胃黏膜糜烂或消化性溃疡所致。

（六）血液系统症状

主要表现为肾性贫血和出血倾向。多数患者均有轻、中度贫血，主要是肾组织分泌促红细胞生成素（EPO）减少所致，故称为肾性贫血；晚期慢性肾衰竭患者有出血倾向，多与血小板功能降低有关，部分患者也可有凝血因子Ⅷ缺乏。

（七）神经肌肉系统症状

早期可有疲乏、失眠、注意力不集中的表现，其后会出现性格改变、抑郁、记忆力减退、判断力降低。尿毒症时常有反应淡漠、谵妄、惊厥、幻觉、昏迷、精神异常等表现。周围神经病变也很常见，以感觉神经障碍为主，最常见的是肢端袜套样分布的感觉丧失，也可能肢体麻木、烧灼感或疼痛感、深反射迟钝或消失，并可有神经肌肉兴奋性增加（如肌肉震颤、痉挛、不宁腿综合征），以及肌萎缩、肌无力等。

（八）内分泌功能紊乱

主要表现：①肾脏本身内分泌功能紊乱，如 $1,25\text{-}(OH)_2D_3$、EPO不足和肾内肾素-血管紧张素Ⅱ过多。②糖耐量异常和胰岛素抵抗。③下丘脑-垂体内分泌功能紊乱，如泌乳素、促黑色素激素、促黄体生成激素、促卵泡激素、促肾上腺皮质激素等水平增高。④外周内分泌腺功能紊乱，大多数患者均有继发性甲旁亢（血PTH升高），部分患者（大约1/4）有轻度甲状腺素水平降低；其他如性腺功能减退等也常见。

（九）骨骼病变

慢性肾脏病患者存在钙、磷等矿物质代谢及内分泌功能紊乱，如 PTH 升高、1,25-(OH)$_2$D$_3$ 不足等，导致矿物质异常、骨病、血管钙化等临床综合征，称为慢性肾脏病－矿物质和骨异常（CKD-mineral and bone disorder, CKD-MBD）。慢性肾衰竭出现的骨矿化和代谢异常称为肾性骨营养不良，包括高转化性骨病、低转化性骨病和混合性骨病，高转化性骨病最多见。

三、实验室相关检查

慢性肾脏病因的原发病不同，可表现出原发病的特征性实验室及特殊检查结果的异常，当 CKD 3 期时，患者可逐渐出现慢性肾衰竭相应的实验室检查结果异常。

（一）血常规

慢性肾衰竭患者主要表现为贫血，以正细胞、正色素性贫血为主，并随肾功能减退而逐渐加重，白细胞及血小板计数一般正常。

（二）尿常规

尿比重、尿渗透压降低，尿毒症晚期尿比重、渗透压可固定于 1.010、300mOsm/L，称为等比重尿和等渗尿；尿量一般正常，后期可出现明显尿量减少；蛋白尿、血尿情况因原发病不同而异；尿沉渣可见不同程度的红细胞、颗粒管型，肾小管间质瘢痕形成和肾小管肥大出现蜡样管型，标志肾衰竭进展至严重阶段。

（三）血生化、凝血功能及其他检查

主要表现为尿素氮、肌酐明显升高，同时血清蛋白明显降低。血清粒子异常，包括高钾、低钙、高磷，同时合并 PTH、ALP 升高。

（四）影像学检查

超声检查可以检测肾脏的大小、对称性及了解肾脏血管情况，区别肾实质性疾病、肾血管性疾病及梗阻性肾病等。

（五）肾功能检查

对慢性肾脏病患者需要做肾小球滤过率的评估,临床上常用 Cococroft-Gault 公式和(或)MDRD 公式,近年来研究认为 CKD-EPI 公式评估肾功能更为准确。

（六）肾活检

对于肾脏大小正常的慢性肾脏病患者,可考虑行肾穿刺活检,对明确原发病病因、选择进一步治疗方案有重要意义。

四、诊断与鉴别诊断

（一）诊断

慢性肾脏病的定义为由各种原因引起的肾脏结构和功能障碍超过 3 个月,包括 GFR 正常和不正常的病理损伤、血液或尿液成分异常、影像学检查异常;或不明原因的 GFR 下降($<60\text{mL/min}$)超过 3 个月,称为慢性肾脏病。其诊断应包括以下几项内容:①肾脏病的诊断如 IgA 肾病、药物过敏性间质性肾炎等。②肾功能的评估如 CKD 3 期。③与肾功能水平相关的并发症,如肾性高血压、肾性贫血等。④并发症如心血管疾病、糖尿病等。此外,还应针对肾功能丧失的危险因素、心血管并发症的危险因素做出评估。

（二）鉴别诊断

慢性肾脏病根据原发病不同,相应的鉴别诊断也不同。当病情进展至慢性肾衰竭时,典型病例诊断较容易,但肾脏具有强大的代偿能力,因此慢性肾衰竭常起病隐匿,多数患者就诊时已进入晚期。对于临床上不明原因的恶心、呕吐、高血压、贫血、肤色萎黄等,需要进行尿检,血尿素氮、肌酐检查,必要时行肾脏影像学检查。

慢性肾衰竭与急性肾损伤的鉴别多数情况下并不困难,往往根据患者病史即可做出鉴别。在患者病史欠详时,可结合贫血、钙磷代谢异常及影像学检查等进行分析。

但注意,临床上常有在慢性肾衰竭基础上,由于各种因素的影响而发生急性加重或伴发急性肾损伤,要根据病程特点及演变过程做鉴别。

五、主要并发症

(一)高血压

高血压是CKD常见并发症,在CKD进展过程中80%~85%患者发生高血压,并且随GFR下降呈线性升高。高血压不但是引起CKD进展的重要危险因素之一,而且是CKD患者发生心脑血管并发症的危险因素,因此是CKD一体化治疗的重要靶目标之一。

(二)心血管疾病

CKD患者的心血管疾病主要表现为两大类:①心肌疾病以左心室肥厚及心肌纤维化为多见。②动脉血管疾病包括小动脉硬化和动脉粥样硬化,前者多见。近年来,CKD时血管钙化及其与心血管疾病的关系引起很大关注。CKD时心血管疾病特点:①早期发病,我国及国际研究资料均表明在CKD 1期、2期心血管疾病的患病率已明显高于同年龄、高危因素匹配人群。②肾功能中等程度下降时(GFR<45mL/min),心血管疾病死亡率明显上升。

(三)肾性贫血

CKD患者贫血的发生率增高始自3期,贫血患病率随GFR的下降逐渐增加,至CKD 5期,贫血普遍存在。

(四)矿物质代谢紊乱和肾性骨病

CKD进展中常出现矿物质代谢紊乱和肾性骨病。美国肾脏病基金会综述了大量证据后,指出高钙血症、高磷血症以及继发性甲状旁腺功能亢进(SHPT)都与透析患者的患病率和死亡率增加密切相关。

(五)脂代谢紊乱

脂代谢紊乱是CKD患者常见的合并症,它不仅是心血管疾病的独立危险因素,而且实验研究提示脂质有直接肾毒性作用。CKD患者总胆固醇、低密度脂蛋白胆固醇升高和甘油三酯升高的比例高于一般人群,特别是在肾病综合征的患者中;在血透患者中主要表现为甘油三酯升高,高密度脂蛋白降低 Lp(a)升高,而低密度脂蛋白胆固醇可能正常。腹膜透析患者以总胆固醇升高和低密度脂蛋白胆固醇升高为主要特征,而高密度胆固醇降低。

(六)呼吸系统疾病

慢性肾衰竭患者可合并限制性通气障碍和氧弥散能力下降,酸中毒可出现气促,甚至合并 Kussmal 呼吸,进入尿毒症期可合并尿毒症肺、尿毒症性胸膜炎及肺钙化,肺部感染发生率明显增高。

(七)感染

慢性肾衰竭患者易伴有感染,感染在 ESRD 患者死亡中占有重要地位,考虑与机体免疫功能异常、防御机制低下相关,主要原因是白细胞特别是多形核白细胞功能障碍;同时体温调节紊乱也较常见。

第二节　疾病综合治疗

一、疾病评估

根据患者原发病相应的监测指标,以及患者血肌酐、血压、血红蛋白、电解质、肾小球滤过率等进行综合评估。

二、目标管理

对诊断为慢性肾脏病的患者,要采取各种措施延缓、停止或逆转慢性肾衰竭发生,防止进展至终末期肾病。对患者血压、血糖、尿蛋白定量、血肌酐上升幅度、GFR 下降幅度等指标,都应当控制在理想范围。具体治疗目标见表7-2。

表7-2 CKD-CRF 患者血压、蛋白尿、血糖、HbA1c、GFR或Scr变化的治疗目标

	项目	目标
1	血压	
	CKD 1~4期(GFR≥15mL/min)	<130/80mmHg
	CKD 5期(GFR<15mL/min)	<140/90mmHg
2	血糖(糖尿病患者,mmol/L)	空腹5.0~7.2,睡前6.1~8.3
3	HbA1c(糖尿病患者)	7%
4	蛋白尿	<0.5g/24h
5	GFR下降速度	<4mL/(min·年)
6	Scr升高速度	<50μmol/(L·年)

三、治疗策略

(一)一般治疗

1. 原发病及诱因的治疗

应积极重视原发病的诊治,对于IgA肾病、狼疮肾炎、紫癜肾炎、糖尿病肾病等都应长期治疗,同时也应积极寻找慢性肾衰竭的各种诱发因素,合理纠正诱因可使患者肾功能有所恢复或趋于稳定。

2. 营养治疗

限制蛋白饮食是治疗的重要环节,能够减少含氮代谢产物生成,减轻症状及相关并发症,甚至可能延缓病情进展。非糖尿病肾病患者在CKD 1~2期推荐蛋白摄入量0.8g/(kg·d)。从CKD 3期起应开始低蛋白饮食治疗,推荐蛋白摄入量0.6g/(kg·d)。糖尿病肾病患者则从出现显性蛋白尿起就应该限制蛋白摄入,推荐蛋白摄入量0.8g/(kg·d)。一旦出现GFR下降,蛋白摄入量就要降至0.6g/(kg·d)以下。在低蛋白饮食中,约50%的蛋白质应为高生物价蛋白,如蛋、瘦肉、鱼、牛奶等。如有条件,在低蛋白饮食[0.6g/(kg·d)]的基础上,可同时补充适量[0.1~0.2g/(kg·d)]的必需氨基酸和(或)α-酮酸。

无论应用何种饮食治疗方案,都必须摄入足量热量,一般为125.6~146.5kJ/(kg·d)[即30~35kcal/(kg·d)],此外还要注意补充维生素及叶酸

等营养素以及控制钾、磷等的摄入。磷摄入量一般应＜600～800mg/d。

3. 肾脏替代治疗

当 GFR＜10mL/min 并有明显尿毒症表现时,则应进行肾脏替代治疗。对糖尿病肾病患者,可适当提前至 10～15mL/min 时安排替代治疗。肾脏替代治疗包括血液透析、腹膜透析和肾脏移植。血液透析和腹膜透析疗效相近,各有优缺点,临床上可互为补充,但透析疗法仅可部分替代肾脏的排泄功能(对小分子溶质的清除,仅相当于正常肾脏的 10%～15%),也不能代替其内分泌和代谢功能。肾移植是目前最佳的肾脏替代疗法,成功的肾移植可恢复正常的肾功能(包括内分泌和代谢功能)。

(二) 药物治疗

慢性肾脏病因原发病不同,而呈现出以防治原发病进展为基础的治疗策略。原发疾病的药物治疗根据原发疾病的特点进行相应的干预,以延缓慢性肾脏病的进展。慢性肾衰竭为各种慢性肾脏病持续进展的共同结局,患者的症状、体征、治疗具有相似性,此时患者以代谢产物潴留,水、电解质及酸碱代谢失衡和全身各系统症状为表现的一种临床综合征。慢性肾衰竭的进展、尿毒症症状的发生亦存在相同的机制,故此处重点介绍慢性肾衰竭的药物治疗。

1. 纠正酸中毒和水、电解质紊乱

(1)纠正代谢性中毒。主要为口服碳酸氢钠,轻者 1.5～3.0g/d 即可;中、重度患者 3～15g/d,必要时可静脉输入。可将纠正酸中毒所需碳酸氢钠总量分 3～6 次给予,在 48～72h 或更长时间后基本纠正酸中毒。对有明显心衰的患者,要防止碳酸氢钠输入量过多,输入速度宜慢,以免心脏负荷加重;也可根据患者情况同时口服或注射呋塞米 20～200mg/d,以增加尿量,防止水钠潴留。

(2)水、钠紊乱的防治。为防止出现水、钠潴留,需要适当限制钠摄入量,一般氯化钠摄入量不应超过 6～8g/d。有明显水肿、高血压者,钠摄入量限制在 2～3g/d(氯化钠摄入量 5～7g/d),个别严重病例可限制为 1～2g/d(氯化钠 2.5～5g/d)。也可根据需要应用袢利尿剂(呋塞米、布美他尼等;呋塞米每次 20~200mg，2~3 次/d）；噻嗪类利尿剂及贮钾利尿剂，中、重度 GFR 患者避免应用，因此时疗效甚差，并可致药物蓄积。对严重肺水肿急性左心衰竭者，及时给予血液透析或持续性血液滤过，以免延误治疗时机。

对轻、中度低钠血症，一般不必积极处理，而应分析其原因，只有真性缺钠者谨慎补充钠盐。对严重缺钠的低钠血症者，也应逐步纠正低钠状态。对失钠性肾炎患者，因其肾脏失钠较多，故需要积极补钠，但这种情况比较少见。

（3）高钾血症的防治。首先积极预防高钾血症的发生。GFR<25mL/min 时，应适当限制钾摄入。当 GFR<10mL/min 或血清钾水平>5.5mmol/L 时，则应更严格地限制钾摄入。在限制钾摄入的同时，还应注意及时纠正酸中毒，并适当应用利尿剂（呋塞米、布美他尼等）增加尿钾排出。

对已有高钾血症的患者，还应采取更积极的措施：①积极纠正酸中毒，除口服碳酸氢钠外，必要时（血钾>6mmol/L）静脉给予碳酸氢钠 10~25g，根据病情需要 4~6h 后还可重复给予。②给予袢利尿剂，静脉或肌内注射呋塞米 40~80mg（或布美他尼 2~4mg），必要时将剂量增至每次 100~200mg，静脉注射。③输入葡萄糖-胰岛素溶液（葡萄糖每 4~6g，加胰岛素 1 单位）。④口服聚磺苯乙烯，一般每次 5~20g，3 次/d，增加肠道钾排出，其中以聚苯乙烯磺酸钙更为常用，因为离子交换过程中只释放出钙，不释放出钠，不致增加钠负荷。⑤对严重高钾血症（血钾>6.5mmol/L）患者，应及时给予血液透析治疗。

【药师关注点】

患者水、电解质紊乱、酸碱失衡可危及生命，需要对患者进行用药教育，日常限制钠、钾的摄入，如腌制食品、香蕉、柑橘等，密切监测水、电解质，有问题及时处理。患者常使用 ACEI/ARB 类、螺内酯等可致血钾升高的药物时，应监测血钾水平。

2.高血压的治疗

对高血压进行及时、合理的治疗，不仅是为了控制高血压的症状，也是为了保护心、肾、脑等靶器官。ACEI、ARB、钙通道阻滞剂（CCB）、袢利尿剂、β受体拮抗剂、血管扩张剂等均可应用，以 ACEI、ARB、CCB 应用较为广泛。一般透析前患者应控制血压130/80mmHg以下,维持透析患者血压不超过140/90mmHg。ACEI及ARB有使钾升高及一过性血肌酐升高的作用,在使用过程中,应注意观察血清钾和肌酐水平的变化。

【药师关注点】

监测患者血压,根据患者情况控制血压,避免使用ACEI联合ARB,ACEI及ARB有使钾升高及一过性血肌酐升高的作用,若与升钾药物,如螺内酯、氯化钾、枸橼酸钾等药物联用时,密切监测血钾,当肌酐大于265μmol/L或上升>基线水平的50%时应停用。使用CCB类药物时应避免饮用西柚汁。使用β受体拮抗剂,若合并冠心病,不可突然停药,以避免发生心绞痛、心肌梗死或室性心动过速、高血压反跳等。逐渐减量,至少经过3d,一般为2周,同时应尽可能限制体力活动。使用利尿剂应监测电解质。使用α受体阻滞剂时,应注意其易引起直立性低血压,首剂可减半。

3.贫血的治疗和重组人促红细胞生成素(rHuEPO)的应用

如排除失血、造血原料缺乏等因素,血红蛋白<100g/L可考虑开始应用rHuEPO治疗。一般开始用量为每周80~120U/kg,分2~3次(或每次2000~3000U,每周2~3次),皮下或静脉注射,并根据患者Hb水平、Hb升高速率等调整剂量;皮下注射更为理想,既可达到较好疗效,又可节约用量1/4~1/3。对透析前患者,目前倾向于小剂量rHuEPO疗法(2000~3000U,每周1或2次),疗效佳,副作用小。Hb上升至110~120g/L即达标,不建议维持Hb>130g/L。在维持达标的前提下,每个月调整用量1次,适当减少rHuEPO用量。个别透析患者rHuEPO剂量可能需要增加(每次3000~4000U,每周3次),但不应盲目加大剂量,而应当首先分析影响rHuEPO疗效的原因,有针对性地调整治疗方案。

功能性缺铁是影响rHuEPO疗效的重要原因。在应用rHuEPO时,同时重视补充铁剂。口服铁剂有琥珀酸亚铁、硫酸亚铁等,但部分透析患者口服铁剂吸收较差,常需要经静脉途径补充铁。

除非存在需要快速纠正贫血的并发症(如急性出血、急性冠脉综合征等),慢性肾衰竭贫血患者通常无须输注红细胞,因其不仅存在输血相关风险,而且致敏影响肾移植疗效。

【药师关注点】

服用口服铁剂时建议空腹服用,并避免饮茶等高鞣酸饮食方式影响铁的吸收。右旋糖酐铁注射液过敏发生率为0.6%~1.5%,首次治疗时需要用试验剂量20mg稀释于50mL盐水中,缓慢静脉输注30min观察是否会过敏。使用铁剂后应每2个月监测1次,要求血清铁蛋白维持在200~600ng/mL、转铁蛋白饱和度>20%,但铁蛋白不可>800ng/mL,当转铁蛋白饱和度>50%时停止补铁。同时注意监测,避免铁负荷所致的氧化损伤、心血管损害等。造血原料充足时,EPO使用后7~10d检测,网织红是否开始升高,2~6周后监测Hb、RBC等是否开始上升,同时密切监测血压、血钾,避免高血压及高血钾。另外应监测血常规,EPO使用4周以上,若出现Hb、网织红突然下降,而PLT、WBC正常时,应警惕是否出现EPO所致的纯红再障,尤其是皮下注射者。

4. 低钙血症、高磷血症和肾性骨营养不良的治疗

GFR<30mL/min时,除限制磷摄入外,可口服磷结合剂,如碳酸钙(含钙40%)、醋酸钙(含钙25%)、司维拉姆、碳酸镧等。碳酸钙一般每次0.5~2g,每日3次,餐中服用效果最好。对明显高磷血症(2.26mmol/L)或血清钙浓度升高者,则应暂停应用钙剂,以防止转移性钙化的加重。司维拉姆、碳酸镧为新型不含钙的磷结合剂,可有效降低血磷水平而不增加血钙水平。

对明显低钙血症患者,可口服1,25-$(OH)_2D_3$(骨化三醇),0.25μg/d,连服2~4周;如血钙水平和症状无改善,可将用量增加至0.5μg/d;血钙水平不低者,则宜隔日口服0.25μg。凡口服骨化三醇的患者治疗中均需要监测血钙、磷、PTH浓度,使透析前患者血全段甲状旁腺激素(iPTH)保持在35~110pg/mL(正常参考值为10~65pg/mL);维持性透析患者血iPTH保持在150~300pg/mL。

【药师关注点】

患者降磷使用含钙的磷结合剂时,每日总的元素钙摄入(包括食物)不应超过2000mg/d。血磷高于7mg/dL时可短期应用含铝的结合剂,但患者血透易出现铝中毒,故应尽量避免使用。若出现低钙血症,可口服补钙,同时使用活性维生素D促进钙的吸收。但若患者合并高磷血症,则不可使用活

性维生素D以促进磷的吸收。

5. 平时防治感染

应注意预防各种病原体感染。抗生素的选择和应用原则与一般感染的相同,但剂量需要根据GFR水平调整。在疗效相近的情况下,应选用肾毒性最小的药物。

【药师关注点】

慢性肾脏病患者合并感染时,抗菌药物应优选肾毒性小的,并根据患者的GFR、透析情况等进行剂量调整。

6. 高脂血症的治疗

透析前患者治疗原则与一般高血脂患者相同,应积极治疗。但对维持透析患者,高脂血症的标准宜放宽,血胆固醇水平保持在6.5~7.8mmol/L(250~300mg/dL),血甘油三酯水平保持在1.7~2.3mmol/L(150~200mg/dL)为宜。

【药师关注点】

患者在使用降脂药时需要监测肝功能;使用他汀类药物时,应注意监测患者是否出现肌痛、肌红蛋白尿等横纹肌溶解的症状及指标,与CYP3A4诱导剂或抑制剂联合用药时,应密切关注相关药物的疗效及不良反应,必要时可进行血药浓度监测。

7. 口服吸附疗法和导泻疗法

口服氧化淀粉、活性炭制剂或大黄制剂等,均是应用胃肠道途径增加尿毒症毒素的排出。这些疗法主要应用于透析前患者,对减轻氮质血症起到一定辅助作用,但不能依赖这些疗法作为治疗的主要手段,同时注意并发营养不良、加重电解质紊乱和酸碱平衡紊乱的可能。

【药师关注点】

使用此类药物时,应关注患者大便情况,若出现腹泻,可减量或停药。

8. 其他

①糖尿病肾衰竭患者随着GFR下降,胰岛素灭活减少,需要相应调整胰岛素用量,一般应逐渐减少。②高尿酸血症,有研究显示别嘌醇治疗高尿酸血症有助于延缓肾功能恶化,并减少心血管疾病风险,但需要大规模

循证医学证据证实。③皮肤瘙痒,口服抗组胺药物,控制高磷血症及强化透析,对部分患者有效。

四、研究进展

(一)慢性肾脏病患者血压管理

《2021 KDIGO 临床实践指南:慢性肾脏病患者的血压管理》于 2021 年发表,新版指南涵盖标准的诊室血压测量、非透析 CKD 患者的生活方式干预、血压管理和用药建议,并推荐对特殊 CKD 人群(包括肾移植患者和儿童)加强血压管理。下文主要就该指南的合理用药部分做简单介绍,仅供参考。本指南中的专家推荐强度参考了世界卫生组织等制定的 GRADE 证据质量分级和推荐强度系统,具体如下:A(最高级别),证据基于多项临床随机对照试验(RCT)或 Meta 分析;B(中等级别),证据基于单项临床 RCT 或多项非随机对照研究;C(低级别),证据基于非随机对照研究或专家共识意见;D(极低级别),证据基于病例观察、个案报道。推荐强度的等级分为等级 1(推荐)和等级 2(建议)。

1. 未接受透析 CKD 人群(伴或不伴糖尿病)患者的血压目标值

目前,各国指南针对 CKD 血压管理的目标不一致。《2017 美国心脏病学会(ACC)/美国心脏协会(AHA)成人高血压的预防、监测、评估和管理指南》中建议 CKD 患者血压目标值<130/80mmHg;《2018 欧洲心脏病学会(ESC)/欧洲高血压学会(ESH)动脉高血压管理指南》建议 SBP 为 130~139mmHg;2020 加拿大高血压指南的推荐意见则为 SBP<120mmHg;我国 2018 版高血压防治指南及 2016 版中国肾性高血压管理指南中推荐根据白蛋白尿的情况而定,靶目标在白蛋白尿<30mg/d 时为 SBP<140/90mmHg,在白蛋白尿 30~300mg/d 或更高时为 SBP<130/80mmHg,60 岁以上的患者可适当放宽降压目标。

《2021 KDIGO 临床实践指南:慢性肾脏病患者的血压管理》建议对于 CKD 合并高血压的成人患者,如可耐受,以 SBP<120mmHg 为血压控制目标,建议采用标准化诊室血压测量来管理血压,但推荐等级仅为 2B。

该指南对靶目标的推荐意见主要基于新版指南 SPRINT 研究结果,仅为单一的 RCT 结果。虽然目前 CKD 强化降压在多个亚群中的获益和风险不明确,但并不意味着强化降压是不合适的,只是在临床实践中应考虑到患者对潜在风险和不良反应的个体化差异。如果患者对 SBP＜120mmHg 不能迅速耐受,可从小剂量开始服用降压药物,逐渐增量至血压达到目标值。

2.降压药物

目前针对 CKD 合并高血压的特定降压药物治疗的证据有限。CKD 合并高血压者,如果超过目标血压 20mmHg,就需要联合使用两种或更多的抗高血压药物。目前尚无针对 CKD 中不同药物组合进行比较的随机对照试验,此外,除肾素-血管紧张素系统抑制剂(renin-angiotensin system inhibitors, RASi)、β 受体阻滞剂和钙通道阻滞剂(calcium channel blocker, CCB)外,尚无针对其他种类降压药物的随机对照试验。因此,除单一降压药物外,CKD 中的任何抗高血压治疗路径均为基于专家意见、病理生理学或药理学,以及根据普通人群中的发现或替代结果得出的推论。

(1)对于 CKD 合并高血压,严重蛋白尿(G1-G4,A3)且不伴糖尿病的患者,建议起始使用 RASi(ACEI 或 ARB)(1B)。[A3:尿白蛋白与肌酐比值(albumin-creatinine ratio, ACR)＞300mg/g(或＞30mg/mmol)]。

(2)对于 CKD 合并高血压,中度蛋白尿(G1-G4,A2)且不伴糖尿病的患者,建议起始使用 RASi(ACEI 或 ARB)(2C)[A2:ACR 为 30～300mg/g(或 3～30mg/mmol)]。

(3)对于 CKD 合并高血压,中重度蛋白尿(G1-G4,A2 和 A3)且合并糖尿病的患者,建议起始使用 RASi(ACEI 或 ARB)(1B)。

(4)对于合并或不合并糖尿病的 CKD 的患者,避免 ACEI、ARB 与直接肾素抑制剂(DRI)(如阿利克仑)联合使用(1B)。

(二)慢性肾脏病合并糖尿病

2020 KDIGO 首次提出慢性肾脏病患者合并糖尿病的临床管理实践指南,该指南推荐 eGFR≥30mL/(min·1.73m²)、CKD 合并 2 型糖尿病患者使用二甲双胍(1B)。2021 年 4 月 30 日,美国食品药品监督管理局批准达格列净适用于 CKD,用于保护 CKD 患者肾功能,避免肾功能衰竭、心血管疾病导致死亡和心力衰竭而住院。但达格列净在我国并未被批准用于缓解 CKD 进展或保护 CKD 患者的肾功能。

对于 CKD 合并 2 型糖尿病患者使用二甲双胍联合 SGLT2i 药物血糖控制未达标,或不能使用上述药物者,推荐加用长效胰高血糖素样肽 1-1 受体激动剂(1B)。

(三)慢性肾脏病矿物质及骨异常

2019 年《中国慢性肾脏病矿物质和骨异常诊治指南概要》中对于慢性肾脏病矿物质及骨异常(chronic kidney disease-mineral and bone disorder,CKD-MBD)的诊断、评估、预防和治疗均给予了相关指导,为广大临床工作者对 CKD—MBD 的认识及诊疗提供了详细的指导意见。但指南缺少针对临床终点事件的随机对照研究证据,故其证据质量不高。随着此后多项 RCT 研究和前瞻性队列研究结果的公布,KDIGO 工作组经过对相关新证据的评估和充分讨论,于 2017 年 6 月对该指南进行了选择性更新,主要涉及 CKD-MBD 中骨病的诊断及钙、磷和甲状旁腺素的管理等。下文主要就该指南的合理用药部分做简单介绍,供参考。本指南中专家推荐强度参考了 WHO 等制定的 GRADE 证据质量分级和推荐强度系统,具体如下:A(最高级别),证据基于多项临床随机对照试验(RCT)或 Meta 分析;B(中等级别),证据基于单项临床 RCT 或多项非随机对照研究;C(低级别),证据基于非随机对照研究或专家共识意见;D(极低级别),证据基于病例观察、个案报道。推荐强度的等级分为等级 1(推荐)和等级 2(建议)。

1.降磷的时机

2019 年《中国慢性肾脏病矿物质和骨异常诊治指南概要》推荐 CKD G3a-G5D 期患者维持血磷在正常范围内(2C),CKD G5D 期高血磷者,建议将升高的血磷降至正常范围(2C)。因目前尚缺乏证据支持维持血磷正常水平对 CKD G3a-G4 期患者是否有益。故 2017 新版指南推荐 CKD G3a-G5D 期患者,建议将升高的血磷降至正常范围(2C)。治疗仅针对高磷血症患者。

2.血钙目标值

2019年《中国慢性肾脏病矿物质和骨异常诊治指南概要》推荐CKD G3a-G5D期患者维持血钙在正常范围(2D)。2017新版指南为避免成人钙负荷过高,轻度、无症状的低钙血症(如在钙剂治疗时)可以接受,建议成人CKD G3a-G5D期患者,避免高钙血症(2C)。证据等级较前提高。

3.CKD G5D期患者透析液的选择

2019年《中国慢性肾脏病矿物质和骨异常诊治指南概要》推荐CKD G5D 期患者使用钙浓度为 1.25~1.50mmol/L(2.5~3.0mEq/L)的透析液(2D)。基于更多更高质量的证据,支持使用钙浓度为 1.25~1.50mmol/L(2.5~3.0mEq/L)的透析液。2017新版指南推荐CKD G5D期患者,使用钙浓度为 1.25~1.50mmol/L(2.5~3.0mEq/L)的透析液(2C)。内容并未改变,但证据等级从2D提至2C。

4.含钙磷结合剂的地位

2019年《中国慢性肾脏病矿物质和骨异常诊治指南概要》推荐CKD G3a-G5D期伴高磷血症的患者存在持续或反复发作的高钙血症时,推荐对含钙磷结合剂用量和(或)骨化三醇或维生素D类似物的用量加以限制(1B);CKD G3a-G5D期伴高磷血症的患者出现动脉钙化(2C)和(或)无动力型骨病(2C)和(或)血清PTH水平持续过低时,建议限制含钙磷结合剂的用量(2C)。基于最新3项RCT证据表明,2017新版指南推荐对于接受降磷治疗的 CKD G3a-G5D期成人患者,建议限制含钙磷结合剂用量(2B),即CKD各期合并高磷血症的患者应限制含钙磷结合剂。

5.骨化三醇或维生素D类似物的使用时机

2019年《中国慢性肾脏病矿物质和骨异常诊治指南概要》推荐非透析CKD G3a-G5期患者在纠正了可干预因素后,血清PTH水平仍进行性升高并持续高于正常值时,建议使用骨化三醇或维生素D类似物(2C)。但最新RCT表明,维生素D类似物在改善临床相关结局方面未得出阳性结果,并显示可增加高钙血症风险,故2017新版指南推荐非透析CKD G3a-G5期患者,不建议常规使用骨化三醇和维生素D类似物(2C);合并严重、进行性甲状旁腺功能亢进的CKD G4-G5期成人患者,可使用骨化三醇和维生素D类似物（证据未分级）；需要降 PTH 治疗的 CKD G5D 期患者，建议使用拟钙剂、骨化三醇或维生素 D 类似物，也可拟钙剂和骨化三醇或维生素 D 类似物联合治疗（2B）。

（四）慢性肾脏病血钾管理

高钾血症是 CKD 患者常见的代谢并发症之一，也是 CKD 晚期主要死亡原因之一。高钾血症虽然是 CKD 最主要的代谢并发症之一，但临床表现多无特异性。早期多表现为乏力、恶心、心动过缓。随着血钾的升高会出现肢端麻木、肌无力、血压降低、神志恍惚、嗜睡，严重者可有呼吸困难、低血压、心律不齐，如不及时治疗，严重的高钾血症会导致心搏骤停。

《慢性肾脏病高钾血症风险评估及管理专家建议》（2020 版）、2020 年《中国慢性肾脏病患者血钾管理实践专家共识》对慢性肾脏病合并血钾紊乱患者的治疗给予推荐。专家建议或共识推荐：①高钾血症急危重症的管理，CKD 患者如果短期内出现血钾升高≥6.0mmol/L 或高钾相关性 ECG 异常表现，属于高钾血症急危重症，需要紧急处理。立即复查血钾以排除假性高钾血症，进行生命体征以及 ECG 监测。治疗手段：稳定心肌，缓解钾离子对心肌的毒性（对于有高钾血症伴或不伴 ECG 改变的患者，立即使用静脉钙剂是一线治疗方案）；促进钾离子进入细胞，降低血钾水平（静脉滴注胰岛素和葡萄糖可以通过促进钾离子向细胞内转运，从而降低血钾浓度）。建议使用 10% 葡萄糖液 500mL 加 10IU 普通胰岛素静脉滴注，持续 1h 以上。如果患者合并代谢性酸中毒，可静脉注射碳酸氢钠，通过 H^+ -Na^+ 交换，促进钾离子进入细胞。5% 碳酸氢钠 150~250mL 静脉滴注，5~10min 起效，持续约 2h。因钠离子可能会加重 CKD 患者容量负荷，在合并心力衰竭的患者中慎用。β-肾上腺素能受体兴奋剂可使钾离子转移至细胞，通常 30min 内起效，持续 2h 左右；促进钾离子排出体外，降低体内总钾含量（利尿剂）；阳离子交换树脂，通过在结肠中钠或钙离子与钾离子的交换，减少钾离子吸收，促进其从粪便中排出，包括聚磺苯乙烯（SPS）和聚苯乙烯磺酸钙（CPS）；新型钾离子结合剂环硅酸锆钠在全肠道内通过置换钠/氢离子而高选择性地捕获钾离子，减少肠道内钾离子吸收，从而快速有效地降低血钾浓度。透析治疗是处理严重高钾血症,尤其是 ESRD 已有血管通路患者的首选方案。血液透析较腹膜透析降钾效果更佳。对于 ESRD 伴有严重高钾血症且有血管通路的患者,建议直接进行紧急透析治疗。②慢性高钾血症的长期管理,识别及纠正诱因、饮食控制,减少钾离子摄入(对于血钾＞5.0mmol/L 的患者,限制高钾食物的摄入,禁用低钠盐和平衡盐等特殊食盐,少用酱油等调味品;含钾高的蔬菜在烹饪前应浸泡或焯水去除钾离子)、药物干预,促进钾离子排出体外。药物干预中,排钾利尿剂酌情加用或加量,需要严密监测患者体重、血压和血肌酐,以免低血容量及 GFR 下降。阳离子交换树脂(SPS、CPS):在短期临床试验中已经证明有效,但缺乏长期前瞻性临床试验证据。新型钾离子结合剂环硅酸锆钠:多中心临床试验证实环硅酸锆钠可用于 CKD 高钾血症的长期治疗。患者在长达 1 年的治疗时期,血钾维持在正常范围。可优化 CKD 中 RAAS 抑制剂的使用,使患者持续获益。对于高钾血症,经纠正期治疗达到正常血钾水平后,应确定环硅酸锆钠预防高钾血症复发的最低有效剂量,以维持正常血钾水平。同时,在治疗期间应定期监测血钾。

(五)肾性贫血的管理

2021 年 6 月,肾脏病和血液净化专家组更新了我国肾性贫血诊治临床实践指南,即 2021 年《中国肾性贫血诊治临床实践指南》,提出了规范化应用红细胞生成刺激剂(ESAs)和低氧诱导因子脯氨酰羟化酶抑制剂(HIF-PHI)以及特殊人群如何诊治肾性贫血。指南提出,肾性贫血治疗靶目标为如下。

肾性贫血治疗的 Hb 靶目标:Hb≥110g/L,但不超过 130g/L(1A)。

肾性贫血患者,应依据患者年龄、透析方式、生理需求及并发症情况,个体化调整 Hb 靶目标(2D)。

存在脑卒中、冠心病、肿瘤等病史患者,应根据原发病情况调整 ESAs/HIF-PHI 治疗的 Hb 靶目标(2,未分级)。

肾性贫血治疗的铁代谢指标的靶目标:SF＞100μg/L 且 TSAT＞20％,或者 CHr＞29pg/红细胞和(或)sTfR/log Ferritin 比值≤2(1B)。

肾性贫血患者,应维持SF在200~500μg/L,TSAT在20%~50%(2B)。

肾性贫血治疗期间,应密切监测ESAs/HIF-PHI及铁剂的不良反应,并给予及时治疗(1,未分级)。

1. ESAs治疗

ESAs可有效治疗肾性贫血(1A),但治疗前应尽可能纠正铁缺乏或炎症状态等加重肾性贫血的危险因素(1D)。

ESAs治疗前应权衡减少输血及贫血相关症状带来的获益与ESAs治疗可能引起的脑卒中、高血压、肿瘤等风险(1B),既往存在脑卒中、恶性肿瘤病史或活动性肿瘤患者应仔细评估肿瘤进展、脑卒中再发风险,谨慎使用ESAs(2C)。

纠正绝对铁缺乏后Hb<10g/L的患者,给予ESAs治疗(1C);不建议Hb≥100g/L的非透析CKD患者开始ESAs治疗(2B);尽量避免血液透析患者Hb<90g/L时才开始使用ESAs治疗,为提高部分Hb>100g/L患者的生活质量,可给予个体化ESAs治疗(2,未分级)。

根据CKD患者Hb水平和临床情况选择ESAs种类,并决定ESAs初始治疗剂量(1D)。具体剂量:rHuEPO为每周50~150U/kg,分1~3次给药;达依泊汀α为0.45μg/kg,每1~2周给药1次;CERA为0.6μg/kg,每2~4周给药1次。

ESAs初始治疗Hb速度控制在每月10~20g/L;若每月Hb增长速度>20g/L,应减少ESAs剂量的25%~50%。若每月Hb增长速度<10g/L,应将ESAs的剂量每次增加20U/kg,每周3次(2D)。

ESAs治疗期间,Hb达到115g/L时,应将ESAs剂量减少25%;Hb升高且接近130g/L时,应暂停ESAs治疗,并监测Hb变化,Hb开始下降时应将ESAs剂量降低约25%后重新给药;Hb达到目标值时,推荐减少ESAs剂量而不是停用ESAs,除非出现明显的严重不良反应(1D)。

非透析CKD和腹膜透析患者选择ESAs皮下注射给药,特殊情况下也可采用静脉注射给药;规律血液透析治疗患者选择ESAs静脉或皮下注射给药(2B)。

疑似或诊断抗EPO抗体诱导的纯红细胞再生障碍性贫血(PRCA)患者

停止 ESAs 治疗（1A）。

高剂量 ESAs 会增加心血管事件、死亡及肿瘤复发的风险，Hb≥90g/L 的合并心力衰竭 CKD 患者不建议使用 ESAs 治疗（2B）；既往存在恶性肿瘤病史或有活动性肿瘤的 CKD 患者，Hb 靶目标＜100g/L（2D）。

2. 铁剂

2022 年《铁剂在慢性肾脏病贫血患者中应用的临床实践指南》对 CKD 患者规范合理使用铁剂给予了指导。指南建议铁储存不足（绝对铁缺乏）和（或）利用障碍（功能性铁缺乏）统称为铁缺乏，可伴或不伴贫血发生（未分级）。铁状态目标推荐：①推荐 CKD 贫血患者 TSAT 维持在 30%～50% 且 SF＞100ug/L（血液透析患者 SF＞200ug/L），作为铁代谢指标的靶目标（1B）。②推荐 CKD 患者 SF 不应超过 800ug/L，当 SF＞500μg/L 时应重新评估铁剂治疗（1C）。③推荐 CHr＞29pg 或 HRC%＜6%，作为 CKD 贫血患者铁代谢指标的靶目标（1C）。

指南建议 CKD 患者铁剂使用中，正在使用铁剂治疗的肾性贫血患者，监测铁代谢指标，以调整铁剂治疗。

当 TSAT20%～30%，且 NDD-CKD 患者和腹透患者 SF100～500ug/L、血透患者 SF200～500ug/L 时，建议铁剂剂量不变（2B）。

TSAT≥30% 且 SF≥500ug/L 时，建议减少铁剂治疗剂量（2B）。

正在使用静脉铁剂的肾性贫血患者，当合并活动性感染以及严重肝病时，建议适时停用铁剂治疗（2C）。

排除活动性感染、肿瘤等因素，SF＞800ug/L 时，应停用铁剂治疗（1B）。

排除感染、肿瘤等因素后，若患者 SF＞800μg、TSAT＞50% 或静脉铁剂累积用量＞3g/年，考虑铁过载风险，若有条件可行肝脏定量 MRI 监测或肝活检协助诊断（2D）。

铁过载的预防，建议动态监测铁代谢指标，及时调整铁剂治疗方案（2D），避免不必要的输血（2D）。

对于铁代谢指标已经达到目标值，且正在使用 ESAs 或低氧诱导因子脯氨酰羟化酶抑制剂（HIF-PHI）的 CKD 患者，若 Hb 反应不理想，在充分评估风险与获益，TSAT≤50% 且 SF≤500μg/L 时，建议可启动铁剂治疗或增加铁剂剂量（2C）。

对于 Hb 已达靶目标的 CKD 患者铁剂应用原则如下。

存在铁缺乏且 Hb 已达标的 CKD 患者，若正在使用 ESAs 或 HIF-PHI，则可通过补铁治疗减少 ESAs（2C）或 HIF-PHI（2D）的用量，但建议 Hb 不超过 130g/L。

存在铁缺乏且 Hb 已达标的 CKD 患者，若未使用 ESAs 或 HIF-PHI，为实现其他治疗目的，建议在严密监测下补充铁剂，但注意 Hb 不超过 130g/L（2D）。

铁代谢指标、Hb 均已达标的 CKD 患者，若未使用 ESAs 及 HIF-PHI，建议不启动铁剂治疗（2D）。

指南同时推荐铁剂选择可考虑以下几个因素。

推荐 NDD-CKD 和腹透患者优先使用口服铁剂，若口服铁剂不耐受或无效，则转为静脉铁剂（1B）。

建议血透患者常规选择静脉铁剂治疗（2B），当存在严重活动性感染、过敏等静脉铁剂禁忌证时，可权衡利弊后选用口服铁剂（2D）。

合并严重活动性感染的 CKD 患者，建议不使用静脉铁剂（2C）。

在防治铁过敏方面，指南也给予如下具体方案。

首次应用静脉铁剂前，应给予一个小剂量进行测试，缓慢输注的同时观察患者有无过敏反应，同时应具备心肺复苏设备和抢救药物。若给药 15min 内无任何不良反应，则继续给予余下药物，并在输注后观察 60min（1B）。

如果患者对于某种铁剂有明确重度过敏反应，建议不再使用同种静脉铁剂（2D）。

重复静脉铁剂的新疗程时，建议根据静脉铁剂本身的药品特性决定是否重复铁剂过敏试验（2D）。

3.HIF-PHI治疗

对 2021 年《中国肾性贫血诊治临床实践指南》中 HIF-PHI 治疗汇总如下。

HIF-PHI 有效治疗肾性贫血，包括非透析与透析 CKD 患者（1A）；口服治疗可增加非透析 CKD 患者和腹膜透析患者治疗便利性（2，未分级）。

患者 Hb<100g/L,可考虑给予 HIF-PHI 治疗(2,未分级)。

HIF-PHI 治疗肾性贫血应监测铁代谢状态,需要时联合铁剂治疗;服铁剂治疗在多数患者达到和静脉铁剂同样的效果(2B)。

HIF-PHI 治疗的 Hb 靶目标参考 ESAs,维持 Hb≥110g/L,但不超过130g/L(2,未分级)。

HIF-PHI 起始剂量按照患者体重,并结合患者既往使用 ESAs 剂量以及基础 Hb 水平、铁代谢等多种因素确定(2C)。

HIF-PHI 治疗期间应定期监测 Hb,根据 Hb 水平调整剂量,维持 Hb 稳定在靶目标范围(1B)。

第三节 全程化药学监护路径

表7-3 慢性肾脏病患者入院药学评估表（入院第1—2天）

科别：<u>肾病内科</u>　住院号：_____　患者编号：_____

姓名：_____　性别：□男 □女　年龄：____岁　联系电话：_____

患者情况	职业：_____ 受教育程度：□小学及以下 □初中 □高中/中专 □大专及以上 费用支付：□自费 □医保 □公费 □新农合 □其他____ 合并疾病：____ 既往史：____
一般资料	入院日期____年____月____日 入院诊断1.慢性肾脏病 期_____ 是否初次诊断为慢性肾脏病：□是 □否 初次诊断日期：____年____月 身高____ 体重____ 小便量____ 药物过敏史：□无 □有_____
既往ADR史	药品不良反应：□无 □有_____
目前用药依从性评价	您服用的药物有____种？/应该服用____种？ 您是否按照医生嘱托的剂量和时间服药？□是 □否 （记录每种药物的服药时间、频次、剂量等） □降压药_____ □电解质_____ □利尿剂_____

目前用药依从性评价	□钙、磷调节剂_____
	□抗贫血药_____
	□降糖药_____
	□降脂药_____
	□其他_____
	您会自行调整服药方案吗? □否 □是 □减药__□撤药__□其他_____
	您是否忘记服药? □否 □是_____
	您是否了解上述药物的不良反应? □了解 □不了解
	□降压药_□了解 □不了解_____
	□电解质_□了解 □不了解_____
	□利尿剂_□了解 □不了解_____
	□钙、磷调节剂_□了解 □不了解_____
	□抗贫血药_□了解 □不了解_____
	□降糖药_□了解 □不了解_____
	□降脂药_□了解 □不了解_____
	□其他__□了解 □不了解_____
	用药依从性总体评价:

数量依从性*	正确服用的药物数量___种/ 应服药物总数___种
时间依从性#	服药时间正确的次数___次 / 应服药总次数___次

□用法用量正确,依从性好 □偶尔漏服药,依从性较好

□间断用药,依从性一般 □未用药,依从性较差

生活方式	□水肿时低盐 □低蛋白优质蛋白 □休息 □自己完全不清楚
疾病认知	□知晓,需要长期治疗 □认知度不够

资料来源 □患者 □家属 □其他　　　　　　　评估药师签名:　　日期/时间:

注:*,依从药物的数量占用药总数的百分比;#,指服药时间正确的次数占全部用药次数的百分比。

表7-4 慢性肾脏病患者在院药学评估表(住院第2天—出院前1天)

科别:<u>肾病内科</u>　床号:_____床　住院号:_____　患者编号:_____

姓名:_____　性别:□男 □女　年龄:____岁　联系电话:_____

监护项目	药学监护内容 □医嘱审核 □疗效评价 □不良反应监测 □药物个体化治疗 □药物依从性评价 □药物相互作用审查 □其他药物治疗相关问题,如_____ □生活方式教育
药物调整	填写方式:D1—D2,硝苯地平控释片30mg p.o qd,D3至出院调整为硝苯地平控释片60mg p.o qd □降压药_____ □电解质_____ □钙、磷调节剂_____ □抗贫血药_____ □降糖药_____ □降脂药_____ □其他_____ 合理□是 □否
疗效评估	D:肌酐___μmol/L,尿素___mmol/L,血压___/___mmHg,K$^+$___mmol/L,Ca^{2+}___mmol/L,无机磷___mmol/L,Hb___g/L,血清铁___μmol/L,转铁蛋白___g/L,PTH:___pg/mL,TC:___mmol/L,TG:___mmol/L。 D:肌酐___μmol/L,尿素___mmol/L,血压___/___mmHg,K$^+$___mmol/L,Ca^{2+}___mmol/L,无机磷___mmol/L,Hb___g/L,血清铁___μmol/L,转铁蛋白___g/L,PTH___pg/mL,TC___mmol/L,TG___mmol/L。 D:肌酐___μmol/L,尿素___mmol/L,血压___/___mmHg,K$^+$___mmol/L,Ca^{2+}___mmol/L,无机磷___mmol/L,Hb___g/L,血清铁___μmol/L,转铁蛋白___g/L,PTH___pg/mL,TC___mmol/L,TG___mmol/L

续表

疗效评估	D：肌酐___μmol/L,尿素___mmol/L,血压__/__mmHg,K^+___mmol/L,Ca^{2+}___mmol/L,无机磷___mmol/L,Hb___g/L,血清铁___μmol/L,转铁蛋白___g/L,PTH___pg/mL,TC___mmol/L,TG___mmol/L。 D：肌酐___μmol/L,尿素___mmol/L,血压__/__mmHg,K^+___mmol/L,Ca^{2+}___mmol/L,无机磷___mmol/L,Hb:___g/L,血清铁___μmol/L,转铁蛋白___g/L,PTH___pg/mL,TC___mmol/L,TG___mmol/L
ADR记录	药品不良反应:□无 □有_____
个体化监测	□无 □有_____
用药信息	解答患者问题 □无 □有_____
肾穿刺	□无 □有_____
用药依从性 评价	数量依从性* 正确服用的药物数量___种/ 应服药物总数___种 时间依从性♯ 服药时间正确的次数___次/ 应服药总次数___次 未规律服药记录:□无 □有 用药依从性总体评价: □用法用量正确,依从性好 □偶尔漏服药,依从性较好 □间断用药,依从性一般 □未用药,依从性较差
生活方式	□水肿时低盐 □优质蛋白 □休息 □自己完全不清楚

资料来源 □患者 □家属 □其他   评估药师签名: 日期/时间:

注:*,依从药物的数量占用药总数的百分比;♯,指服药时间正确的次数占全部用药次数的百分比。

表7-5　慢性肾脏病患者在院药学监护表(住院第2天—出院前1天)

	作用类别	主要治疗药物	重点药学监护和用药教育内容
用药监护及教育	降压药物	□硝苯地平 □贝那普利 □替米沙坦 □阿罗洛尔 □特拉唑嗪 □螺内酯 □其他___	硝苯地平 □硝苯地平缓、控释片应整片吞服,不可掰开服用,避免与葡萄柚汁同服 □如需使用其他药物,请咨询医师或药师 贝那普利 □如出现不可耐受的咳嗽,可咨询医师或药师,如出现声门、喉头水肿,应及时就诊 □避免用于双侧肾动脉狭窄患者,监测肾功能、血钾 替米沙坦 □避免用于双侧肾动脉狭窄患者 □监测肾功能、血钾 阿罗洛尔 □监测心率、血压等心功能,必要时减量或停药 □长期应用者,需停药时应逐渐减量 特拉唑嗪 □初次服用时应于睡前服用,卧位或坐位转为立位时应缓慢 螺内酯 □螺内酯片宜进食时或餐后服用,以减少胃肠道反应 □监测患者血钾水平 备注:_____
	电解质	□碳酸氢钠片 □氯化钾缓释片 □环硅酸锆钠散 □聚苯乙烯磺酸钙散 □其他___	碳酸氢钠片 □高钠血症时慎用 □如需新增使用其他药物,请咨询医师或药师。 氯化钾缓释片 □本品应吞服,不得咬碎,宜饭后服 □若出现腹痛、腹泻、不能耐受时请咨询医师 □监测血钾

	作用类别	主要治疗药物	重点药学监护和用药教育内容
用药监护及教育	电解质	□碳酸氢钠片 □氯化钾缓释片 □环硅酸锆钠散 □聚苯乙烯磺酸钙散 □其他__	环硅酸锆钠散 □约45mL水搅拌成混悬液,与或不与食物同服 □重度便秘或肠梗阻时慎用 □与其他口服药物合用时,应间隔2h □监测血钾,避免低钾血症 聚苯乙烯磺酸钙散 □约30～50mL水搅拌成混悬液,与或不与食物同服 □监测血钾,避免低钾血症 备注:_____
	利尿剂	□呋塞米 □布美他尼 □螺内酯 □氢氯噻嗪 □其他__	呋塞米 □对磺胺药和噻嗪类利尿药过敏者,对本药可能亦过敏 □慎与肾毒性、耳毒性药物联用时 □肾结石患者慎用 □监测血容量、血钾、血氯、血钙等电解质 布美他尼 □同呋塞米 螺内酯 □餐后服用 □与ACEI/ARB类药物联用时需监测血钾,避免高钾血症。 □监测血钾、血氯等电解质。 □长期应用可能导致乳房增大 氢氯噻嗪 □可与磺胺类药物、呋塞米、布美他尼、碳酸酐酶抑制剂有交叉过敏反应 □可能致高尿酸血症或痛风发作 □监测血钾、血氯、血钙等电解质 备注:_____

	作用类别	主要治疗药物	重点药学监护和用药教育内容
用药监护及教育	钙、磷调节剂	□碳酸钙片 □骨化三醇胶丸 □司维拉姆 □碳酸镧 □西那卡塞片 □其他_____	碳酸钙片 □餐中服用,避免与牛奶同服 □监测血钙、血磷 骨化三醇胶丸 □若出现食欲减退,头痛,呕吐,便秘,应及时告知医务人员 □监测血钙、磷、PTH 司维拉姆 □随餐服用,整片吞服,不应压碎、咀嚼服用 碳酸镧 □随餐服用或餐后服用,应充分咀嚼后服用,可压碎服用 西那卡塞片 □随餐或餐后立即整片吞服,不建议切分服用 □监测血钙、磷、PTH 备注:_____
	抗贫血药	□铁剂 □促红素 □罗沙司他 □其他_____	铁剂 □可餐中或餐后口服,不可与浓茶同服,宜与维生素C合用,可能大便呈黑色,无须恐慌 □静脉使用铁剂时,应密切监测是否存在过敏反应 □监测铁蛋白,血红蛋白 促红素 □监测血压、血钾、血红蛋白 罗沙司他 □宜与红细胞生成刺激剂合用 □监测血压、血红蛋白 备注:_____

续表

	作用类别	主要治疗药物	重点药学监护和用药教育内容
用药监护及教育	降糖药	□二甲双胍 □格列美脲 □阿卡波糖 □达格列净 □其他_____	二甲双胍 □随餐服用 □是否有恶心、呕吐、腹泻、腹痛等不适 □监测患者血糖、肾功能等 格列苯脲 □早餐前服用,以足量液体(大约1/2杯水)吞服,不可咀嚼 □服药后是否立即进餐。 □是否有瘙痒、荨麻疹、皮疹等不良反应 □是否有头晕、心慌、虚汗等低血糖反应 阿卡波糖 □用餐前即刻吞服或与前几口食物一起嚼服 □是否有腹胀、排气等胃肠道反应 达格列净 □监测血糖,关注是否有头晕、心慌、虚汗等低血糖反应 □关注是否有低血压等低血容量 □勤排尿,注意外阴清洁,避免泌尿系感染 备注:_____
	降脂	□他汀类	□注意他汀类药物与CYP3A4代谢药物的相互作用 □观察患者有无肌痛症状,监护患者肝功能情况 备注:_____
	其他	□其他	备注:

评估药师签名:　　　　　　　　　日期/时间:

表7-6 慢性肾脏病患者出院用药教育指导单

姓名:	性别:	年龄		住院病历号:

入院日期: 年 月 日 用药教育日期: 年 月 日

诊断:慢性肾脏病___期

药品通用名 （商品名）	用药 目的	用法用量	服药时间	备注
硝苯地平控释片	降压	每次1片,每日1次	晨起服用	整片吞服,不可掰开服用,避免与葡萄柚汁同服,观察是否有牙龈增生、心率加快、水肿等不良反应
盐酸特拉唑嗪片	降压	每次1片,每日1次	睡前	注意监测血压,服药后静躺,避免突然直立
硫酸亚铁片	抗贫血	每次1片,每日3次	空腹	避免饮茶等高鞣酸饮食以避免影响铁的吸收,可同时口服维生素C
重组人促红细胞生成素	抗贫血	每次3000iu,一周2次		监测Hb、RBC、血压、血钾,避免高血压及高血钾
达格列净片	降糖	每次1片,每日1次	晨服	监测血糖,避免低血糖、低血压,勤排尿,注意外阴清洁,避免泌尿系感染
环硅酸锆钠散	降钾	每次1包,每日3次,用约45mL水搅拌成混悬液	与其他口服药物间隔2h	监测血钾,避免低钾血症
碳酸钙D3片	降磷补钙	每次1片,每日3次	餐中服	需监测血钙,勿与牛奶或奶制品同服,以免发生奶—碱综合征

续表

注意事项:

- 您为慢性肾脏病,需要长期管理,需密切监测肾功能、血糖、血压,若血糖和血压控制不佳会加快肾功能衰竭的进展,建议您每日监测血糖和血压,返院时交予医生来调整药物。
- 您已出现肾功能损害,注意避免使用肾毒性的药物,如部分非甾体消炎药以及一些复方制剂的感冒药等。如若必须使用,应在医师或药师的指导下使用。中药制剂禁用含有关木通、广防己、青木香、马兜铃等的成药及汤剂。
- 生活注意事项:低盐(3~6g/d)低脂优质蛋白饮食,建议您烹调用盐时使用可定量的盐勺,尽量不食用含钠盐量较高的各类加工食品,如咸菜、火腿、香肠以及各类炒货等,注意糖尿病饮食、低嘌呤饮食,三餐固定,不随意加餐,少吃高钾、高磷食物,如香蕉、菌菇类、豆类、动物内脏等;低蛋白饮食,推荐蛋白入量__g/(kg·d),约50%的蛋白质应为高生物价蛋白,如蛋、瘦肉、鱼、牛奶等。
- 肾内科门诊复查肝肾功能、电解质、血常规及尿常规等。
- 出现不明原因血压升高、血糖水平恶化、乏力、消化道不适、泌尿道感染等及时就医。

  注意:如果您错过用药时间,应在记起时立即补用。但若已接近下一次用药时间,则无须补用,按平常的规律用药,请勿一次使用双倍剂量。

  慢性肾脏病需要长期坚持服药,不要随意停药。我是您的临床药师,有什么问题和需求请及时告诉我。最后祝您早日康复!

  临床药师: 电话:

                           年 月 日

表7-7 慢性肾脏病出院患者药学随访问卷调查表

姓名_____ 性别_____ 年龄___ 联系电话_____ 患者编号_____ 随访时间_____

临床药师认知度	□知道有临床药师　　□不知道有临床药师

用药依从性：

您服用的药物有__种？/应该服用__种？

您是否按照医生嘱托的剂量和时间服药？□是 □否

（记录每种药物的服药时间、频次、剂量等）

□降压药 _____

□电解质 _____

□利尿剂 _____

□钙、磷调节剂_____

□抗贫血药_____

□降糖药_____

□降脂药_____

□其他_____

您会自行调整服药方案吗？□否 □是□减药__□撤药__□其他_____

您是否忘记服药？□否 □是_____

用药依从性总体评价：

数量依从性*	正确服用的药物数量___种/ 应服药物总数___种
时间依从性♯	服药时间正确的次数___次 / 应服药总次数___次

□用法用量正确，依从性好　　□偶尔漏服药，依从性较好

□间断用药，依从性一般　　□未用药，依从性较差

疗效评估：

血压情况 □改善明显，血压达标 □好转，大多数时候血压达标 □未见明显好转 □加重

您现在病情是否出现了反复，□否 □是，怎么处理的？

您出院后是否测定过血常规、电解质和肌酐水平？（如测定，记录结果与测定时间）

时间：___；血红蛋白：___；血钾：___；肌酐：___

用药安全性：

您是否了解所有药物的不良反应? □了解 □不了解 □降压药 _____□了解 □不了解_____ □电解质 _____□了解 □不了解_____ □利尿剂_____□了解 □不了解_____ □钙、磷调节剂_____□了解 □不了解_____ □抗贫血药_____□了解 □不了解_____ □降糖药_____□了解 □不了解_____ □降脂药_____□了解 □不了解_____ □其他_____□了解 □不了解_____
您出院用药期间是否发生过不良反应? _____
按医嘱复诊率、指标监测率:
您出院以后在门诊复诊了吗? □有:_ 次;_____ □没有 是否监测相应指标? □是 □否 □电解质 □血常规 □尿常规 □肝功能 □肾功能 □其他_____

生活方式	□水肿时低盐 □优质蛋白 □休息 □自己完全不清楚
疾病认知	□知晓,需要长期治疗 □认知度不够

满意度:
您对我们医院的服务满意吗? (□非常满意 □满意 □可以 □不满意 □较差 □非常差) 您对我们临床药师的全程药学监护服务满意吗? (□非常满意 □满意 □可以 □不满意 □较差 □非常差)
其他用药疑问:
药师签名: 日期:

第四节 药学监护实践

一、问诊及评估

药学问诊如下。

(1)明确自我介绍,介绍临床药师的工作,取得患者信任。如果是查房已接触过的患者,建议以"询问患者主诉症状是否缓解"为开头。如:**您好,您这两天感觉好点了吗? ……我是临床药师**,您可以叫我*药师。我和**医生是一个治疗团队的,主要是监护您用药的疗效和安全性,下面将用5~10min时间了解一下您目前用药的情况,帮助您整理一下药物,您看可以吗?

(2)现病史梳理,注意使用开放式提问,详细询问患者的症状,有没有经过治疗,治疗后有没有好转,提问完毕对患者描述的情况进行总结。如:我们需要详细了解您这次入院的情况,有几个问题问一下您。您这次一开始主要是怎么不舒服来住院的? 持续多久了? ……自己在家用了什么药物? 有没有缓解? ……那我帮您整理一下,您是因为……来了医院是吗?慢性肾脏病患者多使用降压药物、抗贫血药物,降钾、补钙、降磷、降糖和降脂药物等,药师需要仔细评估既往上述药物服用情况,如血压、血红蛋白、电解质、血糖、血脂等的控制情况。

(3)询问患者既往疾病史和用药史。请患者拿出自己正在服用的药物,让患者陈述用法用量,评估患者对疾病及药物的了解程度,评估患者用药依从性。并找出错误用药和重复用药,配合相关医生重整患者用药。

(4)询问患者药物过敏史和吸烟、饮酒史。详细询问患者药物过敏时表现出的具体症状,以评估用药安全性,给出恰当建议。

(5)简单介绍本次入院治疗方案。如:您本次住院医生给予了您几方面的治疗,包括……以此提高患者治疗依从性。

(6)给予生活方式宣教。如:您目前还是血压控制不佳,所以建议您低盐低蛋白饮食,避免进食油腻食物,充足睡眠,每日晨起测量1次血压,您的血压目标值为…/…mmHg。

(7)结束问诊。如:谢谢您的配合,现在我对您的病情有了全面了解,我会持续关注您的病情变化及药物治疗。您如果有用药方面的疑问随时可以来医生办公室找我,祝您早日康复。最后整理问诊内容,填写慢性肾脏病患者入院药学评估表。

二、治疗方案评价及干预

(一)标准治疗方案

慢性肾脏病患者应行慢性肾脏病一体化治疗,包括治疗高血压、糖尿病、肾性贫血、肾性骨病、高脂血症、营养不良等的治疗及生活管理,根据患者不同情况,制订不同的治疗目标值,科学管理,以延缓患者慢性肾脏病进展。肾功能恶化、肾性高血压患者,建议血压控制目标<140/90mmHg;合并糖尿病患者如耐受可降低为130/80mmHg;老年人血压目标值<150/90mmHg,避免<130/60mmHg。

关于降压药物,初始治疗时应采用标准降压药物治疗剂量,并根据需要逐步滴定至耐受剂量,并建议高龄老人降压药物从小剂量开始,尽可能选择长效药物,可有效控制夜间血压计晨峰血压,并减少心脑血管并发症发生。

口服药物:如硝苯地平控释片,通常起始剂量为30mg,每日1次,监测血压,2周评估,若患者血压未达标,可加量至60mg,每日1次,监测血压,2周评估。若患者血压未达标,不建议继续加大剂量,可联合其他类降压药物。

(二)常见用药问题

如何应对治疗反应不佳,如何处理并发症,出现药物不良反应如何应对。

三、药学监护

(一)依从性监护

药物依从性包括药物治疗的开始、执行过程以及停药3个阶段,目前多采用药物依从性问卷评价患者用药行为,常用的有4项Morisky药物依从性量表、8项Morisky药物依从性量表等。

(二)有效性监护

1. 血肌酐水平监测

CKD患者至少每年检测1次血肌酐以估测GFR。对eGFR<60mL/(min·1.73m²),或过去GFR下降很快[每年≥460mL/(min·1.73m²)]有疾病加速进展的危险因素,或正进行延缓疾病进展治疗的患者应更频繁监测,以评估患者慢性肾脏病治疗的疗效,评估疾病进展,以制订相应策略。

2. 血压监测

CKD患者根据个体差异建立控制血压目标值,监测血压,预防心、脑血管并发症及延缓CKD进展。

3. 血糖监测

每日监护患者血糖情况,监测七点位血糖,定期监测患者糖化血红蛋白。

4. 贫血监测

CKD 3期开始,患者贫血发生率增加,监测CKD患者血红蛋白、网织红计数、铁蛋白、转铁蛋白饱和度等,设定不同患者治疗目标值,降低CKD患者心血管并发症的发生率,提高生活质量。

5. 电解质监测

定期监测CKD患者水、钠、钾、钙、磷、镁等电解质,避免各种电解质代谢紊乱和酸碱平衡失调,以防危及生命。

6. 血脂监测

监控CKD患者总胆固醇、低密度脂蛋白胆固醇、甘油三酯,减少CKD

患者心血管事件,改善预后。

（三）安全性监护

包括对因和对症治疗安全性评估。

（四）相互作用监护

CKD患者长期口服药物较多,发生药物相互作用概率随用药品种数的增多而增大,如患者使用口服铁剂时,抗酸药、抑酸药（如PPI、H2受体拮抗剂）、碱性药、磷酸盐类药物、四环素类药物、浓茶等可使铁剂吸收减少;铁剂可减少喹诺酮类药物、甲基多巴的吸收。服用含钙的降磷药物可能导致高钙血症;若出现,可更换为不含钙的磷结合剂如碳酸镧或司维拉姆。药师需要分析患者的药物相互作用及进行相应的药学监护或药物治疗方案调整。

第五节　常见药物治疗问题及处理

1. 常见的CKD治疗反应不佳及应对

慢性肾脏病因肾衰竭,体内毒素堆积,造成机体各器官系统性功能障碍,机体各系统相互影响,相互制约,易于出现不能兼顾的局面,如肾性高血压是CKD患者常见的并发症,ACEI/ARB可降低血压和降低尿蛋白,对心血管及肾脏起保护作用,但同时可致肾灌注减少而致血肌酐升高,且可能导致血钾升高而增加心血管风险;利尿剂醛固酮可利尿降压,但亦可增加CKD患者高钾风险;CKD患者需要低蛋白饮食,而患者营养不良可导致肾性贫血治疗反应不佳;肾性贫血治疗需要使用的EPO可能导致患者血压升高而致肾性高血压的治疗反应不佳。

故CKD患者在治疗时整体思考,一体化治疗。在长期的治疗过程中,不断监测,及时药学监护,关注治疗的有效性、安全性、依从性等,及时发现问题,及时调整,如 EPO 皮下治疗 4 周后可能出现纯红再障,血红蛋白降低,疗效下降,可改为 EPO 静脉注射以改善疗效。

2.CKD 患者常见口服药物依从性不佳

CKD 患者常服用大量且多种药物,部分药物存在异味或口感不佳,患者依从性不佳,可通过改用半衰期较长的药物如氨氯地平或缓控释制剂硝苯地平控释片减少给药频次;改变给药途径如血透患者改用静脉补铁于血透中给药减少口服铁剂的胃肠道反应;通过选用复方制剂,如氯沙坦钾氢氯噻嗪片、缬沙坦氨氯地平片等可减少患者服药量;如遇疗效不佳,除可通过加大剂量,亦可改用药效更强的药物,如选择 ARB 类药物时可选择药效较强的替米沙坦、奥美沙坦等;利用药物相互作用联用药物增加疗效提高依从性,如服用铁剂时加用维生素 C 等;对患者行药物重整,减少不必要的用药等。

第六节　用药指导及健康教育

慢性肾脏病是一个需要长期慢病管理的疾病,患者的依从性对药物治疗和整体预后非常关键。如果患者在治疗过程中缺少对该疾病及相关药物的了解,或者对需要行相关药物进行药学监护的不熟悉,均有可能会引起疾病的进展或者出现药物不良影响,因此对患者进行规范的用药指导及健康教育非常重要。

一、用药指导

(一)依从性

用药指导首先对患者进行提高患者用药依从性的教育,强调遵从医嘱规范用药对于延缓慢性肾脏病的进展、减少并发症、减轻症状、提高生命质量的重要性,并提示患者积极关注用药后的疗效及监测药品不良反应、及时复查等。

（二）用药方法

CKD患者所用的药物品种多、数量多、给药途径多，CKD为系统性改变疾病，可能同时使用多种药物，但无降压、降糖、降脂、电解质、抗贫血等药物。大量药物在不同给药时间服用，部分药物空腹服用，部分药物餐中服用，故可给患者制订用药清单或借助定时药盒等工具设定给药提醒。除口服药物外，尚有皮下注射的EPO需要指导患者注射技术及技巧等，腹膜透析患者进行腹膜透析操作时的无菌操作等，均进行用药指导。

（三）自我监护

CKD患者长期用药需要进行自我监护，包括用药疗效的关注，知晓各并发症或并发症需治疗达标的目标值，按要求监测血压、血糖，定期返院复查血脂、电解质、血红蛋白、铁指标等；教育患者关注用药的安全性及出现药品不良反复用时应如何应对，如降脂药出现肌痛、血红蛋白尿时应及时停药、及时就医，降糖药出现低血糖症状应及时口服糖果等。

二、健康教育

患者良好的自我生活管理对于控制疾病、提高生活质量切实有效，如戒烟、戒酒、减肥、限盐，根据不同的疾病阶段予相应的低蛋白高生物价蛋白饮食等营养支持，根据血糖、血电解质、是否限水等情况制订饮食方案，并相对固定，预防感染，进行心理调节等促进疾病管理，获得良好的生活感受。

三、常见用药问题解答

该疾病能否治愈？慢性肾脏病是一种慢性病，只要规律用药，加强自身的健康管理，疾病进展可以很缓慢，患者可以正常生活、工作。

第七节　随　　访

1. 目的和随访

通过随访,一方面了解患者疾病和用药情况,对患者的病情追踪,也可以了解整体治疗情况,评估药物疗效及是否出现药物相关的不良反应;另一方面,发掘患者是否存在潜在的用药问题。

2. 主要内容

疗效评估:如患者血压、血糖监测情况,是否复查肾功能、电解质、血脂、尿常规等情况,评估评估疾病控制情况。

安全性评估:尤其关注患者严重的不良反应如横纹肌溶解、低血糖、低血压等,或多种用药间是否存在相互作用的不良反应。

依从性评估:包括患者用药数量、品种依从性和时间依从性。

生活方式和疾病知晓情况评估:如患者是否清楚慢性肾脏病推荐的生活饮食方式,是否做到了低盐、低脂、低蛋白优质蛋白饮食等。

3. 常见问题及处理

针对随访遇到的问题针对性给予患者用药宣教,如患者出现药物相关不良反应,关注出现时间、处理方式,并评估与药物的关联性,给予患者相关建议,必要时建议患者通过线上或线下方式再次与临床药师联系,再次予以用药宣教,提高患者整体疾病治疗依从性。

第八节　药师查房日志

一、典型案例一

基本信息：男，53岁，身高160cm，体重65kg。

主诉：因"发现血压增高4年，咳嗽、咳痰、胸闷20d"入院。

现病史：患者4年前因"腰背酸痛、双下肢乏力"等不适于当地医院就诊，测血压提示收缩压超过200mmHg。自诉当时曾"抽血"但"未发现异常"，予降血压等治疗后上述症状缓解，随后4年间不规则服降压药物治疗（具体药物不详），未觉特殊不适，未严格监测血压。20d前无明显诱因下出现咳嗽，咳少许黄白色黏痰，偶伴有胸闷，无发热、咽痛，无胸痛、气促，无头晕、头痛，无浮肿、尿少等情况，于当地医院就诊，查血常规示"HGB 91g/L"，查尿常规未见明显异常，查生化示"ALB 34.1g/L，Cr 241μmol/L，BUN 9.4mmol/L，URIC 646μmol/L，Fe 2.1μmol/L，CYSC 2.74mg/L"，查腹部B超示"胆囊结石、胆囊炎；双肾实质回声增强"，查心脏彩超示"符合高血压所致心脏改变，主动脉瓣反流（中度）、二尖瓣反流（重度）"，拟诊"支气管炎；慢性肾功能不全；高血压"予对症支持治疗后咳嗽、咳痰及胸闷等症状有所改善，现为进一步明确肾功能不全病因来医院就诊，收入肾内科。病程中，患者精神、睡眠、胃纳尚可，大便如常，近2～3年来夜尿增多（2或3次/晚），体重无明显增减。

体格检查：T 36.6℃，P90次/min，R20次/min，Bp 190/127mmHg，Wt 65Kg。神清，慢性病容，全身皮肤黏膜无黄染，浅表淋巴结无肿大，双肺呼吸音清，无干湿啰音，心界向左下扩大，心率90bpm，律齐，心尖区未及2/6级收缩期吹风样杂音，主动脉瓣第二听诊区可闻及2～3/6级收缩期粗糙吹风样杂音，心脏杂音无明确传导，未闻及心包摩擦音；腹软，腹部无压痛、反跳痛，肝脾肋下未及，肝肾区无叩痛，Murphy's征阴性，移动性浊音阴性，肠鸣音4次/min。专科检查无特殊。

辅助检查：外院查尿常规 Pro（－），WBC（－）、RBC（－）。血常规：HGB 91g/L。生化：ALB 34.1g/L，Cr 241μmol/L，BUN 9.4mmol/L，URIC 646μmol/L，Fe 2.1μmol/L，CYSC 2.74mg/L。腹部B超：胆囊结石、胆囊炎；双肾实质回声增强。心脏彩超：符合高血压所致心脏改变，主动脉瓣反流（中度）、二尖瓣反流（重度）。

既往病史：否认糖尿病、冠心病、结核等病史；此次于当地医院查得"乙肝小三阳"；无输血史；无外伤史；无手术史。

用药史与过敏史：否认食物、药物过敏史。

入院诊断：高血压Ⅲ级（极高危组）高血压良性肾（小）动脉硬化；CKD 4期；高血压心脏病心功能Ⅱ级。

诊疗经过：

Day1—3

病情变化：患者神清，入院第2日诉轻微头晕，入院第3日未诉特殊不适，尿量1600～1800mL。查体：T 36.7℃，P 82次/min，R 20次/min，Bp 182/105mmHg。慢性病容，全身皮肤黏膜无黄染，浅表淋巴结无肿大，双肺呼吸音清，无干湿啰音，心界向左下扩大，心率84bpm，律齐，心尖区未及2/6级收缩期吹风样杂音，主动脉瓣第二听诊区可闻及2～3/6级收缩期粗糙吹风样杂音，心脏杂音无明确传导，未闻及心包摩擦音；腹软，腹部无压痛、反跳痛，肝脾肋下未及，肝肾区无叩痛，Murphy′s征阴性，移动性浊音阴性，肠鸣音4次/min；余无特殊。

辅助检查：血常规（WBC 5.19×10⁹/L，NEU% 0.683，RBC 4.07×10¹²/L，Hb 96g/L↓，HCT 0.3↓，PLT 321×10⁹/L↑），尿常规（Uosm 1.85，ERY⁻，RBC 10.8个/HP，WBC 2.7个/HP，Pro⁻），24h尿白蛋白119.1mg/L↑，血生化（BUN 11.9mmol/L↑，SCr 216μmol/L↑，CO₂CP 30mmol/L↑，TP 70g/L，ALB 35g/L，ALT 15U/L，AST 26U/L，TBIL 7.4μmol/L，CHO 4.64mmol/L，TRIG：0.91mmol/L），电解质分析：（钾 3.0mmol/L↓，钠 137mmol/L，氯98mmol/L，钙2.31mmol/L，磷1.52mmol/L）、iPTH 153pg/mL。

铁指标（铁3.9μmol/L↓，铁蛋白12.3μg/L，转铁蛋白3.07μg/L，转铁饱和度5.03%↓），网织红计数% 0.017。血尿酸557μmol/L↑，空腹血糖

4.93mmol/L,ANA-、dsDNA-,ANCA-,肿瘤标志物-,DDI 1.58μg/mL,CysC 2.08mg/L↑。

双肾ECT:总GFR 18.73mL/min。

心电图:左心室肥厚,ST-T段改变。

腹部彩超:胆囊壁增厚,胆囊结石;肝、脾、胰未见明显异常;双肾皮质回声增强,双肾血供差,双肾动脉测值在正常范围内,膀胱未见明显异常。

胸片正侧位:双肺稍瘀血。双肺纹理稍增多、紊乱,肺野未见明确实变影。双肺门不大,结构清晰。纵隔未见增宽。心影增大,呈"普大型",C/T=0.63,以左室增大为主。

心彩超:左室壁明显肥厚,考虑高血压心脏病超声改变;左室舒张功能减退,中-重度二尖瓣反流,轻度主动脉瓣反流,轻度三尖瓣反流,轻-中度肺高压,少量心包积液。

药物治疗方案:硝苯地平控释片30mg po q12h;美托洛尔片25mg po bid;特拉唑嗪片4mg po qd + 2mg po qn;呋塞米片20mg po bid;碳酸氢钠片1g po tid;钙尔奇D片600mg po qd;辛伐他汀片40mg po qn;氯吡格雷片50mg po qd;多糖铁复合物胶囊150mg po qd;叶酸片10mg po tid;替米沙坦片40mg po qd。

药学监护:填写表7-3、7-4。

患者为中年男性,既往发现高血压病史4年,血压异常增高,未正规服药控制;此次因咳嗽咳痰、胸闷等症状起病,入院查血肌酐升高;查双肾ECT示总GFR 18.73mL/min;腹部彩超示双肾皮质回声增强,双肾血供差,双肾动脉测值在正常范围,膀胱未见明显异常;心彩超提示高血压心脏病改变伴联合瓣膜病变,查血常规提示轻度贫血,考虑高血压良性肾动脉硬化(CKD 4期)、高血压心脏病。该患者药物治疗的主要策略如下。

(1)降压治疗。患者于4年前发现高血压,收缩压超过200mmHg,后未规律治疗,此次入院血压为190/127mmHg,B超示高血压的心脏改变,目前有血肌酐升高,轻度贫血,尿常规(一),尿酸增高,考虑高血压良性肾动脉硬化(CKD 4期)、高血压心脏病可能性大,故应严格控制血压。患者目前无蛋白尿,血压应控制在130/80mmHg。

肾性高血压患者常联合3或4种降压药才能有效控制血压。首选ACEI

和（或）ARB配合小剂量利尿剂应用。小剂量利尿剂排钠，能增强ACEI及ARB降压疗效。利尿剂不能过量，若出现血容量不足，肌酐会异常增高（超过基线的30%）。患者外院查Cr 241μmol/L，因可引起肌酐升高及高钾血症，不建议使用。若应用密切监测血肌酐及血钾，当肌酐升高>基线水平的30%应慎重，>50%时应停用。另外，本患者肌酐为241μmol/L>159μmol/L，噻嗪类利尿剂已无效，只能用袢利尿剂呋塞米等。若降压效果不好，可加用CCB，选用二氢吡啶类较为安全，可逐渐加量至中等剂量，因非二氢吡啶类可影响心率，故不首选。若仍控制不良，心率>70bmp可加用β受体阻滞剂。若血压仍未达标，可再加用α受体阻滞剂，但应注意α受体阻滞剂引起直立性低血压，首剂应减半。

（2）抗贫血治疗。患者血红蛋白91g/L，血清铁3.9μmol/L，铁蛋白12.3μg/L，转铁饱和度5.03%，考虑为缺铁性贫血，患者为非血透患者，故先使用口服铁剂，予口服铁剂、叶酸、维生素B等补充造血原料。根据2018年《肾性贫血诊断与治疗中国专家共识》建议，每日补充元素铁200mg，待铁蛋白>200ng/mL后再给予EPO治疗。该患者为非透析患者，其补充铁剂的目标值：100μg/L<铁蛋白<500μg/L，20%<转铁蛋白饱和度<50%。

（3）降尿酸治疗。患者尿酸升高，但无痛风性关节炎的症状，目前暂予碳酸氢钠碱化体液对症支持治疗，待进一步完善相关检查后处理。

Day4

病情变化：上午9时35分，患者在去检查途中出现头晕、出汗，随即出现一过性黑矇、跌坐在地，遂立即予轮椅送回病房。测血压为132/72mmHg，心率76bpm，测指尖微机血糖为5.8mmol/L，予行床边心电图阅图提示"完全性左束支传导阻滞、ST-T改变"，考虑直立性低血压可能，嘱患者平卧休息，立即予硝酸甘油0.5mg舌下含服，并予开通静脉通道增加补液等处理后，患者头晕、出汗等症状逐渐改善，血压大致上升至146/78mmHg，心率66bpm，病情稳定。10:00血压122/84mmHg，心率64bpm；10:55血压135/90mmHg，心率62bpm，后血压波动于130~140/90~95mmHg，心率70bpm左右。

辅助检查：血常规（WBC 5.36×10⁹/L，NEU% 0.545，RBC 4.18×10¹²/L，Hb 100g/L↓，HCT 0.31↓，PLT 319×10⁹/L↑），血生化（BUN 11.1mmol/L↑，

Scr 250μmol/L↑，CO_2CP 28.4mmol/L，AST 25U/L），电解质分析：（钾 2.67mmol/L↓，钠 135.5mmol/L，氯 93.9mmol/L，钙 2.3mmol/L）。

药物治疗方案：特拉唑嗪改为 2mg po qn；停用替米沙坦片；加用：氯化钾缓释片 1000mg po tid；左卡尼汀注射液 1000mg＋5％葡萄糖氯化钠注射液 250mL ivgtt qd；注射用水溶性维生素 1amp＋5％葡萄糖注射液 250mL ivgtt qd。

用药监护：填写表7-5。

患者自入院以来，血压波动较大，予积极控制血压治疗，血压控制尚可，但该日患者出现直立性低血压，与α-受体阻滞剂相关性大，暂予停用特拉唑嗪，并继续观察血压情况；患者 Scr 从 D1 的 216μmol/L 上升至 D3 的 250μmol/L，考虑为替米沙坦扩张出球小动脉＞入球小动脉导致 GFR 下降有关，故停用替米沙坦。

患者该日血钾 2.67mmol/L，予口服补氯化钾缓释片 1000mg tid 治疗。

患者治疗上除加强血压控制外，注意予补充造血原料、补碱、护肾等对症处理。

Day5

病情变化：该日患者神清，精神疲倦，患者诉凌晨有轻微头痛，难以入睡，余无特殊。前一晚 21：00 血压 150/89mmHg，予特拉唑嗪 2mg 睡前服用。为患者测量卧、坐、立位血压，分别为 172/101mmHg/、170/105mmHg、156/103mmHg，舒张压无明显区别，收缩压立位较坐位与卧位相差接近 16mmHg，为直立性低血压。

辅助检查：血生化（BUN 10mmol/L↑，Scr 252μmol/L↑，CO_2CP 31mmol/L↑），电解质分析（钾 2.8mmol/L↓），网织红计数 0.013％。

药物治疗方案：停用特拉唑嗪。加用：氯化钾口服溶液 20mL tid；10％氯化钾注射液 15mL＋5％葡萄糖氯化钠注射液 500mL ivgtt st；艾司唑仑片 1mg qn；右旋糖酐铁针 25mg＋0.9％氯化钠 100mL ivgtt st 静滴不少于 30min。

用药监护：患者诊断直立性低血压，考虑与特拉唑嗪有关，予停用特拉唑嗪。但目前患者血压仍较高，密切监测患者血压。

患者血清铁明显减低，开始予静脉补铁治疗，右旋糖酐铁的用法可为将患者所需的铁量 500～1000mg 一次静滴，患者目前的缺铁量 65×（120—

100）×0.24＋500＝812mg，滴注时间应不小于30min。因患者使用过敏发生率较高的右旋糖酐铁，要密切关注患者静脉使用铁剂过程中可能出现的过敏反应，如休克、哮喘、低血压、血管性水肿甚至心血管意外及呼吸衰竭等，另外应关注铁超载相关的感染、心血管事件等。

Day7

病情变化：该日患者神清，精神可，近日无特殊不适，精神、睡眠、胃纳可，大小便如常，24h尿量2100～2600mL。查体：T 36.6℃，P 80次/min，Bp 170/100mmHg；心肺腹情况大致同前，四肢无水肿。

辅助检查：血常规（WBC $5.11×10^9$/L，NEU％ 0.653，RBC $3.95×10^{12}$/L，Hb 95g/L↓，HCT 0.3↓，PLT $267×10^9$/L），血生化（BUN 10mmol/L↑，Scr 252μmol/L↑，CO_2CP 31mmol/L↑），电解质分析（钾 4.2mmol/L，钠 138mmol/L，氯 105mmol/L，钙 2.26mmol/L，磷 1.4mmol/L），铁指标（铁 10.3μmol/L）。

药物治疗方案：加用地尔硫卓片30mg po bid；右旋糖酐铁针100mg＋0.9％氯化钠100mL ivgtt st静滴不少于30min。

用药监护：患者血钾已恢复正常，不再静脉补钾，继续口服补钾，监测血钾。近日血压均为170/90mmHg以上，硝苯地平、美托洛尔均已加至较大量，患者既往直立性低血压故目前暂不使用α受体拮抗剂，现使用非二氢吡啶类钙拮抗剂地尔硫卓30mg bid加强控制血压。目前，患者使用了2个CCB，既往观察到硝苯地平联用地尔硫卓有很明显的降压效果，常能降低收缩压约20mmHg，可能与地尔硫卓为CYP450酶抑制剂或与硝苯地平血药浓度增加有关。另外可能因为二者降血压的作用位点不同，才产生协同的降压效果，密切观察患者血压情况。

Day9

病情变化：患者神清，诉近2d有咳嗽、咳少许黄白色黏痰，精神、睡眠、胃纳可，大小便如常。近日24h尿量2200mL左右。查体：T 36.3℃，P 72次/min，Bp 165/98mmHg；心肺腹情况大致同前，四肢无水肿。

辅助检查：血生化（BUN 7.4mmol/L↑，SCr 227μmol/L↑，CO_2CP 26mmol/L）。

药物治疗方案：加用特拉唑嗪片 1mg po qn；氯沙坦钾片 25mg po qd；盐酸氨溴索片 30mg po tid；复方甲氧那明胶囊 2# po tid；多糖铁复合物胶囊 150mg po qd。

用药监护：患者经护肾、补充造血原料、补钙、降脂等对症处理后患者目前病情相对稳定，近日血压仍较高，予加用氯沙坦钾片 25mg po qd 加强血压控制。患者入院时使用替米沙坦出现过血 SCr 升高的情况，患者该日血 SCr 227μmol/L，虽可使用，但仍应注意肾功能及血钾的变化。

Day11

病情变化：患者神清，咳嗽、咳痰较前好转，精神、睡眠、胃均纳可，大小便如常。查体：T 36.6℃，P 70 次/min，Bp 156/90mmHg。

药物治疗方案：患者病情平稳，症状好转出院。

药学监护：填写表7-6。

患者血压变化较大，应每日 3 次监测血压、心率。当心率低于 60bpm时，应及时联系医生或药师，观察尿量变化，出院 1 周后复查血尿常规、肾功能、电解质等情况；不适随诊。

患者曾因服用特拉唑嗪出现直立性低血压，嘱患者于晚睡前服用，且应注意改变体位时动作轻缓；美托洛尔，不可突然停药，否则易引起撤药反跳现象，易诱发心血管事件，故不可擅自停药。同时应尽可能限制体力活动。

【案例总结】

患者为中年男性，根据临床症状，诊断"①高血压Ⅲ级（极高危组）、高血压性良性肾小动脉硬化症（CKD4 期）、高血压心脏病（中-重度二尖瓣反流，心功能Ⅱ级）；②胆囊结石"明确。

患者诊疗过程中主要的问题是高血压的控制、贫血的治疗。

二、高血压的治疗

非药物治疗：减肥、适量运动、限盐、戒烟、戒酒等。

药物治疗：肾损伤的患者常需多药联合以达到目标血压。

（1）ACEI/ARB 为高血压肾损害的首选治疗药物，RASS 抑制剂不但有降压的作用，还有非血压依赖性的肾脏保护作用。同时，还可以减少高血压心血管并发症。若血压尚未达标可联用β受体阻滞剂或钙拮抗剂,但目前尚未就最佳联合用药方案进行过研究,临床可根据患者的具体情况进行联合。无论哪种方案,控制血压达标是主要目的。

（2）该患者应首选 ACEI/ARB 降压,但患者应用替米沙坦后 Scr 从 216μmol/L 上升至 250μmol/L,考虑可能因应用 ARB 扩张出球小动脉＞入球小动脉,导致滤过压降低,从而使 GFR 下降,SCr 升高。但患者在使用替米沙坦当日血压已明显降低至 138/78mmHg。低血压也可导致肾灌注不足而引起 Scr 升高,后者可能性大,故出院仍可使用 ARB,但应定期监测肾功能、电解质等。

（3）联合用药中,患者使用硝苯地平及地尔硫卓两个 CCB,既往观察到此两药联用使血压下降明显,故临床应用上应慎重。患者入院时心率80～90bpm,可应用美托洛尔,但住院第4日患者心率降为60～70bpm,故其后联用地尔硫卓应慎重。该患者更改降压药物较频繁,由于降压药物最佳效应的时间尚未达到,且患者既往血压较高,不宜短时间内降至较低水平,避免患者出现不耐受的情况(如低血压、脑供血不足等),应缓慢降压。

三、贫血的治疗

（1）由于患者病史较短,且由于尚未使铁蛋白达标而未使用 ESA,故尚未明确是否为肾性贫血,根据患者血常规分析,应为小细胞低色素性贫血。患者血清铁 3.9μmol/L,血铁蛋白 12.3ng/mL(严重低于 100ng/mL),转铁蛋白饱和度 5.03%(严重低于 20%),故患者静脉补铁的指证是明确的。患者住院期间口服补铁 750mg,静脉补铁 1200mg。根据右旋糖酐铁的补铁量计算,患者补充到血红蛋白目标值 110～120g/L 需要 734～812mg 静脉铁剂,故该患者的补铁量偏大。

（2）待补铁2周后复查铁指标,待血铁蛋白＞200ug/L、转铁蛋白饱和度＞20%再开始使用 ESA。应用 ESA 后观察,如在铁储备充足的情况下4周内 Hb<2.5g/dL,应增加剂量 25%;若4周内 Hb 增加＞2.5g/dL,应减少剂量 25%～50%。治疗后应使 Hb 每月上升约 1g/dl,3～4个月达标。

四、特殊案例：慢性肾脏病并急性间质性肾炎（药物性）

基本信息：女,46岁,身高158cm,体重50kg。

主诉：全身皮疹伴瘙痒9d,发热,食欲缺乏,少尿3d。

病史摘要：患者于9天前无明显诱因于上肢远端及腰背部出现红色皮疹,伴瘙痒,自服"湿毒清胶囊"2d无缓解,皮疹渐发展至全身,均为针尖大小鲜红色斑丘疹和风团,部分伴脱屑,有瘙痒,无发热、咳嗽、咳痰、胸闷、气促、腹痛等不适,到当地医院就诊,诊断"荨麻疹",给予口服"泼尼松、氯苯那敏及氯雷他定"等药物,抗过敏治疗效果不佳,上述皮疹及风团加重,反复出现,伴发热,热峰38℃,无畏寒、寒战,无咽痛,咳嗽咳痰,颜面部渐出现浮肿,自觉尿量较前减少,再次到当地医院就诊。查血常规:WBC 13.2×10⁹/L,NEUT% 80.2%,HGB82×10¹²/L;生化:ALT 553U/L,AST 331U/L,BUN 32.14mmol/L,Cr 793μmol/L;尿常规:PRO+++,RBC+++,WBC++,双肾B超提示双肾缩小并有弥漫性病变,继续予抗过敏及头孢克肟抗感染治疗,因病情加重转入肾内科进一步诊治。患者起病以来,未出现关节肿痛、口腔溃疡及脱发,无咳嗽、胸痛及咳血丝痰,无腹痛腹泻,无腰痛,尿频、尿急、尿痛,胃食欲缺乏,无进食后呕吐,夜间可平卧入睡,尿量较发病前减少,无伴夜尿增多,无解黑便,近2d未解大便,体重有增加,具体数值不详。患者有反复小关节肿痛病史7年,曾查血尿酸升高,当地诊断"风湿病及痛风",发病时自服中草药(具体不详)或别嘌呤醇后能缓解。自半年前至今,期间因"风湿病及痛风"症状发作时,间断服用民间中药;43天前第1次服用别嘌醇1/d+秋水仙碱1/d共2d,症状缓解,其后出现关节疼痛症状即服用上述剂量的别嘌醇及秋水仙碱,间断服用共3或4次;9天前因上肢远端及腰背部出现红色皮疹,伴瘙痒,自服"湿毒清胶囊"2d无缓解,3天前到当地医院就诊,诊断"荨麻疹",给予口服"泼尼松、氯苯那敏及氯雷他定"等药物抗过敏治疗但效果不佳;否认食物、药物过敏史。

患者入院后完善检查后明确为慢性肾脏病5期,予慢性肾脏病一体化治疗;考虑别嘌醇致剥脱性皮炎、消化系统、肝功能、肾功能损害,予还原型谷胱甘肽、复方甘草酸苷护肝、氯雷他定及葡萄糖酸钙等抗过敏、糖皮质激素冲击治疗,患者皮损逐渐缓解,糖皮质激素逐渐减量。患者出院情况:全身皮疹大量脱屑,红疹及水泡较前消退明显,颜面部及双下肢浮肿均有所改善,病程中诊断慢性肾功能不全CKD 5期,诊断明确,患者肾功能恢复不明显,可考虑长期透析治疗。

表7-8　用药情况

药品名称	剂量
生理盐水100mL	qd
还原型谷胱甘肽针2.4g	
5%葡萄糖注射液250mL	qd
复方甘草甜素针40mL	
5%葡萄糖注射液100mL	qd
10%葡萄糖酸钙针10mL	
碳酸氢钠片	1g tid
氯雷他定片	10mg qd
西替利嗪片	10mg qn
重组人促红素针	1万iμ qw
泮托拉唑钠针	40mg ivgtt qd
复方甘草酸苷片	2# tid
钙尔奇D片	600mg qd
骨化三醇胶丸	0.25μg qd
多糖铁复合物胶囊	150mg qd
叶酸片	5mg tid
甲泼尼龙片	8mg tid
还原型谷胱甘肽片	100mg tid
苯磺酸氨氯地平片	5mg bid
兰索拉唑片	15mg bid
美托洛尔片	12.5mg bid
特拉唑嗪片	1mg qn

【药学监护】

患者因"全身皮疹伴瘙痒、发热、少尿 3d"入院。完成相关检查后,超声提示患者肾脏缩小硬化,经血透,血肌酐、尿素、氮水平下降,停止透析及尿量恢复后未见肾功能明显好转,考虑患者为慢性肾脏病,评估为 CKD 5 期,可恢复性小,建议患者进入肾脏替代治疗。患者此次病程的特点:患者 43d 前间断、少量使用别嘌醇,后出现红色皮疹,伴瘙痒,伴发热、WBC 升高、肝肾功能受损,与别嘌醇引起的严重剥脱性皮炎症状及体征相似,不良反应发生时间也相符,考虑可能为别嘌醇导致的剥脱性皮炎。而患者已进入 ESRD,肾功能严重减退,可能也是别嘌醇在体内代谢时间延长、血药浓度升高,增加别嘌醇发生不良反应的风险。药物不良反应又加重肾脏损伤,造成急性肾衰竭,患者仅使用激素治疗,剥脱性皮炎已明显缓解,效果较明显,其主要因早期发现,尽早地使用了激素免疫抑制,护肝、血透等对症支持治疗,为治疗赢得了时间。使用激素时应早期、足量使用,以尽快控制病情,减量应缓慢,总共使用时间不少于 15d。

第八章　慢性肾脏病营养支持

　　肾脏是机体重要器官,在调节机体水、电解质及酸碱平衡以及物质代谢中起着十分重要的作用。当肾脏发生疾病,其功能减退、障碍或衰竭时,机体可发生一系列代谢改变,出现水、电解质及酸碱平衡失调。慢性肾功能衰竭患者常出现代谢和营养状态的改变,而代谢异常和营养不良可加重肾脏损害,增加患者的死亡率。因此,临床上对于慢性肾功能衰竭病患者,进行合理的代谢和营养支持,不仅能补充及维持机体营养物质的需要和蛋白质的储备,满足因高分解代谢造成的营养需求量的增加,纠正机体存在的营养不良状况,预防及治疗电解质紊乱和代谢产物的堆积,而且可以减少代谢废物潴留引起的尿毒症毒性反应,减轻肾脏负担,确保现有的生理功能,减缓肾功能不全的发展程度,延迟透析治疗的时间,改善患者的生活质量,降低死亡率。

第一节　慢性肾脏病患者的代谢特点

　　慢性肾脏病(chronic kidney disease,CKD),又称为慢性肾功能不全,是指慢性肾脏损害引起的以代谢产物潴留,水、电解质、酸碱平衡失调,全身各系统受累为主要表现的临床综合征。CKD的病因主要有糖尿病肾病、高血压肾病、原发性与继发性肾小球肾炎、肾小管间质性病变及其他（紫癜性、狼疮性、痛风性肾病等）等。不同的研究表明16%～70%的CKD患者存在营养不良，其中6%～8%为严重营养不良，而在持续血透患者中有40%存在不同程度营养不良，其中严重营养不良患者高达10%。临床表现：体重减轻，人体组成成分改变，能量储备减少和躯体蛋白（人血白蛋白、转铁蛋白、前白蛋白和其他内脏蛋白）浓度降低，活动能力和生活质量减退等。营养不良患者的并发症和死亡率比营养良好者高，营养不良已成为预测成年CKD患者并发症和死亡率的重要指标之一。慢性肾损伤的代谢紊乱是其病理生理变化的特点之一，其中以水、电解质平衡失调及蛋白质代谢紊乱最为突出，这是肾脏结构和（或）功能损害及体内某些系统（如消化、内分泌等系统）功能障碍造成的后果，也是促进肾功能衰竭进展的一个重要因素。

1. 蛋白质、氨基酸代谢改变

CKD患者普遍存在血浆氨基酸水平异常，必需氨基酸/非必需氨基酸的比例下降，但这种异常并不能简单地用营养不良来解释，因为在蛋白质摄入正常的CKD患者中也可以观察到相似的变化，所以CKD的氨基酸代谢异常可能是营养不良和尿毒症的双重作用引起的，血浆支链氨基酸的浓度降低，其中缬氨酸降低最为明显。血液透析患者应考虑透析过程本身产生的分解代谢效应，可能的刺激因素包括透析过程中中性粒细胞和巨噬细胞激活、蛋白酶的释放、补体系统的激活或炎症介质的释放等。经肾脏合成及释放氨基酸如半胱氨酸、丝氨酸、精氨酸，这些氨基酸从受损的肾脏释放减少可造成机体氨基酸池异常。肾脏也是蛋白质降解的重要器官，小分子肽类包括激素从邻近的小管细胞滤过，造成氨基酸的再循环并进入代谢池。30%～70%的肽类物质包括激素如胰岛素、胰高血糖素及生长激素在肾脏清除，故肾功能衰竭患者血浆的肽类物质水平增高。

2. 糖代谢改变

CKD患者的糖代谢异常主要表现为糖耐量减低，偶尔会发生低血糖症，主要原因是外周胰岛素抵抗和胰岛素分泌障碍。CKD患者的胰岛素抵抗可以出现在CKD的任何阶段，在尿毒症期和血液透析患者中则大部分都存在,主要表现为骨骼肌葡萄糖摄取量减少。胰岛素分泌及其代谢清除率决定了血浆胰岛素水平的高低。CKD患者胰岛素分泌障碍的主要原因是氨基酸代谢紊乱、甲状旁腺素(PTH)增高及1,25-$(OH)_2D$的缺乏。

3. 脂肪代谢改变

研究发现非透析肾功能衰竭患者存在 N 型高脂蛋白血症,血甘油三酯、低密度脂蛋白、中密度脂蛋白水平升高,高密度脂蛋白浓度下降。在肾功能不全的早期即可出现脂肪代谢异常脂肪分解紊乱。尿毒症患者血浆甘油三酯及脂蛋白尤其是极低密度脂蛋白和低密度脂蛋白水平升高,但胆固醇变化不一,有的升高,有的降低。参与组成脂蛋白的蛋白质组分也有变化,apo-AI 和 apo-AII 下降,CII(脂蛋白脂肪酶的激活物)与 CIII(脂肪分解的抑制物)的比值升高。

4. 电解质改变

(1)钾。因蛋白质分解加速,钾增多,肾排除减少,尿毒症患者常出现高钾血症。细胞内外的钾分布异常,细胞对钾的摄取减少,机体对钾的耐受能力减弱。值得注意的是尽管常出现高钾血症,在大部分慢性肾功能不全患者体内总的钾储备减少,以致在限制钾摄入时易导致血钾偏低。

(2)磷酸盐。尿毒症患者血清磷酸盐升高不仅是因为肾脏排出减少,还因为在高代谢期间和体内甲状腺激素水平升高使骨组织释放磷酸盐增多。同钾一样,在许多慢性肾功能不全患者体内总的磷酸盐储备减少,当给予含电解质量少的营养支持时,极易导致低磷酸盐血症和低钾血症进行性发展。

(3)钙。大多数尿毒症患者的血清钙(包括蛋白质结合形式和离子形式)偏低,其主要原因为胃肠道对钙吸收减少、高磷酸盐血症、甲状旁腺激素增多以及铝的毒性作用等。使用1,25-$(OH)D$或含钙的抗酸药物及含有高浓度钙的透析液、长期卧床或甲状腺功能亢进等则易发生高钙血症。

(4)镁。尿毒症患者常有血清镁的升高,但很少出现临床症状,当使用氢氧化镁凝胶或含镁的泻药时则使症状性高镁血症发生。低镁血症常发生在与慢性腹泻或脂肪泻有关的胃肠道功能紊乱时。

5.维生素代谢改变

CKD患者缺乏大多种维生素,但也有少数维生素会在体内蓄积,可能会引起潜在的毒性反应。引起维生素代谢紊乱的主要原因:①摄入不足,患者食欲不佳、挑食或食物中维生素含量不足。②维生素在机体中的降解或清除率增加。③CKD患者血浆中维生素结合蛋白水平升高。④血液透析患者中维生素通过透析液丢失。⑤维生素与蛋白结合后从尿中丢失。⑥其他药物的干扰,包括对维生素吸收、分布、代谢和排泄的影响。CKD患者体内维生素C、维生素 B_1、维生素 B_2、维生素 B_6、维生素 B_{12}、维生素 K 及叶酸等的缺乏十分常见。曾有关于维生素 A 在 CKD 患者中过度沉积导致中毒的报道,但这种情况十分罕见。由于维生素 A 无法从透析膜中滤过,血液透析对其浓度无明显影响。维生素 E 在保守治疗的 CKD 患者中含量是足够的,在血液透析患者中水平可以升高、不变或者降低。有研究报道,维生素 E 的补充在肾移植患者中可改善患者肾功能及预后。

第二节　慢性肾脏病患者的营养治疗

2008 年,国际肾脏营养和代谢学会将肾病营养不良统一归为蛋白能量消耗(PEW)。PEW 是 CKD 营养代谢的特征,持续性蛋白降解并以肌肉组织分解为核心,以进行性骨骼肌萎缩为主要的临床表现形式,单纯补充营养素无效。20%~30% 的进展期 CKD 患者会发生 PEW,透析患者 PEW 的发生率更高,有骨骼肌减少的 CKD 患者心血管疾病发生率更高。实际上,在 CKD 患者和透析患者中,除了 PEW,其他与营养相关的疾病如肌少症、虚弱症和恶病质都有可能发生。2015 年,欧洲肠外肠内营养学会(ESPEN)将广义的营养不良归为营养紊乱,营养紊乱又分为三类,包括营养不良、微量营养素异常(维生素 D、微量元素的缺乏等)、营养过剩(超重、肥胖等)。其中,营养不良包括四大类疾病:①摄入不足导致的营养不良,如饥饿相关营养不良。②疾病相关的营养不良、恶病质。③肌肉减少症。④虚弱症。肾病患者常合并肌肉减少症、恶病质、虚弱症和PEW。因此，建议对肾病患者进行PEW诊断，同时进行肌肉减少症、恶病质、虚弱症的诊断。

一、营养风险筛查及评估

越来越多的证据显示CKD各个阶段都需要进行患者的代谢和营养管理，包括透析前CKD患者（1~5期）、透析中或进行肾移植的患者。2020年最新的NKF指南指出，在CKD 1~5期或移植后状态稳定的成人中，需要测量体重和BMI，并根据需要监测体重、BMI和身体组成的变化：HD和PD患者至少每月监测1次。CKD 4或5期或移植患者至少每3个月1次，CKD 1~3期患者至少每6个月1次。而在CKD 3~5期或肾移植的成人中，建议至少每半年进行1次营养筛查。在多数的临床研究中认为，营养疗法可显著改善患者的营养状况并与延缓CKD进展、改善患者存活率相关。因此，为CKD患者制订适当的营养支持方案至关重要。当然，不同CKD阶段患者的营养需求存在差异，因此需要对患者的营养状况进行定期评估，然后制订个体化营养支持方案。

1. 营养风险筛查

营养风险筛查是评估营养风险的基础，只有存在高营养风险的患者才需要进行营养支持疗法。营养筛查的对象是所有患者，目的是发现风险，首次筛查应在入院后24h内，后期可根据患者病情变化再次进行筛查，筛查方法有营养风险筛查2002量表（NRS2002）、营养不良通用筛查工具（MUST）、微型营养评估—简表（MNA-SF）等。其中NRS2002被证明在住院患者中敏感度与特异度均高于其他营养风险筛查工具，因此，住院患者的营养风险筛查和评估主要通过NRS2002进行。

2. 营养状况评估

营养状况评估是指通过对机体各种营养相关健康问题指标的测定，了解患者的营养状态。营养评估是患者营养治疗的基础，应根据患者肾功能、蛋白尿等情况，结合人体测量、饮食调查、生化指标以及主观综合营养评估（SGA）的结果，全面评估患者的营养状况，并通过定期监测，制订和调整营养治疗方案。慢性肾脏病患者的营养状况评估,常见的方法包括食谱分析、体格检查、生化测定、体成分分析等,如果有需要,也可以选择核磁共振、生物电阻抗、核医学等方法进行评估。此外,对肾功能衰竭患者的其他方面如氮质血症、电解质紊乱、肝肾功能水平、生活质量等,也应进行密切观察和随访。

了解患者营养状况最基本的方法包括询问患者疾病史(包括饮食史)和体检(包括一般情况、面容、体重、上臂肌围、三角肌皮肤皱褶厚度等),可大致评估患者的营养摄入及利用情况。最常用的血液生化检测指标包括血浆白蛋白、前白蛋白、转铁蛋白等,这是判断营养不良最常用的方法,但也应该综合考虑到患者的其他并发症。此外,尿素氮生成率(urea nitrogen appearance,UNA,或 urea nitrogen generation,UNG)、氮表现率蛋白相当量或总氮排出率蛋白相当量(normalized protein equivalent of nitrogen appearance rate,nPNA),以及蛋白分解率(protein catabolism rate,PCR)等参数,也是反映患者营养状况和蛋白摄入水平的较好指标。

二、营养支持方案制订

1. CKD患者营养目标

(1)能量供给。CKD 1~2期患者,建议保证足够热量摄入同时维持健康体重的稳定。推荐CKD 1~2期糖尿病患者热量摄入为30~35kcal/(kg·d)(1kcal=4.184kJ),对于肥胖的CKD 1~2期糖尿病患者建议减少热量摄入至1500kcal/d;老年CKD 1~2期的糖尿病肾脏病(DKD)患者可考虑减少至30kcal/(kg·d)。CKD 3~5期患者热量摄入为30~35kcal/(kg·d)。CKD 3~5期糖尿病患者建议摄入全谷类、纤维素、新鲜水果、蔬菜等低糖食物以保证充足的热量。建议维持性血液透析、腹膜透析患者热量摄入为35kcal·kg/(IBW·d)(IBW为理想体重);60岁以上患者、活动量较少、营养状况良好者(人血白蛋白>40g/L,SGA评分A级)可减少至30~35kcal/(IBW·d)。特别注意腹膜透析计算能量摄入时,应减去腹膜透析时透析液中所含葡萄糖被人体吸收的热量。肾移植术后早期热量摄入推荐维持在30~35kcal/(IBW·d),稳定阶段推荐25~30kcal/(kg·d)。同时推荐根据患者年龄、性别、体力活动、身体成分、目标体重、合并疾病和炎症水平等制订个体化热量摄入量,以维持正常的营养状况。

（2）蛋白质与氨基酸。推荐CKD 1~2期患者应避免高蛋白饮食[>1.3g/(kg·d)]。非持续性大量蛋白尿的CKD 1~2期患者推荐蛋白质摄入量0.8g/(kg·d),不推荐蛋白质摄入≤0.6g/(kg·d)。对大量蛋白尿的CKD 1~2期非糖尿病患者,建议蛋白质摄入量0.7g/(kg·d),同时加用酮酸治疗。CKD 3~5期非糖尿病患者低蛋白饮食[0.6g/(kg·d)]或极低蛋白饮食[0.3g/(kg·d)],联合补充酮酸制剂。CKD 3~5期糖尿病且代谢稳定的患者蛋白质摄入量为0.6g/(kg·d),并可补充酮酸制剂0.12g/(kg·d),同时建议平衡饮食蛋白结构,适量增加植物蛋白质摄入比例。血液透析患者蛋白质摄入量1.0~1.2g·kg/(IBW·d)。无残余肾功能腹膜透析患者蛋白质摄入量1.0~1.2g/(kg·d),有残余肾功能腹膜透析患者0.8~1.0g/(kg·d);无论血液透析还是腹膜透析均推荐摄入的蛋白质50%以上为高生物价蛋白。肾移植术后应根据患者eGFR的变化适当调整蛋白质摄入量。移植术后3个月内推荐高蛋白饮食,蛋白质摄入量1.4g/(kg·d),移植术后>3个月推荐限制/低蛋白饮食,蛋白质摄入量0.6~0.8g/(kg·d)为宜,并可补充复方α酮酸制剂0.12g/(kg·d)。

（3）液体与无机盐。推荐早期CKD患者,饮食钠摄入量不超过100mmol/d(钠2.3g/d或食盐6g/d)。但对于CKD 1~2期非糖尿病患者不推荐严格限制钠的摄入(<3g食盐)。推荐患有持续性高钾血症的CKD 1~2期患者,限制饮食钾摄入量。建议CKD 1~2期患者适量多吃水果和蔬菜,以减少净酸产量。推荐CKD 3~5期患者限制饮食中钠的摄入(<2.3g/d),个体化调整饮食中钾、磷的摄入以保证血钾、血磷在正常范围。建议CKD 3~4期患者(未服用活性维生素D)元素钙(包括食物来源的钙、钙片和含钙的磷结合剂)摄入量800~1000mg/d以维持钙平衡。对于血液透析患者,建议透析间期体重增加<干体重的5.0%。建议控制钠盐摄入(食盐<5g/d)。建议控制高钾饮食,保持血清钾在正常范围内。推荐不限制蛋白质摄入的前提下限制磷摄入,选择低磷/蛋白比值的食物,减少含磷食品添加剂。控制蛋白质摄入0.8g/(kg·d)联合复方α酮酸可改善血液透析患者的高磷血症。对于腹膜透析患者,推荐容量情况稳定的腹膜透析患者每日液体摄入

量=500mL＋前1日尿量＋前1日腹膜透析净脱水量。肾移植受者若尿量正常，一般不限制液体摄入量。肾移植术后患者进一步控制高血压，将钠摄入量限制在3g/d。

不同分级CKD患者的指南推荐各营养素补充建议如表8-1所示。

表8-1　不同分级CKD患者各营养素补充建议

项目	CKD 1~2	CKD 3~5	血液透析	腹膜透析	肾脏移植
蛋白质	非DM 大量蛋白尿0.7g/(kg·d)＋酮酸 非持续大量蛋白尿0.8g/(kg·d),不推荐＜0.60g/(kg·d)	非DM 0.6g/(kg·d)或0.3g/(kg·d)＋酮酸	1.0~1.2g·kg/(1IBW·d);50%以上高生物价蛋白;0.12g/(kg·d)酮酸	有残余肾:0.8~1.0g/(kg·d)＋50%以上为高生物价蛋白	3个月内:1.4g/(kg·d)
蛋白质	DM0.8g/(kg·d),不建议≥1.3g/(kg·d)	DM 0.6 g/(kg·d)或＋酮酸0.12g/(kg·d);平衡饮食蛋白结构		无残余肾:1.0~1.2g/(kg·d)＋50%以上为高生物价蛋白	3个月后:0.6~0.8g/(kg·d)＋0.12g/(kg·d)酮酸
能量	非DM:保证足够热量	非DM:30~35kcal/(kg·d)	35kcal/(kg·d)	35kcal/(kg·d)－透析液能量	早期:30~35kcal/(kg·d)
能量	DM:30~35kcal/(kg·d)[肥胖:1500kcal/d;老年:30kcal/(kg·d)]	DM:30~35kcal/(kg·d)＋低糖食物	老年营养良好:30~35kcal/(kg·d)	老年营养良好30~35kcal/(kg·d)－透析液能量	稳定期:25~30kcal/(kg·d)

项目	CKD 1~2	CKD 3~5	血液透析	腹膜透析	肾脏移植
液体/无机盐钠	非DM:早期<钠2.3g/d或食盐6g/d；DM:2.3g/d或食盐6g/d,不推荐<3g食盐	非DM:<钠2.3g/d；NaHCO₂ 24~26mmol/L；DM:2.3g/d或食盐6g/d＋液体平衡	食盐<5g/d	每日液体摄入量=500ml＋前1天尿量＋前1天腹膜透析净脱水量；无残余肾功能；避免过多液体和钠盐	尿量正常:不限制液体摄入量进一步控血压:钠3g/d
磷	维持正常范围	非DM:维持在正常范围＋考虑饮食来源DM:维持在正常范围	800~1000mg/d	800~1000mg/d	1200~1500mg/d
钙	维持正常范围	非DM:800~1000mg/d（CKD3~4）DM:800~1000mg/d,维持正常范围	根据血钙水平和活性维生素D/拟钙剂调整剂量	同HD	800~1500mg/d
钾	非DM:限制饮食钾摄入量	非DM:维持在正常范围DM:维持在正常范围	维持在正常范围	同HD	维持正常范围

续表

项目	CKD 1~2	CKD 3~5	血液透析	腹膜透析	肾脏移植
维生素/微量元素	维持正常范围	非DM:50000U/周维生素D_2或25000~50000U/周维生素D_3 DM:补充缺乏的维生素	可补充多种维生素;不推荐合并高同型半胱氨酸者常规补充叶酸 维生素C60mg/d,避免补充过度 合并25(OH)D不足或缺乏,补充普通维生素D	同HD	不推荐常规补充叶酸
外源性其他	非DM:多吃水果和蔬菜	非DM:增加水果和青菜;口服营养补充剂;肠内营养 DM:口服营养补充剂;管饲喂食;肠外营养	口服营养补充剂;管饲喂食;肠外营养	肠内肠外营养参考HD	维持正常范围

2.CKD患者营养支持策略

(1)非透析患者的营养支持。目前,对透析前患者的营养治疗主要方法:①高生物价值的低蛋白膳食疗法。②低蛋白膳食加用EAA。③a⁻酮酸疗法。低蛋白饮食可减少含氮代谢物和无机离子的产生,而后者常会引起尿毒症的临床症状及代谢紊乱。此外,低蛋白可以减少高磷血症、代谢性酸中毒、高钾血症和其他电解质紊乱的影响。目前普遍采用的低蛋白饮食方案为:蛋白质0.6g/(kg·d),热量不少于146kJ/kg·d[35kcal/(kg·d)]。目前认为,在补充足够热量的情况下,低蛋白饮食治疗不会出现营养不良,可以保持患者的营养状态,不同程度地纠正尿毒症综合征,延缓肾功能衰竭的进展,使患者开始透析的时间得以延迟,进入替代治疗后的预后也不受影响。因此各种低蛋白质饮食治疗完全可以安全地用于 CRF 患者透析前的治疗,不必担心给以后透析或移植治疗带来不利的影响。

(2)透析患者的营养支持。

透析患者应根据透析种类、透析次数、透析时间长短和病情及本人自身条件等因素制订营养支持方案。透析患者的营养治疗方案可简单总结:①在透析治疗早期或治疗前就应制订一个有利于营养的个体化治疗计划,并根据病人和医治条件及社会背景随时调整,至少3~4个月更新1次。如果营养物质摄入不充分或已存在营养不良,或有加重营养不良的因素发生或并发症存在,则应每1~2个月或更为频繁地给予营养支持。②由不充分摄食到接受营养支持的时间为几天至2周不等,这取决于患者临床病情的严重程度、营养不良的程度和营养物质摄入不充分的程度。③在给予营养支持前,应对患者进行全面的营养评估。④去除一切影响食欲、导致营养不良的潜在因素和药物。⑤为加强营养支持,增加经口饮食的蛋白质和能量的比例。⑥若口服的营养物质不充分(包括营养补充制剂),如胃肠道功能基本正常可考虑通过肠内营养支持补充。⑦若不能管饲喂养,则可采用透析中肠外营养(intradialytic parenteral nutrition,IDPN,针对血液透析)或经腹腔给予氨基酸(intraperitoneal amino acids,IPAA,针对腹膜透析),结合摄食来满足蛋白质和能量的需要。⑧若 IDPN 或 IPAA 结合摄食仍不能满足蛋白质和能量需要,应考虑采用完全或部分胃肠外营养。⑨应定期监测和调整透析处方,以改善因并发症和蛋白质摄入增加而加重的尿毒症状态。

(3)透析中肠外营养。IDPN 相对于管饲和 TPN 的优点:①不需要管饲装置或血管通路。②可在透析中进行超滤,减少液体超负荷的危险。③不需要另外花时间和精力。其缺点:①仅能在透析过程中给予,即 7d 中的 3d,可能蛋白质和能量供给不足。②不能改变患者的饮食习惯或鼓励他们摄入更健康的饮食。③花费昂贵。在蛋白质摄入不足的腹透患者,IPAA 可以增加蛋白质平衡。如果灌入含1.1%氨基酸的2L透析液,在腹腔内保留5~6h,则可保留80%的氨基酸,即可净吸收17~18g氨基酸,后者大于每天从透析液丢失的蛋白质和氨基酸量。其中,氨基酸的保留量决定于腹膜转运的类型。IPAA 可减少每天的碳水化合物负荷约20%,也就减少了高脂血症和高糖血症的危险。目前,许多权威机构提出了 IDPN 或 IPAA 的指征:①存在蛋白质—热量摄入不足的营养不良的 CRF 患者。②无法正常进食或不能耐受口服或管饲肠内营养的患者。③需在口服或管饲肠内营养同时联合应用 IDPN 或 IPAA 才能满足机体营养需要量的患者。

第三节　全程化药学监护路径

本药学监护路径主要针对慢性肾脏病患者,对患者住院期间营养用药及管理等方面开展药学监护。我们结合指南、临床路径等制订了全程化药学服务路径,以期尽可能优化和规范临床药师对慢性肾脏病患者进行药学服务的流程和内容,改善患者的用药依从性和满意度、降低用药偏差,保障其用药的安全性和有效性。

全程化药学服务路径包括以下3个方面,也可见表8-2。

(1)入院药学营养评估。用规范化的评估表格对患者进行相关评估,重点对患者进行营养风险筛查与评估、记录患者一般情况、疾病及用药史、药物不良反应史、评估患者用药依从性、根据初始药物治疗方案制定药学监护计划。

(2)在院药学监护。患者标准住院日内药师的主要诊疗工作及重点监护内容,对药物重整、药学评估、医嘱审核、药学查房、用药教育等工作。主要包括介绍疾病情况及药物治疗方案、生活方式改变、对患者进行营养制剂用药教育、介绍治疗药物的使用方法、关注治疗疗效、药物不良反应、药物相互作用等。随时为医护人员及患者提供咨询服务,解答各种药学问题;根据药物治疗方案的调整,对用药变更适时进行评价与监护。

(3)出院用药教育。发放患者营养用药出院指导单,包括出院带药指导(长期用药方案及指导)、生活方式教育及健康教育、确定随访计划。

表8-2 慢性肾脏病患者全程化药学营养服务路径

	入院药学营养评估	在院药学营养监护	出院药学营养指导
时间	住院第1—2天	住院第2天—出院前1天	出院当天
主要药学监护工作	□入院药学评估 □询问病史及用药史、膳食摄入情况 □营养评估 □评价初始治疗方案，制订药学监护计划	□住院期间营养支持方案评估（关注营养支持途径、制剂选择、用量、输注方式和输注速度等） □营养用药咨询服务 □对营养用药方案变更的评价和监护（关注疗效、药物不良反应及相互作用）	□出院前用药教育及家庭（或转诊机构）营养建议 □药学营养门诊随诊
药学监护内容	□入院药学评估表 □SGA营养评估 □营养团队介绍和初步指导 　◇介绍疾病情况及治疗方案 　◇营养膳食及用药指导 □制订药学监护计划	□医嘱审核、与医生沟通营养方案 □在院药学指导单 　◇介绍疾病情况及治疗方案 　◇医嘱是否按时执行 　◇肠外营养输注的注意事项 　◇肠内营养制剂用药教育 　◇不良反应监护和自我预防 　◇药物-药物及药物-食物相互作用 　◇特殊患者，如肝肾功能减退药学监护 □用药变更随时监护 □记录ADR □提供用药咨询服务 □患者营养治疗依从性的评估及干预	□发放出院指导单 　◇出院带药指导（包括营养用药） 　◇生活方式教育及营养膳食教育 　◇确定随访计划 □药学营养门诊随诊建议
签名			

第四节　药学监护实践

CKD患者营养支持治疗中存在的问题主要体现在营养风险筛查及评估不足、肠内营养使用比例偏低、营养制剂使用不合理、营养支持药学监护欠缺等问题。基于CKD患者疾病特点及营养支持原则,参照国内外相关指南及文献,制订CKD患者营养支持规范化药学服务路径,具体见图8-1,包括营养风险筛查及评估、营养支持、药学监护几个阶段。

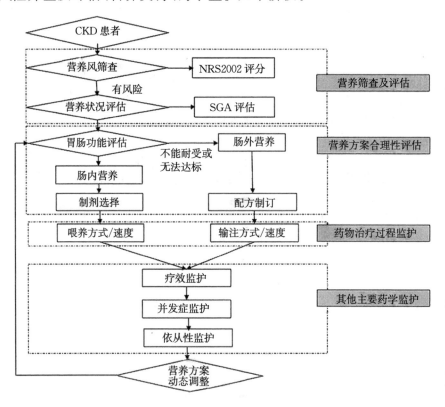

图8-1　CKD患者营养支持规范化药学服务路径

营养支持合理性评估:对于接受营养支持的失代偿期肝硬化患者,临床药师需要每日评估患者的胃肠道功能及摄入情况,向主管医师提出或协助制订肠内营养方案(包括喂养途径、制剂选择、用量、输注方式和输注速度等),必要时联合使用肠外营养,并评估肠外方案配方的合理性(稳定性和相容性、糖脂比、热氮比、渗透压、输注方式和输注速度等)。临床药师应熟练掌握各种肠内营养制剂的特点,综合考虑患者的总营养需求、液体需求及消化吸收功能的受损程度,为不同患者制订适合的营养方案。

营养支持疗效监护:密切监护患者的生命体征、神志情况、出入量、相关营养指标(包括定期的营养状况评定、体重、白蛋白、前白蛋白等的测定),同时由于CKD患者机体中通常存在水电解质紊乱、其他营养素及代谢需求改变,在进行肠外营养支持疗法时需严密监测患者血糖、血脂、电解质、肝肾功能、血浆微量元素水平等生化指标,来指导营养方案调整。

营养支持并发症监护:监护患者是否发生机械性并发症(喂养管堵塞、导管相关静脉血栓)、胃肠道并发症(腹胀、腹痛、腹泻、便秘、恶心呕吐)、代谢并发症(电解质紊乱、糖代谢异常、高血脂、肝功能异常)、感染并发症(吸入性肺炎、导管相关性感染等);CKD的肠内营养支持疗法不良反应除了常见的胃肠道不良反应外,由于CKD患者通常存在对容量负荷和电解质的耐受性降低、营养素利用改变,还可能会发生各种代谢性并发症如酸中毒、高碳酸血症和高血糖症等,因而需要更严密的监测。

营养支持依从性监护:检查肠内、肠外营养制剂的使用情况,针对依从性较差的患者进行针对性的疾病健康宣教、营养饮食宣教、营养用药宣教,提高患者对疾病和营养支持治疗重要性的认识程度,改善患者预后。重点关注患者由于味道差和食欲不振使能量摄入减少所致的体重减轻、饮食单调、进食困难和抑郁等。

第五节　常见营养治疗问题及处理

一、肾病患者过度限制豆类蛋白

大豆及其豆制品虽然属于植物蛋白,但其蛋白质中的必需氨基酸(EAA)在数量和比例上接近动物蛋白。动物蛋白质含 EAA 45% 左右;植物蛋白含 EAA 35%~40%(谷类蛋白质 EAA 35%、豆类蛋白质含 EAA 高达 39%~40%),黄豆类蛋白质含 EAA 并不比动物蛋白少很多,是最好的植物蛋白。而豆类食品在蛋白质含量丰富的同时,胆固醇含量远远低于动物蛋白,且富含亚油酸和磷脂,在减轻血管硬化、延缓慢性肾衰竭(chronic renalfailure,CRF)进展方面的作用优于动物蛋白。因此,"慢性肾功能不全患者不宜食用豆制品"的观念应被纠正。

二、肾病患者营养治疗依从性不佳

肾病患者常服用多种药物,部分药物存在异味或口感不佳,患者依从性不佳,尤其是营养支持类药物患者经常会漏服或者停服。首先应该向患者宣传营养支持治疗的必要性,同时药师可定期结合不同营养教育主题进行患者宣教,保证患者营养治疗的接受度和效果。其次借助信息化手段帮助患者快速查询常见食物的营养成分,或者生动的食物模具帮助患者识别蛋白质食物份数换算。对于合并营养问题较多的重点患者,可由肾病专科或营养专科临床药师设计目标化食物份数,再结合患者每日膳食摄入情况、饮食偏好、实际执行能力,给予个性化的食谱推荐,必要时给予口服膳食补充剂或制订肠内营养支持方案,提高患者营养治疗依从性。

第六节　病例分析

【病例简介】

患者,男,76岁。

现病史:患者2年余前发现泡沫尿,无明显肉眼血尿,无尿频尿急尿痛,无颜面部及双下肢水肿,无发热寒战,无恶心呕吐,无心慌胸痛,无腹痛腹泻等,未予治疗;2022年7月于医院门诊查肾功能提示血肌酐167μmol/L,尿素氮7.9mmol/L,尿酸452μmol/L,未进一步治疗,2023年4月5日于医院门诊复查尿蛋白2+,葡萄糖-,尿T/C 1.27g/g,尿A/C 590.83mg/g,尿素10.7mmol/L,血肌酐183μmol/L,eGFR 30.20mL/min,给予口服黄葵胶囊5# tid,海昆肾喜胶囊2# tid,后定期复查。现患者自觉泡沫尿增多,夜尿1或2次/d,无肉眼血尿,无尿频尿急尿糖,无发热寒战、咳嗽咳痰、心慌胸闷、恶心呕吐、腹痛腹泻等不适,为求进一步治疗,门诊以"慢性肾衰竭"收入院。

既往史:有肺结节病史。高血压50年余,血压最高可达200/100mmHg以上,目前口服沙库巴曲缬沙坦钠片0.1g qd,血压控制尚可。有肝囊肿病史。有失眠症,目前口服奥沙西泮片15mg qn,有腔隙性脑梗死病史,曾口服阿司匹林、硫酸氢氯吡格雷片、阿托伐他汀钙片,现已停服。

查体:体温36.5℃,脉搏74次/min,呼吸17次/min,血压131/81mmHg,神志清楚,精神尚可,营养中等,表情自如,双侧瞳孔等大等圆,对光反射灵敏,眼球活动自如,双侧鼻唇沟对称,伸舌居中,颈软,颈静脉无怒张,双肺呼吸音粗,未闻及明显干湿性啰音,心律整齐,未闻及异常杂音,腹软,无压痛及反跳痛,肝脾肋下未及,双下肢不肿。内科VTE风险Padua评分:2分低危。

辅助检查:血常规:血红蛋白量110g/L,红细胞比积35.2%。

肝功能:血清总蛋白65.6g/L,人血白蛋白35.4g/L,白/球比值1.15,丙氨酸氨基转移酶 11U/L,天门冬氨酸氨基转移酶 17U/L。

肾功能:尿素 10.6mmol/L,肌酐(酶法)204μmol/L,尿酸 490μmol/L,总二氧化碳 20.0mmol/L,肾小球滤过率 26.55ml/min。

电解质分析:氯 111.9mmol/L,钾 3.8mmol/L,钠 137.9mmol/L,磷 1.48mmol/L,钙 2.05mmol/L。

血脂分析:总胆固醇 3.05mmol/L,高密度脂蛋白胆固醇 0.81mmol/L,载脂蛋白 A10.88g/L,甘油三酯 1.63mmol/L,低密度脂蛋白胆固醇 2.05mmol/L。

尿沉渣定量:微量白蛋白>0.15g/L,隐血-,白细胞酯酶-,葡萄糖-,蛋白质1+,比重1.011,白细胞2.0个/μL。

24小时尿蛋白定量:尿总蛋白1335mg/L,24h尿总蛋白1334.8mg/24h。

入院诊断:慢性肾衰竭;高血压病3级(极高危);腔隙性脑梗死。

营养史:与患者共同生活的家属提供,慢性肾脏病诊断后患者饮食严格控制,基本不食奶类、豆类,主食量亦减少,体重下降明显。

人体测量:消瘦;身高 170cm,体重 50kg,BMI 17.3kg/m²。

【营养治疗经过】

营养治疗计算步骤如下。

第一步:计算标准体重为 170﹣105＝65(kg),实际体重为 50kg,患者 BMI 17.3kg/m²,属于消瘦,轻体力劳动,CKD 4 期。

第二步:计算每日所需的总热量(使用标准体重,而不是自己的实际体重)。成人慢性肾脏病患者的每日热能供给量(kcal/kg 标准体重)为>60 岁 30~35kcal/(kg·d),<60 岁 35 kcal/(kg·d),每日应摄入热量的标准为 30 kcal/(kg·d),则全天所需的总热量为 65kg×30 kcal/(kg·d)＝1950kcal/d。

第三步:计算每日的蛋白质摄入量。该患者每日应摄入蛋白质的标准为 65kg×0.6g/(kg·d)＝39g/d(使用标准体重计算),其中优质蛋白质应占 50%~70%,为 20~27g/d,其余由植物蛋白提供。

第四步:对于 CKD 3~5 期,接受低蛋白饮食的患者(每日蛋白摄入量为 40g 或 40g 以下)建议加用复方 α-酮酸片。患者目前能量摄入不足,结合肾病饮食蛋白交换份,给予患者营养评估和宣教,告知肉蛋奶类3份(以优质蛋白为主)、谷/薯类 2.5~3 份、绿叶蔬菜 1 份、瓜类蔬菜/水果类 2 份、淀粉类食物 2.5 份(以藕粉、粉丝等推荐),避免荤油汤汁、动物内脏等,并结合患者饮食习惯给予膳食指导单(见表 8-3);建议患者循序渐进调整饮食情况,2~4 周复诊评估,如若饮食情况仍无法满足日常所需,需要增加口服补充剂或肠内营养。

表8-3 个性化一日三餐食谱推荐

餐种	食谱
早餐	鸡蛋1个
	包子2个或者面条100g
午餐	主食:1份,约100g熟米饭
	肉类:1份(约35g瘦猪肉/牛肉或50g鱼肉)
	绿叶蔬菜:1份,250g
	淀粉类:粉丝50g,烧肉与蔬菜做汤均可
	植物油或橄榄油20g,约2汤匙
加餐	水果类:1份,约200g(苹果、柚子、草莓、桃、猕猴桃)
晚餐	主食:1份,约100g熟米饭
	肉类:1份(约35g瘦猪肉/牛肉或3只基围虾)
	淀粉类:藕粉、冲服即可
	瓜类蔬菜:200g
	植物油或橄榄油20g,约2汤匙

请您注意:

淀粉食品主要包括粉丝、藕粉、玉米淀粉、马铃薯粉等食物,可以帮助您代替部分主食提供能量;优质蛋白可根据您日常饮食喜好进行替换。一般一份蛋白:1个鸡蛋≈一份肉(瘦猪肉/牛肉 35g、鸡肉/鸭肉 50g、鱼肉 50g、基围虾 3 只、鹌鹑蛋 5 个)≈一袋牛奶(230g)、一袋酸奶(230g);以上食谱为粗略估算,如您在饮食中有任何疑问,可及时与我们联系。

【问题讨论】

慢性肾脏病患者的营养支持原则是什么？

(1)供给充足的碳水化合物。调整碳水化合物、脂肪和蛋白质的摄入比例,既要保证机体获得足够的能量,又要使有限数量的蛋白质能充分用于组织的修复。若能量供给不足,机体可通过糖异生途径将蛋白质转变生成能量,消耗体内的氨基酸,造成非蛋白氮代谢废物量增加,加重氮质血症。一般人群中,碳水化合物和脂肪提供能量占80%以上。CKD患者在采用低蛋白饮食的同时,碳水化合物和脂肪的比例将相应增加。因此,CKD合并糖尿病患者在碳水化合物比例增加的同时,应注意选择低血糖指数食物,尤其是一些低血糖指数的低蛋白主食,如藕粉、粉条等。

(2)限制蛋白质的摄入量,尽量多提供优质蛋白。蛋白质分解会产生尿素及其他化合物,这些降解产物大多数会被肾脏清除,并从尿液排出。当肾功能下降时,这些副产物会积聚到血液,逐渐损害器官。因此,CKD患者肾单位减少的情况下,减少蛋白质摄入量将减少高滤过,既可减少尿毒症毒素,还可以改善肾脏血流动力学。新指南建议:在代谢稳定的CKD 3~5期成年患者中采用限制蛋白质饮食以降低终末期肾病/死亡的风险,并提高生活质量;对于高血糖和(或)低血糖风险者,可能需要考虑更高水平的膳食蛋白质摄入量来维持血糖控制。

当食物蛋白质氨基酸模式与人体蛋白质氨基酸模式越接近时,人体对食物蛋白质的利用程度就越高,该种蛋白质的营养价值也越高。肉、蛋、奶和大豆类食物中所含有的必需氨基酸能满足人体需要,在医学上称为优质蛋白质或完全蛋白质。我国指南建议至少50%来源于优质蛋白质,并明确优质蛋白质指的是肉、蛋、奶及大豆类食物。因此,为了避免蛋白质摄入过量或优质蛋白质摄入不足,可适当选择低蛋白质主食代替传统主食,并注意将优质蛋白质合理分配于三餐。如限制米类、面类等植物蛋白质的摄入量,采用小麦淀粉(或其他淀粉)作为主食部分代替普通米类、面类。还可选用如马铃薯、白薯、藕、荸荠、澄粉、山药、芋头、南瓜、粉条、菱角粉等富含淀粉的食物替代常用主食。

该患者已经严格进行低蛋白饮食,但是由于蛋白质、热量摄入严重不足,造成营养不良——消瘦、低白蛋白血症。因此需要在平时的膳食结构中增加热量及优质蛋白的摄入。

根据该患者的检验值,是否需要限制磷摄入?

慢性肾衰竭患者的肾功能受损,体内的活性维生素D不足,肠道钙吸收减少,常合并低钙血症。同时肾脏排磷减少引起血磷升高,高磷血症继发低血钙、甲状旁腺功能亢进,所以应避免摄入含磷丰富的食物,如蛋黄、肉松、动物内脏等。为减少食物中的含磷量,食肉、禽、土豆时可用水煮,去汤后再进一步烹调。应尽量避免服用含铝的磷结合剂,早期适量补充钙剂和维生素D,可有效缓解慢性肾衰竭患者存在的高磷低钙状态。限磷饮食推荐见表8-4。

表8-4 限磷饮食推荐表

应避免 (高磷饮食)	部分肉蛋奶:如虾米(海米)、干贝、奶酪、腊肉、鸡蛋黄等; 高磷调味品:如老抽、芝麻酱、辣椒粉、咖喱粉等; 高磷添加剂加工食品:如香肠、火腿、汉堡等快餐食品,咖啡、奶茶、碳酸饮料等饮品; 坚果油脂类:西瓜子(炒)、葵花子(炒)、黑芝麻、腰果等; 部分豆类:如黑豆、黄豆、蚕豆、绿豆、赤小豆等; 部分杂粮:如黑米、高粱米、南瓜粉、荞麦、莜麦面等; 部分蔬菜:如口蘑(白蘑)、茶树菇(干)、银耳(干)、紫菜(干)等
应限制 (中磷饮食)	肉类:家禽家畜类; 部分水产类如鱿鱼、鲑鱼等; 高脂,特别是高胆固醇食物如肥肉、肉皮、奶油等
建议鼓励 (低磷饮食)	新鲜蔬菜、水果、菌类等; 橄榄油和植物油; 鸡蛋白

后期随访中如何评估患者的营养治疗依从性?

CKD患者应重点监测蛋白质摄入量、能量摄入量以评估营养治疗依从性,建议每2~4周监测1次,稳定期每3个月监测1次。蛋白质摄入量:目前评估慢性肾脏病患者的蛋白摄入量主要有三种,即每日蛋白质摄入量(DPI)、标准化蛋白分解代谢率(nPCR)和标准化氮表现率蛋白相当量(nPNA)。DPI是通过饮食回顾和记录,借助食物成分表和食物计算软件而获得的数值,手续烦琐,可靠性和精确性较差,因此需要借助nPCR和nPNA,nPNA和nPCR均可估算DPI。nPCR仅考虑了蛋白质代谢,而未考虑蛋白质的丢失,目前认为nPNA比nPCR更能反映DPI。能量摄入:根据患者三日饮食记录,计算实际摄入能量。

参 考 文 献

［1］ 上海市肾内科临床质量控制中心专家组.慢性肾脏病早期筛查、诊断及防治指南（2022年版）［J］.中华肾脏病杂志,2022,38（05）:453-464.

［2］ 上海慢性肾脏病早发现及规范化诊治与示范项目专家组,高翔,梅长林.慢性肾脏病筛查诊断及防治指南［J］.中国实用内科杂志,2017,37（01）:28-34.

［3］ 中国医师协会肾脏内科医师分会,中国中西医结合学会肾脏疾病专业委员会,国家肾病专业医疗质量管理与控制中心.自动化腹膜透析中国专家共识［J］.中华医学杂志,2021,101（6）:388-399.

［4］ ENE IORDACHE B, PERICO N, BIKBOV B, et al. Chronic kidney disease and cardiovascular risk in six regions of the world（ISN-KDDC）: a cross-sectional study［J］. Lancet Glob Health, 2016, 4（5）: e307-e319.

［5］ ZHANG L, WANG F, WANG L, et al. Prevalence of chronic kidney disease in China: a cross-sectional survey［J］. Lancet, 2012, 379（9818）: 815-822.

［6］ Improving Global Outcomes （KDIGO） Diabetes Work Group. KDIGO 2020 Clinical Practice Guideline for Diabetes Management in Chronic Kidney Disease［J］. Kidney Int, 2020, 98（4S）: S1-S115.

［7］ 中华医学会肾脏病学分会专家组.糖尿病肾脏疾病临床诊疗中国指南［J］.中华肾脏病杂志,2021,37（3）:255-304.

［8］ MEULEMAN Y, HOEKSTRA T, DEKKER FW, et al. Sodium restriction in patients with CKD: a randomized controlled trial of selfmanagement support[J]. Am J Kidney Dis, 2017, 69(5): 576-586.

[9] FLYTHE JE, CHANG TI, GALLAGHER MP, et al. Blood pressure and volume management in dialysis: conclusions from a Kidney Disease: Improving Global Outcomes (KDIGO) Controversies Conference[J]. Kidney Int, 2020, 97(5): 861-876.

[10] CAREY RM, WHELTON PK. Prevention, detection, evaluation, and management of high blood pressure in adults: synopsis of the 2017 American College of Cardiology/American Heart Association Hypertension Guideline[J]. Ann Intern Med, 2018, 168(5): 351-358.

[11] 中国医疗保健国际交流促进会高血压分会, 中国医师协会心血管分会, 中国高血压联盟, 等. 沙库巴曲缬沙坦在高血压患者临床应用的中国专家建议[J]. 中华高血压杂志, 2021, 29(2): 108-114.

[12] 中华医学会糖尿病学分会微血管并发症学组. 中国糖尿病肾脏疾病防治临床指南[J]. 中华糖尿病杂志, 2019, 11(1): 15-28.

[13] 覃旺军, 陆进, 李朋梅, 等. 药学查房标准制订与解析[J]. 医药导报, 2022, 41(10): 1442-1444.

[14] 覃旺军, 金朝辉, 李全志, 等. 医疗机构药学服务规范 第6部分 药学查房[J]. 中国药房, 2019, 30(24): 3316-3318+3324.

[15] 王晓丹, 张春英, 何俗非. 标准化患者模式在临床药师问诊带教中的实践探索[J]. 药学服务与研究, 2019, 19(06): 439-441.

[16] 杨丽娟, 张宇晴, 林平, 等. 基于德尔菲法的药学门诊管理标准要素研究[J]. 中国医院, 2022, 26(02): 2-4.

[17] 推进药学服务体系建设和医疗保障协同发展专家共识[J]. 医药导报, 2022, 41(06): 755-761.

[18] 《中国围透析期慢性肾脏病管理规范》专家组. 中国围透析期慢性肾脏病管理规范[J]. 中华肾脏病杂志, 2021, 37(8): 690-704.

[19] 《中国食物成分表》标准版第6版[J]. 营养学报, 2019, 41(05): 426.

[20] KELLER, U. Nutritional laboratory markers in malnutrition[J]. J Clin Med. 2019, 8(6), 775.

［21］ KDIGO Anemia Work Group. KDIGO clinical practice guideline for anemia in chronic kidney disease［J］. Kidney Int Suppl, 2012, 2(4): 279-335.

［22］ MACDOUGALL IC, BIRCHER AJ, ECKARDT KU, et al. Iron management in chronic kidney disease: conclusions from a "Kidney Disease: Improving Global Outcomes" (KDIGO) Controversies Conference［J］. Kidney Int, 2016, 89(1): 28-39.

［23］ PERLMAN RL, ZHAO J, FULLER DS, et al. International anemia prevalence and management in peritoneal dialysis patients［J］. Perit Dial Int, 2019, 39(6): 539-546.

［24］ PROVENZANO R, FISHBANE S, SZCZECH L, et al. Pooled analysis of roxadustat for anemia in patients with kidney failure incident to dialysis［J］. Kidney Int Rep, 2021, 6(3): 613-623.

［25］ MIAO J, LIANG R, TIAN X, et al. Contributors to nutritional status in continuous ambulatory peritoneal dialysis as practised in Henan Province, China［J］. Asia Pac J Clin Nutr, 2018, 27(2): 318-321.

［26］ IKIZLER TA, BURROWES JD, BYHAM GRAY LD, et al. KDOQI clinical practice guideline for nutrition in CKD: 2020 update［J］. Am J Kidney Dis, 2020, 76(3 Suppl 1): S1-107.

［27］ KIEBALO T, HOLOTKA J, HABURA I, et al. Nutritional status in peritoneal dialysis: nutritional guidelines, adequacy and the management of malnutrition［J］. Nutrients. 2020, 12(6): 1715.

［28］ LEAL ESCOBAR G, OSUNA PADILLA IA, VÁSQUEZ JIMÉNEZ E, et al. Nutrition and peritoneal dialysis: fundaments and practical aspects for dietary prescription［J］. Rev Med Inst Mex Seguro Soc. 2021, 59(4): 330-338.

［29］ VANa BERLO VAN DE LAARL IRF, SLUITER HE, RIET EV′, et al. Pharmacist-led medication reviews in pre-dialysis and dialysis patients［J］. Res Social Adm PHarm. 2020, 16(12): 1718-1723.

［30］ 中国医师协会肾脏内科医师分会肾性贫血指南工作组. 中国肾性贫

血诊治临床实践指南[J].中华医学杂志,2021,101(20):1463-1502.

[31] 中华医学会心血管病学分会心力衰竭学组,中国医师协会心力衰竭专业委员会,中华心血管病杂志编辑委员会.中国心力衰竭诊断和治疗指南2018[J].中华心血管病杂志,2018,46(10):760-789.

[32] 刘志红,李贵森.中国慢性肾脏病矿物质和骨异常诊治指南[M].1版.北京:人民卫生出版社,2019.

[33] 国家肾脏疾病临床医学研究中心.中国慢性肾脏病矿物质和骨异常诊治指南概要[J].肾脏病与透析肾移植杂志,2019,28(1):52-57.

[34] 梅长林,陈晓农,郝传明,等.慢性肾脏病高钾血症风险评估及管理专家建议(2020版)[J].中华医学杂志,2020,100(44):3489-3493.

[35] 中华医学会肾脏病学分会专家组.中国慢性肾脏病患者血钾管理实践专家共识[J].中华肾脏病杂志,2020,36(10):781-792.

[36] 梅长林,陈晓农,郝传明,等.慢性肾脏病高钾血症风险评估模型的建立[J].中华医学杂志,2020,100(44):3498-3503.

[37] 中国医师协会肾脏病医师分会血液透析充分性协作组.中国血液透析充分性临床实践指南[J].中华医学杂志,2015,95(34):2748-2753.

[38] National Kidney Foundation. KDOQI clinical practice guideline for hemodialysis adequacy: 2015 update [J]. Am J Kidney Dis, 2015, 66 (5): 884-930.

[39] 中国医师协会肾脏内科医师分会,中国中西医结合学会肾脏疾病专业委员会,国家肾病专业医疗质量管理与控制中心.自动化腹膜透析中国专家共识[J].中华医学杂志,2021,101(6):388-399.

[40] 广东省药学会.《慢性肾脏病患者降压药物使用指引》.2022.06.22.

[41] CANNEY M, GUNNING HM, ZHENG Y, et al. The risk of cardiovascular events in individuals with primary glomerular diseases, American Journal of Kidney Diseases. June 01, 2022.

[42] TIEU A. β-blocker dialyzability in maintenance hemodialysis patients: a randomized clinical trial [J]. Clin J Am Soc NepHrol. 2018 Apr 6; 13

（4）：604-611.

[43] WU PH, LIN YT, LIU JS, et al. Comparative effectiveness of bisoprolol and carvedilol among patients receiving maintenance hemodialysis[J]. Clin Kidney J. 2021 Jan 4；14（3）：983-990.

[44] 战焕焕,梁艳,张志毅,等.生物制剂在狼疮肾炎中的应用。中华内科杂志,2016,55（4）：334-336.

[45] WU PH, LIN YT, LIU JS, et al. β-blocker dialyzability and the risk of mortality and cardiovascular events in patients undergoing hemodialysis [J]. NepHrol Dial Transplant. 2020 Nov 1；35（11）：1959-1965.

[46] WEIR MA, DIXON SN, FLEET JL, et al. Beta—blocker dialyzability and mortality in older patients receiving hemodialysis[J]. J Am Soc NepHrol. 2015,26（4）：987-96.

[47] 梁馨苓.狼疮肾炎生物标志物的相关进展,CNA 2022, 2020-7-23.

[48] 魏佳莉.狼疮肾炎之免疫抑制与感染风险评估与预防,CNA 2022, 2020-7-23.

[49] 张学武,姚海红,梅轶芳,等.全国多中心使用糖皮质激素风湿病患者骨质疏松调查[J].中华临床免疫和变态反应杂志,2017,11（3）：277-284.

[50] 中国营养学会.中国居民膳食指南（2016）[M].北京:人民卫生出版社,2016.

[51] Saag KG, Pannacciulli N, Geusens P, et al. Denosumab versus risedronate in glucocorticoid-induced osteoporosis：final results of a twenty-four-month randomized, double-blind, double-dummy trial[J]. Arthritis Rheumatol, 2019, 71（7）：1174-1184.

[52] 中华医学会骨质疏松和骨矿盐疾病分会.原发性骨质疏松症诊疗指南（2017）[J].中华骨质疏松和骨矿盐疾病杂志,2017,20（5）：413-443.

[53] KANIS JA, HARVEY NC, JOHANSSON H, et al. FRAX update [J]. J Clin Densitom, 2017, 20（3）：360-367.

[54] 2020版中国糖皮质激素性骨质疏松症防治专家共识[J].中华内科

杂志, 2021, 60 (01) : 13-21.

[55] 孙悦婉, 于冬梅, 于炜, 等. 老年人骨质疏松运动预防策略研究进展 [J]. 中国生物医学工程学报, 2019, 38 (02) : 233-239.

[56] 杨月欣, 葛可佑. 中国营养科学全书 [M] 2版. 北京: 人民卫生出版社, 2020: 354.

[57] HAROLD NR, KENNETH GS. Prevention and treatment of glucocorticoid-induced osteoporosis. UpToDate. 2018 April.

[58] LENORE B, MARY BH. Glucocorticoid-induced osteoporosis. N Engl J Med 2018; 379: 2547-2556.

[59] BUCKLEY L, GUYATT G, FINK HA, et al. 2017 American college of rheumatology guideline for the prevention and treatment of glucocorticoid-induced osteoporosis. Arthritis Rheumatol. 2017 Aug; 69 (8) : 1521-1537.

[60] YAP DYH, MOK CC. Novel and emerging treatment strategies for lupus nepHritis [J]. Expert Rev Clin PHarmacol. 2022 Oct 19. doi: 10.1080/17512433.2022.2138340. Epub ahead of print. PMID: 36260817.

[61] 张辉, 杨念生, 鲁静, 等. 狼疮肾炎诊疗规范 [J]. 中华内科杂志, 2021, 60 (9) : 784-790.

[62] 中国狼疮肾炎诊断和治疗指南编写组. 中国狼疮肾炎诊断和治疗指南 [J]. 中华医学杂志, 2019, 99 (44) : 3441-3455.

[63] ANDERS HJ, LOUTAN J, BRUCHFELD A, et al. The management of lupus nepHritis as proposed by EULAR/ERA 2019 versus KDIGO 2021 [J]. NepHrol Dial Transplant. 2021 Dec 9: gfab351.

[64] 杨丽娟, 甄健存, 黄品芳, 等. 药学门诊标准制订与解析 [J]. 医药导报, 2022, 41 (10) : 1435-1438.

[65] 中国研究型医院学会肾脏病学专业委员会. 罗沙司他治疗肾性贫血中国专家共识 [J]. 中华医学杂志, 2022, 102 (24) : 1802-1810.

[66] 推进药学服务体系建设和医疗保障协同发展专家共识 [J]. 医药导报, 2022, 41 (06) : 755-761.

[67] LE CORRE T, FOURNIER JP. Roles of pharmacists in multidisciplinary

protocols of medical homes in 2020: A multi-methods cross-sectional descriptive study.[J]. Annales Pharmaceutiques Francaises, 2022, 80(6).

[68] 徐丹, 冯霞, 钟询龙, 等. 罗沙司他治疗肾性贫血效果的影响因素分析[J]. 中国医院药学杂志, 2022, 42(07): 732--735. DOI: 10.13286/j.1001-5213.2022.07.12.

[69] LEVIVIEN CLARA, BOTTOIS CÉCILE, LOPEZ MEDINA CLEMENTINA, et al. Impact of a clinical pharmacist in a multidisciplinary consultation on the switch to a biosimilar for inflammatory rheumatic diseases[J]. Joint Bone Spine, 2021(prepublish).

[70] 中华医学会肾脏病学分会专家组. 中国慢性肾脏病患者血钾管理实践专家共识[J]. 中华肾脏病杂志, 2020, 36(10): 781-792.